执业医师资格考试考点速记突破胜经丛书 编委会

主　编	田　磊			
副主编	周明旺	左玉霞	田泾市	
编　委	张　超	张　峦	郭琛英	
	曹粟满	刘　婷	胡丽鸽	

前　言

执业医师资格考试是行业准入考试，是评价申请医师资格者是否具备从事医师工作所必需的专业知识与技能的考试。其考察知识面广，难度较高，每年总通过率多低于30%。因此，执业医师考试是所有医学生成为一名真正大夫之前都必须经过的一个严格的考验。

通过多年的执业医师考培经历，我发现很多考生之所以无法顺利通过执业医师资格考试，究其原因，并不一定是努力不足，更不存在智力缺陷。他们不能拿到执业医师证一个最重要的原因就是对执业医师考试缺乏必要的了解，不知道哪些知识是考试重点。

另外，就是考试科目多。以中西医结合执业医师考试为例，考试涉及的科目就有14门，涵盖了中医基础、中西医临床、西医基础、伦理法规等多个方面的内容，基本上医学生本科5年所学的主干课程都要考到，时间短，任务重，如果不了解考试的重点，眉毛胡子一把抓，想通过考试，比登天还难。

针对以上两个方面的原因，为了帮助广大考生顺利通过执业医师考试，我们特编写了这套

"执业医师资格考试考点速记突破胜经丛书"，本套丛书突出应试教育模式，具有如下特色：

精 内容精。笔者认真研究历年执业医师资格考试考题发现这样一个规律，重要的知识点总是反复地被考到，只是可能会变化一下形式。大约90%的考题出自60%的知识点，而剩余40%的知识点很少考到甚至从未考到过。根据这种情况，结合笔者多年执业医师资格考试辅导经验，我们将执业医师资格考试的全部知识点进行分类，去粗取精，去掉很少出考题的40%的知识点。而对于常出考题的60%的知识点，我们也尽可能用精炼的语言表达其知识内涵，省略与考试无关的语言。

准 考点选择准确。本书所载考点是笔者通过近十年执业医师资格考试辅导经验筛选出来的，均为执业医师资格考试常考点。并且，我根据其考题出现的频率，将筛选出来的考点分为三类，用"★"号进行标记：★★★表明本考点最为重要；★★表明重要性次之；★最次。只要将本书所载考点弄懂、记准80%以上，就一定能通过执业医师资格考试。

简 简化复习过程。执业医师资格考试涉及科目内容极多，绝大多数的医考辅导书籍页数在1000页以上，字数达200万，需要考生自己在厚厚的书籍里去搜寻考点，费时费力，且复习效果欠佳。本书将复杂的医考内容以考点形式呈现，考试会考什么，考生要学什么，一目了然。并且，本书字数较少，篇幅较小，仅相当于其他辅导书籍篇幅的1/10，而核心考点却能全部覆盖。用本书来备战执业医师资格考试，极大简化了执业医师资格考试的复习过程。

便　便有两层意思，一是方便记忆。本书将考试大纲中较杂乱的内容用表格的方式展现，对于考生头痛的记忆性内容，如中药、方剂、针灸等科目则配有记忆的口诀、歌诀，方便考生的学习和记忆。二是方便携带。本书内容精简，为小32开口袋书，可随身携带，考生可以在等公交车、排队等零碎的时间用本书学习，也许等公交车时记下的一个考点就能决定你今年是否能拿到执业医师资格证书。

我相信，只要考生认真学习，在本书的帮助下一定能够顺利通过执业医师资格考试，成为一名名副其实的医生！

田　磊

2018 年 10 月

目　录

中医基础理论

中医诊断学

中 药 学

方　剂　学

中西医结合内科学

中西医结合外科学

诊断学基础

药　理　学

目 录

卫生法规

中西医结合妇科学

中西医结合妇科学复习攻略

第一单元　女性生殖系统解剖

考点1★★　骨盆的组成

1. 骨盆的骨骼　包括骶骨、尾骨及左右两块髋骨（髋骨由髂骨、坐骨和耻骨组成）。

2. 骨盆的关节　耻骨联合、骶髂关节及骶尾关节。

3. 骨盆的韧带　包括骶、尾骨与坐骨结节之间的骶结节韧带和骶、尾骨与坐骨棘之间的骶棘韧带。

考点2★★　骨盆的分界

以髂耻线为界，将骨盆分为假骨盆（又称大骨盆）和真骨盆（又称小骨盆、骨产道）。

考点3★★★　骨盆的类型

包括女型、男型、类人猿型、扁平型四类。女型最为多见。

考点4★　外生殖器的组成

包括阴阜、大小阴唇、阴蒂、阴道前庭（前

423

庭球、前庭大腺、尿道口、阴道口及处女膜）。

考点 5★★★　内生殖器及其功能

1. 子宫　子宫体与子宫颈的比例，婴儿期为1∶2，成人为2∶1，老年为1∶1。

子宫体壁分为三层，外层为浆膜层，即脏腹膜，中间层最厚，为肌层，最内为黏膜层，亦称子宫内膜。

子宫颈外口柱状上皮与鳞状上皮交界处是子宫颈癌的好发部位。

2. 输卵管　为卵子与精子结合的场所及运送受精卵的管道。分为 4 部分：①间质部。②峡部。③壶腹部。④伞部。

考点 6★★　中医对女性生殖器的认识

外阴，中医古籍称之为阴户，又名四边；阴道，称之为子肠、产道、地道；子宫，称之为女子胞，又称胞宫、胞脏、子脏、子处、子宫、血室；子宫颈外口，称为子门、子户；处女膜，称为玉门、龙门、胞门。

第二单元　女性生殖系统生理

考点1★★　月经血的特征

经血为暗红色，其成分除血液外，还有子宫内膜碎片、宫颈黏液及脱落的阴道上皮细胞，且呈不凝状态。

考点2★★　正常月经的临床表现

典型特征是周期性。出血的第1日为月经周期的开始，相邻两次月经第1日的间隔时间为一个月经周期，一般是21～35日，平均28日。每次月经持续天数称经期，一般为2～7日，多为3～5日。经量是指一次月经的总失血量，正常为30～50mL，若超过80mL为月经过多。

考点3★　卵巢的功能

卵巢具有两大功能，即产生卵子并排卵和分泌女性激素。卵巢产生的激素主要为雌激素、孕激素及少量雄激素。

考点4★★★　卵巢激素及其生理作用

1. 雌激素的生理作用

（1）**子宫肌**　促进子宫肌细胞增生和肥大，使肌层增厚；增进血运，促使和维持子宫发育；增加子宫平滑肌对缩宫素的敏感性。

（2）**子宫内膜**　使腺体及间质增生、修复。

（3）**宫颈**　使宫颈松弛、扩张，宫颈黏液分泌增加，易拉成丝状。

（4）**输卵管**　促进输卵管肌层发育及上皮的分泌活动，加强输卵管肌节律性收缩的振幅。

（5）**阴道上皮**　促使阴道上皮细胞增生、角化、黏膜变厚，并能增加细胞内糖原储存量，使阴道维持酸性环境。

（6）**卵巢**　协同 FSH 促进卵泡发育。

（7）**外生殖器**　使阴唇发育、丰满、色素加深。

（8）**第二性征**　促使乳腺管增生，乳头、乳晕着色，促进其他第二性征的发育。

（9）**代谢作用**　促进水钠潴留。

2. 孕激素的生理作用　通常是在雌激素作用的基础上发挥效应的。

（1）**子宫肌**　降低子宫平滑肌兴奋性及其对缩宫素的敏感性，抑制子宫收缩，有利于胚胎及胎儿宫内生长发育。

（2）**子宫内膜** 使增生期内膜转为分泌期内膜，为受精卵着床做好准备。

（3）**宫颈** 使宫口闭合，黏液分泌减少，性状变稠。

（4）**输卵管** 抑制输卵管肌节律性收缩的振幅。

（5）**阴道上皮** 加快阴道上皮细胞脱落。

（6）**乳房** 促使乳腺腺泡发育。

（7）**体温** 兴奋下丘脑体温调节中枢，使基础体温在排卵后升高 $0.3℃ \sim 0.5℃$。

（8）**代谢** 促进水钠排泄。

孕激素在雌激素作用的基础上，进一步促使女性生殖器和乳房的发育，为妊娠准备条件，二者有协同作用；另一方面，雌激素和孕激素又有拮抗作用，雌激素促进子宫内膜增生及修复，孕激素则限制子宫内膜增生，并使增生的子宫内膜转化为分泌期。

考点 5 ★★★　特殊月经生理现象

月经两月一潮的称"并月"；三月一潮的称"居经"或"季经"；一年一潮的称"避年"；终生不潮而能受孕的称"暗经"；受孕之初，按月行经而无损于胎儿的，称为"激经""盛胎""垢胎"。

考点6★　中医有关月经产生及调节的理论

月经是脏腑、天癸、经络、气血协同作用于胞宫而产生的生理现象。其中尤其是肾气、天癸、冲任二脉与月经有着直接的关系。

1. 五脏　肾、肝、脾（胃）、肺与月经的产生与调节均有关系，其中关系最密切的一个脏腑是肾，三个脏腑是肾、肝、脾。

2. 天癸　是影响人体生长、发育和生殖的一种阴精。天癸来源于先天肾气，并藏之于肾，但要在肾气旺盛的前提下，且受后天水谷精微的滋养、支持，到一定阶段才能蓄积而生。

第三单元　妊娠生理

考点1★★　受精相关概念

1. 成熟精子和卵子相结合的过程称为受精。受精后的卵子称为孕卵或受精卵。

2. 受精卵的分裂称卵裂。约在受精后第3日，分裂成由16个细胞组成的实心细胞团，称为桑葚胚或早期囊胚。约在受精后第6~7日开始着床。

考点 2 ★★★　胎儿附属物

胎儿附属物是指胎儿以外的组织，包括胎盘、胎膜、脐带和羊水。

考点 3 ★　胎盘的组成和功能

1. 胎盘的组成　由羊膜、叶状绒毛膜及底蜕膜组成。

2. 胎盘的功能　气体交换、营养物质供应、排出胎儿代谢产物、防御功能、合成功能（主要合成各种激素和酶）。

考点 4 ★★　羊水的来源和功能

1. 羊水来源　孕早期，羊水主要来源于母体血清经胎膜进入羊膜腔的透析液。孕中期，主要来源于胎儿尿液。

2. 羊水的功能　一是保护胎儿，二是保护母体。

考点 5 ★★★　妊娠期母体的变化

1. 子宫的变化

宫体	非孕时	妊娠足月时
重量	50g	1000g
容量	5mL	5000mL
大小	7cm×5cm×3cm	35cm×25cm×22cm
峡部长度	1cm	7～10cm

2. 乳房的变化 妊娠早期开始增大，充血明显。乳晕变黑，乳晕上的皮脂腺肥大形成散在的结节状小隆起，称为蒙氏结节。妊娠晚期挤压乳头时，可有少许淡黄色稀薄液体流出，称为初乳。

3. 血液系统的变化

（1）血容量 妊娠中期增加最快，至孕 32～34 周达高峰，约增加 30%～45%，平均增加约 1450mL。由于血浆增加多于红细胞增加，其中血浆约增加 1000mL，红细胞约增加 450mL，血液呈稀释状态。

（2）血液成分 红细胞计数及血红蛋白均下降；白细胞升高，主要为中性粒细胞增加；凝血因子均有增加；血浆蛋白降低。

4. 心血管的变化 妊娠后期心脏向左、向上、向前移位；血压：妊娠早期及中期血压偏低，晚期轻度升高。

考点 6 ★★ 早期妊娠的诊断

1. 临床表现 停经，早孕反应，尿频，乳房增大胀痛，乳头和乳晕着色变深变宽，乳晕部位因皮脂腺隆起而出现结节，称"蒙氏结节"。

2. 妇科检查 阴道及宫颈变松软，呈紫蓝色。双合诊时感觉宫颈和宫体似不相连，称"黑格征"，也称之为"黑加征"。

3. 辅助检查 ①B 超检查：妊娠 5 周时见妊娠环，可确诊。②妊娠试验：尿妊娠试验阳性可协助诊断。

第四单元　产前保健

考点1★★　围生期的概念

围生期是指产前、产时和产后的一段时期。我国采用围生期I：从妊娠满 28 周（即胎儿体重 ≥ 1000g 或身长 35cm）至产后 1 周。

考点2★★★　产前检查时间

产前检查的时间从确诊为早孕时开始，产前系列检查应从妊娠 20 周起进行。即妊娠 20 ~ 28 周期间，每 4 周检查 1 次；妊娠 29 ~ 35 周，每 2 周检查 1 次；自妊娠 36 周起，每周检查 1 次。凡属高危孕妇，应酌情增加产前检查次数。

考点3★★★　预产期推算

从末次月经第 1 日算起，月份减 3 或加 9，日数加 7（农历日数加 14），所得日期即为预产期。

考点 4 ★★　高危儿的确定

高危儿包括：①孕龄 < 37 周或 > 42 周。②出生体重 < 2500g。③大于孕龄儿。④出生后 1 分钟内 Apgar 评分 ≤3 分。⑤产时感染。⑥高危产妇的新生儿。⑦手术产儿。⑧新生儿的兄姐有新生儿期死亡。

考点 5 ★★　妊娠晚期胎儿宫内情况的监护

1. 胎动计数　通过自测或 B 型超声检查监测。胎动记数 > 30 次/12 小时为正常，< 10 次/12 小时提示胎儿缺氧。

2. 羊膜镜检查　正常羊水呈透明淡青色或乳白色，可见胎发、漂浮胎脂片。若混有胎粪时，呈黄色、黄绿色甚至深绿色，则为胎儿宫内缺氧。

考点 6 ★★　胎儿宫内储备能力监护的方法

包括无应激试验及缩宫素激惹试验。

1. 无应激试验（NST）　通过胎动时胎心率的变化，了解胎儿的储备能力。胎动时胎心率加速 ≥15 次/分，持续时间 ≥15 秒为反应型；若胎动时无胎心率加速，胎动时胎心率加速 < 15 次/分，持续时间 < 15 秒为无反应型，应寻找原因。

2. 缩宫素激惹试验（OCT）　通过缩宫素诱导宫缩观察 20 分钟内宫缩时胎心率变化。测定胎儿的储备能力。若 10 分钟内连续出现 3 次以上晚期减速，胎心率基线率变异减少（<5 次/分），胎动后胎心率无加速，为 OCT 阳性，提示胎盘功能减退；若胎心率基线无晚期减速，胎动后胎心率加速为 OCT 阴性，提示胎盘功能良好，1 周内无胎儿死亡的危险。

考点7★★　　胎盘功能检查

1. 胎动　胎盘功能低下时，胎动 <10 次/12 小时。

2. 孕妇尿雌三醇（E_3）值　正常值为 > 15mg/24h，10 ~ 15mg 为警戒值，< 10mg 为危险值。

第五单元　正常分娩

考点1★★★　　决定分娩的四因素

1. 产力　是指将胎儿及其附属物从子宫内逼出的力量。产力包括：①子宫收缩力，简称宫缩，是分娩的主要动力，贯穿于分娩的全过程。正常宫缩其特点有节律性、对称性和极性及缩复作用。②腹肌和膈肌的收缩力，统称腹压，是第二产程娩出胎儿的重要辅助力量。③盆底肛提肌的收缩力。

2. 产道

3. 胎儿

4. 精神心理因素

考点2★★★   先兆临产

1. **假临产**   分娩发动之前，孕妇常出现不规则子宫收缩，称为"假临产"。其特点是宫缩持续时间短而不恒定，宫缩强度并不逐渐增强，间歇时间长而不规律；宫颈管不缩短，宫口不扩张；常在夜间出现清晨消失；镇静剂能抑制假临产。

2. **胎儿下降感**

3. **见红**   是分娩即将开始比较可靠的征象。

考点3★★★   临产的诊断

临产开始的主要标志是有规律而逐渐增强的子宫收缩，持续30秒及以上，间歇5~6分钟，并伴有进行性宫颈管消失，宫口扩张和胎先露部下降。

考点4★★   总产程及产程分期

产程分期：分娩全过程是从有宫缩至胎儿、胎盘娩出，简称总产程。临床通常分为3个产程：

第一产程：又称宫颈扩张期，初产妇约需11~12小时，经产妇需6~8小时。

临床表现：①规律宫缩。②宫口扩张。③胎头下降，是决定能否经阴道分娩的重要观察指标。④胎膜破裂。

第二产程：又称胎儿娩出期，初产妇约需1~2小时，经产妇需数分钟，不超过1小时。

临床表现：宫口开全后，胎膜多已自然破裂。随着产程继续进展，胎体也很快娩出，羊水也跟着涌出。

第三产程：又称胎盘娩出期，需5~15分钟，不超过30分钟。

临床表现：胎盘完全从子宫壁剥离而排出。

考点5★　中医关于分娩的认识

①试胎（即"妊娠八九个月时感腹中痛，痛定仍然如常者"）。②弄胎（"若月数已足，腹痛时作时止，腰不痛者"）。③《达生篇》的临产调护六字真言："睡、忍痛、慢临盆"。

第六单元　正常产褥

考点1★★　产褥期的概念

从胎盘娩出至产妇全身器官除乳腺外，恢复

或接近正常未孕状态所需的时间为 6 周，这段时间称为产褥期。

考点 2★★　产褥期生殖系统的变化

1. 子宫　子宫是产褥期变化最大的器官。胎盘附着部位的内膜修复约需至产后 6 周

2. 月经复潮及排卵　产褥期恢复排卵与月经复潮的时间受哺乳影响。不哺乳妇女通常可于产后 4~8 周月经复潮，平均产后 10 周可恢复排卵。而哺乳产妇月经复潮延迟，平均产后 4~6 个月可恢复排卵。产后较晚恢复月经者，首次月经复潮前多有排卵，故哺乳期产妇未见月经来潮仍有可能怀孕。

第七单元　妇产科疾病的病因与发病机理

考点 1★★　中医常见病因

1. 淫邪因素　寒、热、湿邪。

2. 七情内伤（情志因素）　郁怒伤肝，忧思伤脾，惊恐伤肾为甚。

3. **生活因素** 房劳多产，饮食失节，劳逸失度，跌仆损伤，药误虫蚀。

4. **其他因素** 瘀血痰饮，体质因素。

考点2★ 中医对妇产科疾病发病机理的认识

中医学将妇产科疾病的发病机理概括为：脏腑功能失常，气血失调，冲、任、督、带损伤三方面。而冲任督带、胞宫、胞脉、胞络损伤是妇产科疾病的主要病机和最终病位。

第八单元 妊娠病

第一节 中医对妊娠病的认识

考点★★ 妊娠病的发病机理

①阴血亏虚。②气机阻滞。③脾肾虚损。④冲气上逆。

第二节　妊娠剧吐

考点1★★　概念

妊娠早期，少数孕妇早孕反应严重，恶心呕吐频繁，不能进食，以致出现体液失衡及新陈代谢障碍，甚至危及生命者，称妊娠剧吐。本病属中医"妊娠恶阻"范畴，亦称"恶阻""阻病""子病""病儿"等。

考点2★★★　主要发病机理

冲气上逆，胃失和降。

考点3★★　西医治疗

药物治疗　维生素 B_6、维生素 C 及维生素 B_1。

若经上述治疗无好转，体温持续高于38℃，心率每分钟超过120次，出现持续黄疸或持续蛋白尿，或伴发 Wernicke 综合征时，则应终止妊娠。

考点4★★★　中医辨证论治

证候分型	治法	代表方剂
脾胃虚弱	健脾和胃，降逆止呕	香砂六君子汤加生姜
肝胃不和	清肝和胃，降逆止呕	橘皮竹茹汤加黄连
气阴两亏	益气养阴，和胃止呕	生脉散合增液汤

第三节　流产

考点1★　　流产概念

流产是指妊娠不足 28 周，胎儿体重不足 1kg 而终止者。其中发生在妊娠 12 周前者，称为早期流产；发生于妊娠 12 周到 28 周前者，称为晚期流产。

考点2★★★　流产的类型及临床表现

类型	症状	宫口	子宫	妊娠物
先兆流产	妊娠 28 周前出现少量阴道流血或/和下腹疼痛	未开	与停经月份相符	未排出
难免流产	阴道流血增多，或阵发性腹痛加剧	已扩张	与停经月份相符或略小	胚胎组织或胎囊阻塞宫口
不全流产	流血持续不止，甚至流血过多而发生休克	已扩张	小于停经月份	妊娠物已部分排出
完全流产	阴道流血停止，腹痛消失	已关闭	接近正常	妊娠物已全部排出

考点 3★★　胎漏、胎动不安、滑胎的含义及主要发病机理

1. 胎漏　又称"胞漏""漏胎"，是指妊娠期阴道少量出血，时出时止，或淋沥不断，而无腰酸、小腹下坠者。

2. 胎动不安　妊娠期出现腰酸、小腹下坠，或伴有少量阴道出血者。

3. 滑胎　又称"屡孕屡堕""数堕胎"。是指堕胎或小产连续发生 3 次或 3 次以上者。

胎漏、胎动不安的主要发病机理是冲任损伤，胎元不固；滑胎的主要发病机理是冲任损伤或胎元不健。

考点 4★★★　中医辨证论治

1. 胎漏、胎动不安的辨证论治

证候分型	治法	代表方剂
肾虚证	补肾益气，固冲安胎	寿胎丸加党参、白术
气血虚弱证	补气养血，固肾安胎	胎元饮
血热证	清热凉血，固冲安胎	保阴煎
血瘀证	活血消癥，补肾安胎	桂枝茯苓丸加菟丝子、桑寄生、续断

2. 滑胎的辨证论治

证候分型	治法	代表方剂
肾气亏损证	补肾益气，调固冲任	补肾固冲丸
气血虚弱证	益气养血，调固冲任	泰山磐石散

第四节　异位妊娠

考点1★★★　诊断

1. 临床表现　下腹一侧疼痛、阴道不规则流血、晕厥和休克。患侧下腹压痛及反跳痛，叩诊有移动性浊音。后穹隆饱满，宫颈举痛或摇摆痛，子宫有漂浮感等。

2. 实验室及其他检查

（1）B 型超声检查　主要了解宫腔内有无孕囊，附件部位有无包块及盆腹腔内有无积液，若能在宫旁低回声区内探及胚芽及原始心管搏动，即可确诊。

（2）阴道后穹隆穿刺　适用于疑有腹腔内出血或 B 型超声检查显示有盆腔积液的患者。如经后穹隆穿刺抽出暗红色不凝血，说明有血腹症存在，可协助诊断异位妊娠。

考点2★　西医治疗

1. 药物治疗　主要适用于早期输卵管妊娠、要求保留生育能力的年轻患者。可采用化学药物治疗或米非司酮治疗、中医中药治疗。必须符合下列条件：①输卵管妊娠未发生破裂或流产。②输卵管妊娠包块直径≤4cm。③血 β – hCG < 2000U/L。④无明显内出血。⑤肝肾功能及血常规检查正常。

2. 手术治疗　适用于已破裂期（腹腔内大量出血、出现休克），或不稳定型，或药物治疗失败者。

考点3★★★　中医辨证论治

1. 未破损期

证候分型	治法	代表方剂
未破损期—胎瘀阻络证	活血祛瘀，杀胚消癥	宫外孕Ⅱ号方加紫草、蜈蚣、水蛭、天花粉

2. 已破损期　指输卵管妊娠流产或破裂者。

证候分型	治法	代表方剂
不稳定型—瘀阻胞络、气虚血瘀证（多见于输卵管妊娠流产）	益气化瘀，消癥杀胚	宫外孕Ⅰ号方加党参、黄芪、紫草、蜈蚣、天花粉

证候分型	治法	代表方剂
休克型—气陷血脱证（多见于输卵管妊娠破裂）	回阳救逆，益气固脱	参附汤合生脉散加黄芪、柴胡、炒白术
包块型—瘀结成癥证（指陈旧性宫外孕）	活血化瘀，消癥散结	理冲丸加土鳖虫、水蛭、炙鳖甲

第五节　妊娠期高血压疾病

考点1★★　分类及临床表现

1. 妊娠期高血压　妊娠 20 周后首次出现血压≥140/90mmHg，于产后 12 周恢复正常；尿蛋白（－），少数患者可伴有上腹部不适或血小板减少，产后方可确诊。

2. 子痫前期　①轻度：妊娠 20 周后出现血压≥140/90mmHg；尿蛋白≥0.3g/24h 或随机尿蛋白（＋）；可伴上腹不适、头痛等症状。②重度：BP≥160/110mmHg；尿蛋白≥2.0g/24h 或随机尿蛋白（＋＋）；血肌酐＞106μmol/L；血小板＜$100×10^9$/L；微血管病性溶血（血 LDH 升高）；血清 ALT 或 AST 升高；持续性头痛或其他脑神经或视觉障碍；持续性上腹不适。

3. 子痫 子痫前期孕妇抽搐而不能用其他原因解释。

4. 慢性高血压并发子痫前期 高血压孕妇妊娠 20 周以前无尿蛋白，20 周后出现尿蛋白 ≥ 0.3g/24h；孕妇 20 周后突然尿蛋白增加，或血压进一步升高或血小板 $< 100 \times 10^9/L$

5. 妊娠合并慢性高血压 孕前或孕 20 周以前舒张压 ≥ 90mmHg，但妊娠期无明显加重；或孕 20 周后首次诊断高血压并持续到产后 12 周后。

考点 2 ★★★　子肿、子晕、子痫的概念及辨证论治

1. 子肿、子晕、子痫的概念

（1）**子肿** 妊娠中晚期，孕妇出现肢体面目肿胀者称"子肿"。亦称"妊娠肿胀"。

（2）**子晕** 妊娠期出现以头晕目眩，状若眩冒为主证，甚或眩晕欲厥，称"子晕"，亦称"妊娠眩晕"。

（3）**子痫** 妊娠晚期或临产前及新产后，突然发生眩晕倒仆，昏不知人，两目上视，牙关紧闭，四肢抽搐，全身强直，须臾醒，醒复发，甚至昏迷不省者，称为"子痫"，又称"子冒""妊娠痫证"。

2. 子肿、子晕、子痫的辨证论治

证候分型	治法	代表方剂
脾肾两虚证	健脾温肾，行水消肿	白术散合五苓散
气滞湿阻证	理气行滞，除湿消肿	天仙藤散
阴虚肝旺证	滋阴养血，平肝潜阳	杞菊地黄丸加天麻、钩藤、石决明
脾虚肝旺证	健脾利湿，平肝潜阳	半夏白术天麻汤
肝风内动证	滋阴清热，平肝息风	羚角钩藤汤
痰火上扰证	清热豁痰，息风开窍	牛黄清心丸

第六节　胎儿生长受限

考点1★★　概念

指孕 37 周后，新生儿出生体重小于 2500g，或低于同孕龄平均体重的 2 个标准差，或低于同孕龄正常体重第 10 百分位数。以前称为"胎儿宫内发育迟缓"。中医学称为"胎萎不长"，或"妊娠胎萎燥""胎弱证""胎不长"。

考点2★　中医病因病机

常见病因病机有肾气亏虚、气血虚弱、阴虚血热和胞宫虚寒。

要点3★★　中医辨证论治

证候分型	治法	代表方剂
肾气亏虚证	补肾益气，填精养胎	寿胎丸
气血虚弱证	益气养血，滋养胎元	胎元饮
阴虚内热证	滋阴清热，养血育胎	保阴煎
胞宫虚寒证	温肾扶阳，养血育胎	长胎白术散

第七节　前置胎盘

考点1★★　西医诊断

妊娠28周后，发生无诱因、无痛性反复阴道出血是前置胎盘的主要临床特征，经B超检查，或阴式B超检查或经产后确定胎盘附着部位异常者。

考点2★★　西医治疗原则

终止妊娠指征：反复大量流血甚至休克者，无论胎儿成熟与否，应及时终止妊娠；胎龄达36周以上；胎儿成熟度检查提示胎儿肺成熟；胎龄未达36周，出现胎儿窘迫征象，或胎儿电子监护发现胎心异常者；出血量多，危及胎儿；胎儿已死亡或出现难以存活的畸形。

第八节　胎盘早剥

考点1★　概念

　　胎盘早剥是指妊娠 20 周后或分娩期正常位置的胎盘在胎儿娩出前部分或全部从子宫壁剥离。本病是妊娠晚期严重的并发症。具有起病急、发病快的特点，如处理不及时可危及母儿生命。

考点2★★　西医治疗原则

　　Ⅰ度胎盘早剥经积极处理，临床症状缓解，体征消失，可继续妊娠。Ⅱ、Ⅲ度胎盘早剥，无论胎儿成熟与否，均应积极补充血容量、纠正休克、迅速终止妊娠。

第九节　母儿血型不合

考点★★　中医辨证论治

证候分型	治法	代表方剂
湿热内蕴证	清热利湿，固冲安胎	茵陈二黄汤

续表

证候分型	治法	代表方剂
热毒内结证	清热解毒，利湿安胎	黄连解毒汤加茵陈、苎麻根、甘草
瘀热互结证	清热凉血，化瘀安胎	二丹茜草汤
阴虚血热证	滋阴清热，养血安胎	知柏地黄汤加茵陈、桑寄生、菟丝子

第九单元　妊娠合并疾病

第一节　心脏病

考点1★★　妊娠与心脏病的相互影响

1. 妊娠期　由于血容量增加，心排出量加大，心脏负担加重，至妊娠32～34周达到高峰。

2. 分娩期　是第二产程心脏负担最重的时期。

3. 产褥期　产后3日内心脏负担仍较重，此时胎盘循环停止，子宫内血液大量涌入全身循环，回心血量增加。

考点2★★　诊断

妊娠前有心脏病史或风湿热病史；有心功能异常的症状出现；存在心功能异常之体征，如紫绀、杵状指、持续性颈静脉怒张；心脏听诊有舒张期杂音或粗糙的全收缩期杂音；心电图提示严重心律失常或心肌损害；X线或超声心动检查提示心界显著扩大、心脏结构异常。

考点3★★　常见并发症

包括心力衰竭（易发生在妊娠32～34周、分娩期及产褥早期）；亚急性感染性心内膜炎；缺氧和发绀；静脉栓塞及肺栓塞（是孕产妇重要死因之一）。

考点4★★　中医辨证论治

证候分型	治法	代表方剂
心气虚证	益气养血，宁心安胎	养心汤去肉桂、半夏，加麦冬
心血虚证	养血益气，宁心安胎	归脾汤
阳虚水泛证	温阳化气，行水安胎	真武汤合五苓散去猪苓，加桑寄生、菟丝子
气虚血瘀证	益气化瘀，通阳安胎	补阳还五汤合瓜蒌薤白半夏汤加减

第二节　急性病毒性肝炎

考点★★　中医辨证论治

证候分型	治法	代表方剂
湿热蕴结证	清热利湿，佐以安胎	茵陈蒿汤加金钱草、虎杖、寄生、续断
湿邪困脾证	健脾化湿，养血安胎	胃苓汤去桂枝、泽泻，加寄生、菟丝子
肝郁脾虚证	疏肝理气，健脾安胎	逍遥散加寄生、菟丝子
热毒内陷证	清热解毒，凉血救阴	犀角地黄汤合黄连解毒汤加茵陈、大青叶

第三节　糖尿病

考点1★★　糖尿病对妊娠的影响

妊娠合并糖尿病使巨大儿的发生率显著增高；胎儿畸形率增高；早产、死胎、死产、围生儿死亡率增高；新生儿呼吸窘迫综合征、低血糖发生率均增加。

考点 2 ★★　中医辨证论治

证候分型	治法	代表方剂
肺热津伤证	清热润肺，生津止渴	消渴方去天花粉，加葛根、麦冬、石斛、黄芩、菟丝子
胃热炽盛证	清胃泻火，养阴生津	玉女煎去牛膝，加玄参、芦根、黄连、黄芩
肾阴亏虚证	滋补肝肾，养阴清热	六味地黄丸合生地黄饮子去丹皮、茯苓，加菟丝子
阴阳两虚证	滋阴助阳	金匮肾气丸去泽泻、丹皮、附子，加仙灵脾、菟丝子、益智仁

第四节　尿路感染

考点 1 ★★　诊断

1. 病史　孕前或有尿频、尿急、尿痛病史。

2. 临床表现

（1）**症状**　无症状菌尿症仅出现菌尿。急性膀胱炎表现为膀胱刺激征（尿频、尿急、尿痛），下腹部不适，偶有血尿。急性肾盂肾炎起病急骤，常突然出现寒战、发热（39℃～40℃）、头痛、周身酸痛、恶心、呕吐及腰痛和膀胱刺激征，排尿时伴有下腹疼痛。慢性肾盂肾炎表现为反复发作的泌尿道刺激症状或仅有菌尿症，可有慢性肾功能不全的表现。

（2）体征 急性肾盂肾炎肋腰点（腰大肌外缘与第12肋骨交叉处）有压痛，右肾区或双肾区叩击痛。

考点2★★★ 中医辨证论治

证候分型	治法	代表方剂
阴虚火旺证	养阴泻火通淋	知柏地黄丸去丹皮，加麦冬、五味子、车前草
心火偏亢证	清心泻火通淋	导赤散去木通，加黄连、玄参、车前草
湿热下注证	清热利湿通淋	五淋散加车前子

第十单元　异常分娩

考点1★★★ 产程图曲线异常

1. 潜伏期延长 从临产规律宫缩开始至宫口扩张3cm称潜伏期。正常初产妇约需8小时，最大时限16小时，超过16小时称潜伏期延长。

2. 活跃期延长 从宫口扩张3cm始至宫口开全称活跃期。正常初产妇约需4小时，最大时限8小时。超过8小时，而宫口扩张速度初产妇＜

1.2cm/h，经产妇＜1.5cm/h，称活跃期延长。

3. 活跃期停滞 进入活跃期后，宫口不再扩张达 2 小时以上，称活跃期停滞。

4. 第二产程延长或停滞 进入第二产程初产妇超过 2 小时，经产妇超过 1 小时，胎儿仍未娩出，称第二产程延长。第二产程达 1 小时胎头无明显下降，称第二产程停滞。

考点2★★★ 临床表现与诊断

1. 子宫收缩乏力

（1）协调性宫缩乏力 子宫收缩节律性、对称性、极性正常，但收缩功能低下，收缩强度弱，宫腔内压力低（＜15mmHg），宫缩持续时间短、间歇时间长且无规律（＜2 次/10 分钟）。

（2）不协调性宫缩乏力 子宫收缩极性倒置，宫缩兴奋点不始自两侧子宫角部，而来自子宫下段一处或多处，子宫收缩波由下向上扩散，失去正常对称性、节律性和极性，宫缩时宫底部收缩不强，而是子宫下段强，间歇时子宫不能完全放松，宫口扩张及胎先露下降缓慢或停滞，呈无效宫缩。

2. 子宫收缩过强

（1）协调性子宫收缩过强 产道无阻力时，宫口开全迅速，短时间分娩结束。若总产程＜3h结束分娩，称急产。若伴头盆不称，胎位异常，可见病理性缩复环，或发生子宫破裂。

（2）**不协调性子宫收缩过强**

1）**强直性子宫收缩**：主要指外界因素等致子宫颈内口以上子宫肌层强烈的痉挛性收缩，宫缩间歇期短或无间歇。产妇持续性腹痛，烦躁不安，拒按，胎位、胎心不清，有时有肉眼血尿、病理缩复环等先兆子宫破裂征象。

2）**子宫痉挛性狭窄环**：指子宫壁局部肌肉呈痉挛性不协调性收缩形成的环状狭窄，持续不放松。狭窄环可出现在子宫颈、子宫体的任何部位，多在子宫上下段交界处，也可在胎体某一狭窄部，以胎颈、胎腰处常见。产妇持续性腹痛，烦躁不安，宫颈扩张缓慢，胎先露下降停滞，胎心时快时慢。

第十一单元　产时胎儿窘迫与胎膜早破

考点1★★★　胎儿窘迫的临床表现

1. 急性胎儿窘迫

（1）**胎心率的改变**　是急性胎儿窘迫最明显的临床征象。缺氧早期，胎心率于无宫缩时 >160 次/分；缺氧严重时，胎心率 <120 次/分。

（2）**羊水胎粪污染**　根据污染程度分为3度：Ⅰ度浅绿色，常见胎儿慢性缺氧；Ⅱ度黄绿色或深绿色、混浊，提示胎儿急性缺氧；Ⅲ度呈棕黄色、稠厚，提示胎儿缺氧严重。

（3）**胎动**　开始胎动频繁，继而减少至消失。

（4）**酸中毒**　采集胎儿头皮血进行血气分析，血 pH < 7.20，PO_2 < 10mmHg，PCO_2 > 60mmHg 可诊断为胎儿酸中毒。

2. 慢性胎儿窘迫

（1）**胎动减少或消失**　胎动 < 10 次/12 小时为胎动减少，是胎儿缺氧的重要表现。胎动消失24 小时后胎心消失。

（2）**胎儿电子监护**　缺氧时胎心率可出现以下异常：①NST 无反应型。②在无胎动与宫缩时，胎心率 > 180 次/分或 < 120 次/分持续 10 分钟以上。③基线变异频率 < 5 次/分。④OCT 可见频繁重度变异减速或晚期减速。

（3）**胎盘功能低下**　尿雌三醇（E_3）< 10mg/24h，或连续测定下降 > 30%、尿中雌激素/肌酐比值 < 10、血清胎盘生乳素 < 4mg/L、妊娠特异 β1 糖蛋白（SP1）< 100mg/L，均提示胎盘功能不良。

（4）**B 型超声监测**　根据 B 型超声监测胎动、胎儿呼吸运动、胎儿肌张力、羊水量，加之胎儿电子监护 NST、结果综合评分 ≤ 3 分提示胎儿窘迫，4 ~ 7 分胎儿可疑缺氧。

（5）**羊水胎粪污染** 羊膜镜检查见羊水混浊呈浅绿色、深绿色或棕黄色。

考点2★★ 胎膜早破的诊断

1. 临床表现 孕妇突感阴道大量排液。肛诊将胎先露部上推时阴道流液量增多。窥阴器检查有羊水自宫口流出，或后穹隆有羊水积聚。

2. 阴道酸碱度检查 pH＞6.5，提示胎膜早破。

3. 阴道液涂片检查 阴道液置于载玻片上，干燥后镜检可见羊齿植物叶状结晶，用0.5%硫酸尼罗蓝染色，镜下见橘黄色胎儿上皮细胞，用苏丹Ⅲ染色见黄色脂肪小粒，均可确定为羊水。

4. 羊膜镜检查 看不到前羊膜囊，可直视胎儿先露部。

5. 超声检查 羊水量减少可协助诊断。

考点3★ 胎膜早破的西医治疗

1. 期待疗法 适用于妊娠28～35周、胎膜早破不伴感染，羊水平段≥3cm者。

2. 终止妊娠

（1）**经阴道分娩** 妊娠35周后，胎肺成熟，宫颈成熟，无禁忌证可引产。

（2）**剖宫产** 胎头高浮，胎位异常，宫颈不成熟，胎肺成熟，明显羊膜腔感染，伴有胎儿窘迫，抗感染同时行剖宫产术终止妊娠，作好新生儿复苏准备。

第十二单元　分娩期并发症

第一节　产后出血

考点1★★★　定义、病因病理

1. **定义**　胎儿娩出后 24 小时内失血量超过 500mL 称产后出血。本病属于中医"产后血晕"的范畴。

2. **病因病理**　①子宫收缩乏力：是引起产后出血最常见的原因。②胎盘因素。③软产道损伤。④凝血功能障碍。

考点2★★★　中医辨证论治

证候分型	治法	代表方剂
气虚证	补气固冲，摄血止崩	升举大补汤去黄连，加地榆炭、乌贼骨
血瘀证	活血化瘀，理血归经	化瘀止崩汤

第二节　子宫破裂

考点1★★★　诊断

1. **先兆子宫破裂**　病理缩复环、下腹部压痛、胎心率的变化及血尿是先兆子宫破裂的四个重要症状。由于产程停滞延长，孕妇可有水、电解质紊乱。

2. **子宫破裂**　在先兆子宫破裂的基础上突然发生剧烈腹痛，有休克及明显的腹部体征。

考点2★★　西医治疗

1. **先兆子宫破裂**　立即抑制子宫收缩：肌注哌替啶100mg，或静脉全身麻醉。立即行剖宫手术。

2. **子宫破裂**　在输液、输血、吸氧、抗休克的同时，无论胎儿是否存活，均应迅速手术。

第三节　羊水栓塞

考点1★　概念

羊水栓塞指在分娩过程中羊水进入母体血循环引起的肺栓塞、休克、弥散性血管内凝血（DIC）、肾功能衰竭等一系列病理改变。

考点2★★★　诊断

1. 临床表现　胎膜破裂后、胎儿娩出后或手术中产妇突然出现寒战、呛咳、气急、烦躁不安、尖叫、发绀、呼吸困难、抽搐、出血、不明原因休克等临床表现。

2. 实验室及其他检查

（1）**实验室检查**　血涂片查找羊水有形物质：采集下腔静脉血，镜检见到羊水成分可以确诊。血小板计数、纤维蛋白原定量、凝血酶原时间测定等可协助诊断 DIC。

（2）**辅助检查**　胸部 X 线摄片见双肺弥漫性点片状浸润阴影，沿肺门周围分布，伴右心扩大。

第十三单元　产后病

第一节　中医对产后病的认识

考点1★★★　产后五个"三"

1. 产后三冲　冲心、冲胃、冲肺。

2. 产后三急 呕吐、盗汗、泄泻。

3. 产后三病 产后病痉、病郁冒、大便难。

4. 产后三审 先审小腹痛与不痛，以辨有无恶露停滞；次审大便通与不通，以验津液之盛衰；再审乳汁的行与不行及饮食多少，以察胃气之强弱。

5. 产后用药"三禁" 即禁大汗，以防亡阳；禁峻下，以防亡阴；禁通利小便，以防亡津液。

第二节 晚期产后出血

考点1★★★ 概念

晚期产后出血是指分娩 24 小时后，在产褥期内发生的子宫大量出血。以产后 1~2 周发病最常见，亦有产后 6 周发病者。本病属中医"产后恶露不绝""产后血崩"范畴。

考点2★★ 中医辨证论治

证候分型	治法	代表方剂
气虚证	补脾益气，固冲摄血	补中益气汤加艾叶炭、鹿角胶
血热证	养阴清热，安冲止血	保阴煎加七叶一枝花、贯众、炒地榆、煅牡蛎

证候分型	治法	代表方剂
血瘀证	活血化瘀，调冲止血	生化汤合失笑散加益母草、茜草

第三节　产褥感染

考点1★★　诊断

1. 病史　多有难产、产程过长、手术产、急产、不洁分娩、胎膜早破、产后出血或产褥期性交等病史。

2. 临床表现　发热、下腹疼痛、恶露异常。体温升高，脉搏增快，下腹有压痛，或有反跳痛、肌紧张。妇科检查子宫大而软，有压痛，双侧附件区压痛或触及包块。

3. 实验室及其他检查　白细胞总数明显升高，中性粒细胞增高。B型超声可了解子宫大小、有无残留物及复旧情况。

考点2★★★　中医辨证论治

证候分型	治法	代表方剂
感染邪毒证	清热解毒，凉血化瘀	五味消毒饮合失笑散加丹皮、赤芍、鱼腥草、益母草

续表

证候分型	治法	代表方剂
热入营血证	清营解毒，散瘀泄热	清营汤加紫花地丁、蒲公英、栀子、丹皮
热陷心包证	清心开窍	清营汤送服安宫牛黄丸或紫雪丹

第四节　产褥中暑

考点★★　中医辨证论治

证候分型	治法	代表方剂
暑入阳明证	清暑泄热，透邪外达	白虎汤加西瓜翠衣、竹叶、芦根
暑伤津气证	清热解暑，益气生津	清暑益气汤
暑入心营证	清营泻热，清心开窍	清营汤送服安宫牛黄丸或紫雪丹或至宝丹

第五节　产褥期抑郁症

考点★★　中医辨证论治

证候分型	治法	代表方剂
心脾两虚证	补益心脾，养血安神	甘麦大枣汤合归脾汤

证候分型	治法	代表方剂
瘀阻气逆证	活血化瘀，镇逆安神	癫狂梦醒汤加酸枣仁
肝郁气结证	疏肝解郁，镇静安神	逍遥散加夜交藤、合欢皮、磁石、柏子仁

第六节　产后缺乳

考点★★★　中医辨证论治

证候分型	治法	代表方剂
气血虚弱证	补气养血，佐以通乳	通乳丹去木通，加通草
肝郁气滞证	疏肝解郁，通络下乳	下乳涌泉散

第七节　产后关节痛

考点★★　中医辨证论治

证候分型	治法	代表方剂
血虚证	养血益气，温经通络	黄芪桂枝五物汤加当归、鸡血藤
血瘀证	养血活络，行瘀止痛	生化汤加桂枝、牛膝
外感证	养血祛风，散寒除湿	独活寄生汤

第八节　产后排尿异常

考点★★★　中医辨证论治

1. 产后尿潴留

证候分型	治法	代表方剂
气虚证	益气生津，宣肺利水	补气通脬饮
肾虚证	补肾温阳，化气利水	济生肾气丸
血瘀证	养血活血，祛瘀利尿	加味四物汤
气滞证	理气行滞，行水利尿	木通散

2. 产后小便频数与失禁

证候分型	治法	代表方剂
气虚证	益气固摄	黄芪当归散加山茱萸、益智仁
肾虚证	温阳化气，补肾固脬	肾气丸加益智仁、桑螵蛸

第十四单元　外阴上皮内非瘤样病变

第一节　外阴鳞状上皮增生

考点1★★★　临床表现

1. **症状**　外阴瘙痒剧烈，甚则坐卧不安，影响睡眠，或伴灼热疼痛。

2. **体征**　病变早期皮肤暗红或粉红，角化过度则呈白色。病损范围主要累及大阴唇、阴唇间沟、阴蒂包皮、阴唇后联合等处，常呈对称性。局部皮肤增厚似皮革或苔藓样变。

考点2★★　中医辨证论治

证候分型	治法	代表方剂
肝郁气滞证	疏肝解郁，养血通络	黑逍遥散去生姜，加川芎
湿热下注证	清热利湿，通络止痒	龙胆泻肝汤去木通

第二节　外阴硬化性苔癣

考点1★★★　临床表现

1. 症状　外阴瘙痒，或无不适，晚期出现性交困难。

2. 体征　检查时见大小阴唇、阴蒂包皮、阴唇后联合及肛周皮肤色素减退呈粉红或白色，萎缩变薄，干燥皲裂。晚期皮肤菲薄，阴道口挛缩狭窄，甚至仅容指尖。

考点2★★　中医辨证论治

证候分型	治法	代表方剂
肝肾阴虚证	补益肝肾，养荣润燥	归肾丸合二至丸
血虚化燥证	益气养血，润燥止痒	人参养荣汤
脾肾阳虚证	温肾健脾，养血润燥	右归丸加黄芪、白术

第十五单元　女性生殖系统炎症

第一节　外阴炎

考点1★★　临床表现

1. 症状　外阴瘙痒，或灼热，或痒痛，排尿时疼痛加剧，或阴部干涩，灼热瘙痒。

2. 体征　外阴皮肤黏膜红肿、溃疡、糜烂、脓水淋漓，严重者可有腹股沟淋巴结肿大，压痛，体温升高等一系列急性炎症反应。

考点2★★　中医辨证论治

证候分型	治法	代表方剂
湿热下注证	清热利湿，杀虫止痒	龙胆泻肝汤去木通，加苦参、虎杖
湿毒浸渍证	清热解毒，除湿止痒	五味消毒饮加土伏苓、蚤休、薏苡仁、萆薢
肝肾阴虚证	滋肾降火，调补肝肾	知柏地黄汤加当归、白鲜皮、制首乌

第二节　阴道炎

考点1★★★　各种阴道炎的诊断

1. 滴虫性阴道炎　白带多呈灰黄色泡沫状。

2. 念珠菌阴道炎　白带呈白色乳酪样或豆渣样。

3. 细菌性阴道病　灰白色、均质、稀薄、腥臭味白带；阴道 pH > 4.5（pH 多为 5.0～5.5）；腥臭味试验阳性；或分泌物加生理盐水见到线索细胞。上述 4 项中 3 项阳性即可诊断。

4. 老年性阴道炎

（1）**病史**　自然绝经、人工绝经的妇女，其他原因引起的雌激素水平不足。

（2）**症状特点**　阴道分泌物增多及外阴瘙痒、灼热感。

（3）**实验室检查及其他检查**　阴道分泌物 pH 值增高，血雌激素水平明显低下。

考点2★★　各种阴道炎的西医治疗

1. 滴虫阴道炎　①全身用药：口服甲硝唑。②局部治疗：1% 乳酸或 0.5% 醋酸液冲洗阴道；甲硝唑栓每晚塞入阴道。

2. 外阴阴道假丝酵母菌病　①一般治疗：

2%～3%苏打液冲洗外阴及阴道或坐浴。②局部用药：制霉菌素、酮康唑等局部外用。③全身用药：口服伊曲康唑、氟康唑。

3. 萎缩性阴道炎 ①阴道冲洗：1%乳酸或0.5%醋酸液冲洗阴道。②局部用药：己烯雌酚片或甲硝唑放入阴道。③全身药：口服己烯雌酚或尼尔雌醇。

4. 细菌性阴道病 ①全身用药：口服甲硝唑，7日为1个疗程，连续应用3个疗程。②局部用药：甲硝唑栓或2%克林霉素软膏。

考点3★★★　中医辨证论治

证候分型	治法	代表方剂
肝经湿热证	清热利湿，杀虫止痒	龙胆泻肝汤加苦参、百部、蛇床子
滋生湿虫证	清热利湿，解毒杀虫	萆薢渗湿汤加苦参、防风

第三节　宫颈炎

考点1★★　西医病理

急性宫颈炎表现为宫颈红肿，宫颈黏膜充血、水肿及脓性分泌物；慢性宫颈炎有以下几种病理改变：即宫颈糜烂、宫颈肥大、宫颈息肉、宫颈腺体囊肿及宫颈管炎。

考点2★★★　诊断

1. 病史　常有分娩、流产、手术感染史，不洁性生活、宫颈损伤或病原体感染等病史。

2. 临床表现　阴道分泌物增多，呈黏液脓性或乳白色黏液状，甚至有血性白带或性交后出血，或伴有外阴瘙痒或腰酸，下腹坠痛。

3. 妇科检查　可见宫颈充血、水肿、黏膜外翻，有脓性白带从宫颈口流出，量多；宫颈有不同程度的糜烂、肥大、息肉、裂伤或宫颈腺囊肿。

考点2★★★　中医辨证论治

证候分型	治法	代表方剂
热毒蕴结证	清热解毒，燥湿止带	止带方合五味消毒饮
湿热下注证	疏肝清热，利湿止带	龙胆泻肝汤去木通
脾虚湿盛证	健脾益气，升阳除湿	完带汤
肾阳虚损证	温肾助阳，涩精止带	内补丸

第四节　盆腔炎性疾病

考点1★★　诊断

1. 病史　有妇产科手术史、盆腔炎病史；或经期产后不注意卫生、房事不洁等。

2. 临床表现　高热、下腹痛、阴道分泌物增多，下腹部肌紧张、压痛、反跳痛。

3. 实验室及其他检查

（1）**实验室检查**　白细胞升高，红细胞沉降率升高，血C－反应蛋白升高。阴道分泌物见大量白细胞，后穹隆穿刺可吸出脓液。分泌物、穿刺液、血液培养可检测病原体。

（2）**辅助检查**　B型超声检查提示盆腔内有炎性渗出液或肿块。

考点2★★　中医辨证论治

证候分型	治法	代表方剂
热毒炽盛证	清热解毒，化瘀止痛	五味消毒饮合大黄牡丹皮汤
湿热瘀结证	清热利湿，化瘀止痛	仙方活命饮加薏苡仁、冬瓜仁

第十六单元　月经病

第一节　功能失调性子宫出血

考点1★　中医对功能失调性子宫出血的认识

无排卵型功血属于中医"崩漏"的范畴。崩

漏是指妇女在非行经期间阴道大量出血或持续淋沥不断者，前者称"崩中"，或"经崩"，后者称"漏下"，或"经漏"。

有排卵型功血属于中医"月经先期""月经过多""经期过长""经间期出血"的范畴。月经先期是指月经周期提前 7 天以上，甚至 10 余天一行，连续 2 个周期以上者；月经过多是指月经量较正常明显增多，而月经周期基本正常者；经期过长是指月经周期基本正常，经期超过 7 天，甚至淋沥半月方净者；经间期出血是指两次月经中间，出现周期性的少量阴道出血者。

考点 2 ★ ★　临床表现

1. 无排卵型功血　多发于青春期及绝经过渡期妇女。本病的发病特点是不规则子宫出血。月经周期紊乱，经期长短不一，出血量不定，甚或大量出血。

妇科检查子宫大小正常，出血时子宫较软。基础体温呈单相型；阴道脱落细胞涂片无排卵的周期性变化；子宫颈黏液结晶呈羊齿状或不典型；经前或经期子宫内膜检查可见不同程度的增生期变化，无分泌期改变。

2. 有排卵型功血　多发生于生育年龄的妇女。有以下 4 种类型：

（1）**排卵型月经过多**　月经量多，周期正常。

（2）**黄体功能不足**　月经周期缩短，患者常伴不孕史或孕早期流产史。

（3）**子宫内膜不规则脱落**　月经周期规律，但经期长达9～10日，经量不多或淋沥不止。

（4）**排卵期出血**　月经中期见少量阴道流血，时间3～5天。

考点3★★★　中西医治疗原则及方法

1. 西医治疗原则　止血、调整周期，无排卵型功血促进排卵，有排卵型功血促进黄体功能的恢复。青春期及生育期无排卵型功血以止血、调整周期、促排卵为主；绝经过渡期功血以止血、调整周期、减少经量、防止子宫内膜病变为原则。

2. 中医治疗　崩漏是中医妇科临床的疑难重症。故治疗亦当本着"急则治其标、缓则治其本"的原则，灵活掌握"塞流""澄源""复旧"三法进行治疗。

考点4★★★　中医辨证论治

1. 无排卵性功血（崩漏）

证候分型	治法	代表方剂
肾阳虚证	温肾固冲，止血调经	右归丸去肉桂，加艾叶炭、补骨脂、黄芪

续表

证候分型	治法	代表方剂
肾阴虚证	滋肾养阴，调经止血	左归丸去牛膝合二至丸
脾虚证	补气摄血，固冲调经	固本止崩汤合举元煎
虚热证	滋阴清热，止血调经	保阴煎合生脉散加阿胶
实热证	清热凉血，止血调经	清热固经汤加沙参、麦冬
血瘀证	活血化瘀，止血调经	逐瘀止血汤

2. 排卵性月经失调

（1）排卵性月经过多（月经过多）

证候分型	治法	代表方剂
气虚证	补气升提，固冲止血	安冲汤合升麻
血热证	清热凉血，固冲止血	保阴煎加炒地榆、槐花
血瘀证	活血化瘀，固冲止血	桃红四物汤加三七、茜草、蒲黄

（2）黄体功能不足（月经先期）

证候分型	治法	代表方剂
脾气虚弱证	健脾益气，固冲调经	补中益气汤
肾气不固证	补肾益气，固冲调经	固阴煎
阳盛血热证	清热降火，凉血调经	清经散
肝郁血热证	疏肝解郁，清热调经	丹栀逍遥散
阴虚血热证	养阴清热，固冲调经	两地汤

（3）子宫内膜不规则脱落（经期延长）

证候分型	治法	代表方剂
气虚证	补气摄血，固冲调经	举元煎
虚热证	养阴清热，凉血调经	两地汤合二至丸
湿热蕴结证	清热利湿，止血调经	固经丸
血瘀证	活血化瘀，固冲调经	桃红四物汤合失笑散

（4）排卵期出血（经间期出血）

证候分型	治法	代表方剂
肾阴虚证	滋肾养阴，固冲止血	加减一阴煎
湿热证	清热除湿，凉血止血	清肝止淋汤去阿胶、红枣，加茯苓、炒地榆
脾气虚证	健脾益气，固冲摄血	归脾汤
血瘀证	活血化瘀，理血归经	逐瘀止血汤

第二节　闭经

考点1★　病因及分类

①子宫性闭经。②卵巢性闭经。③垂体性闭经。④下丘脑性闭经：此类闭经是临床上最常见的一类闭经。

考点 2 ★★★　　中医辨证论治

证候分型	治法	代表方剂
肝肾不足证	滋补肝肾，养血调经	归肾丸加何首乌、女贞子
气血虚弱证	益气健脾，养血调经	人参养荣汤
阴虚血燥证	养阴清热，养血调经	加减一阴煎加丹参、女贞子、香附
痰湿阻滞证	燥湿化痰，活血通经	苍附导痰丸加当归、川芎
气滞血瘀证	行气活血，祛瘀通经	血府逐瘀汤
寒凝血瘀证	温经散寒，活血通经	温经汤

第三节　　痛经

考点 ★★★　　中医辨证论治

证候分型	治法	代表方剂
气滞血瘀证	理气活血，逐瘀止痛	膈下逐瘀汤加蒲黄
寒湿凝滞证	温经散寒祛湿，化瘀止痛	少腹逐瘀汤加苍术、茯苓、乌药
湿热瘀阻证	清热除湿，化瘀止痛	清热调血汤加蒲公英、薏苡仁
气血虚弱证	补气养血，调经止痛	黄芪建中汤加党参、当归
肝肾亏损证	滋肾养肝，调经止痛	调肝汤加桑寄生、肉苁蓉

第四节　多囊卵巢综合征

考点 1 ★★★　诊断

1. 临床表现　月经不调（月经稀发、月经量少、闭经、功血）；多毛；肥胖；不孕及黑棘皮症。

2. B 超检查　子宫小于正常，双侧卵巢均匀性增大，可见多个大小不等之回声区围绕卵巢边缘。

考点 2 ★★★　中医辨证论治

证候分型	治法	代表方剂
肾阴虚证	滋阴补肾，调补冲任	左归丸
肾阳虚证	温肾助阳，调补冲任	右归丸
痰湿阻滞证	燥湿除痰，通络调经	苍附导痰丸合佛手散
肝经湿热证	清肝解郁，除湿调经	龙胆泻肝汤
气滞血瘀证	行气活血，祛瘀通经	膈下逐瘀汤

第五节　经前期综合征

考点 ★★　中医辨证论治

证候分型	治法	代表方剂
肝郁气滞证	疏肝解郁，理气止痛	柴胡疏肝散

续表

证候分型	治法	代表方剂
肝肾阴虚证	滋肾养肝，清热降火	知柏地黄丸
脾肾阳虚证	健脾温肾	健固汤合四神丸
心脾气虚证	健脾升阳，益气固表	归脾汤
瘀血阻滞证	温经通络，活血散瘀	趁痛散

第六节　绝经综合征

考点1★　临床表现

1. 近期症状　①月经紊乱：表现为月经周期不规则、经期持续时间长及经量增多或减少。②血管舒缩症状：主要是潮热、汗出，为雌激素减低的特征性症状。③自主神经失调症状：常出现心悸、眩晕、头痛、失眠、耳鸣等。④精神神经症状：表现为激动易怒、焦虑不安或情绪低落等。

2. 远期症状　①泌尿生殖道症状：出现阴道干燥、性交困难及反复发生的尿路感染。②骨质疏松。③阿尔茨海默症。④心血管病变：绝经后妇女动脉硬化、冠心病明显增加。

考点 2★★　中医辨证论治

证候分型	治法	代表方剂
肝肾阴虚证	滋养肝肾，育阴潜阳	杞菊地黄丸去泽泻
肾虚肝郁证	滋肾养阴，疏肝解郁	一贯煎
心肾不交证	滋阴降火，交通心肾	天王补心丹去人参、朱砂，加太子参、桑葚
肾阴阳两虚证	滋阴补肾，调补冲任	二仙汤合二至丸

第十七单元　女性生殖器官肿瘤

第一节　宫颈癌

考点 1★★　病理类型

①鳞状细胞浸润癌：占宫颈癌的 80%～85%。②腺癌。③腺鳞癌。

考点 2★　转移途径、临床分期

1. 转移途径　直接蔓延最常见，可有淋巴转移，血行转移极少见。晚期可转移至肺、肝或骨骼等。

2. 临床分期 采用国际妇产科联盟（FIGO）临床分期标准（2009 年）。Ⅰ期肿瘤严格局限于宫颈（扩展至宫体可以被忽略）；Ⅱ期肿瘤已超出宫颈，但未达盆壁，或未达阴道下 1/3；Ⅲ期肿瘤侵入及盆壁和/或侵及阴道下 1/3 和/或引起肾积水或无功能肾；Ⅳ期肿瘤超出真骨盆或（活检证实）侵犯膀胱或直肠黏膜。

考点3★★★　诊断方法

1. 宫颈刮片细胞学检查 在宫颈移行区刮片可发现早期病变。是宫颈癌筛查的主要方法。

2. 宫颈活组织检查 是确诊宫颈上皮内瘤变及宫颈癌最可靠的方法。

第二节　子宫肌瘤

考点1★★★　子宫肌瘤的分类和变性

1. 分类

（1）按肌瘤生长部位，分为宫体肌瘤和宫颈肌瘤。

（2）按肌瘤与子宫肌壁的关系分为 3 类，即肌壁间肌瘤、浆膜下肌瘤及黏膜下肌瘤。

2. 肌瘤变性 指肌瘤失去原有的典型结构。

常见变性有：玻璃样变（最常见）、囊性变、红色样变（多见于妊娠期或产褥期）、肉瘤样变（仅0.4%~0.8%）、钙化。

考点2★★　诊断

1. 临床表现　月经异常（月经量多，经期延长，或不规则阴道出血），下腹包块；压迫症状（尿频、尿急、尿潴留，下腹坠胀不适、便秘等）及其他（继发性贫血、不孕等）。

2. 妇科检查　子宫增大，表面不规则，单个或多个结节或包块状突起，质硬等。

考点3★★★　手术和非手术处理原则、方法

1. 手术治疗　手术指征：①肌瘤大于妊娠10周子宫。②月经过多，继发贫血，药物治疗无效。③有膀胱、直肠压迫症状。④宫颈肌瘤。⑤生长迅速，可疑恶性。

2. 药物治疗　适用于肌瘤小于2个月妊娠子宫大小、症状轻、近绝经年龄及全身情况不宜手术者。

考点4★★★　中医辨证论治

活血化瘀、软坚散结为本病的治疗大法。

证候分型	治法	代表方剂
气滞血瘀证	行气活血，化瘀消癥	膈下逐瘀汤

续表

证候分型	治法	代表方剂
寒湿凝滞证	温经散寒，活血消癥	少腹逐瘀汤加艾叶、苍术、吴茱萸
痰湿瘀阻证	化痰除湿，活血消癥	开郁二陈汤加丹参、水蛭
肾虚血瘀证	补肾活血，消癥散结	金匮肾气丸合桂枝茯苓丸
气虚血瘀证	益气养血，消癥散结	圣愈汤加减
湿热瘀阻证	清热利湿，活血消癥	大黄牡丹汤加红藤、败酱草、石见穿、赤芍

第三节　卵巢肿瘤

考点1★★　卵巢恶性肿瘤的转移途径、临床分期

1. **转移途径**　以直接蔓延和腹腔种植为主，其次为淋巴转移，血行转移较少见。

2. **临床分期**　采用 FIGO（2000 年）的手术和病理分期标准。Ⅰ期肿瘤局限于卵巢；Ⅱ期一侧或双侧卵巢肿瘤，伴盆腔内扩散；Ⅲ期一侧或双侧卵巢肿瘤，并有镜检证实的盆腔外腹膜转移和/或局部淋巴结转移；Ⅳ期远处转移（胸腔积液中有癌细胞，肝实质转移）。

考点2★★　并发症

主要有蒂扭转（约10%）、破裂（约3%）、感染（较少见）和恶变。

第四节　子宫内膜癌

考点1★★　诊断

分段诊断性刮宫：是确诊本病的主要依据。刮出物分别送病理检查。

考点2★　中医辨证论治

证候分型	治法	代表方剂
痰湿结聚证	化湿涤痰，软坚散结	苍附导痰丸加半枝莲、夏枯草、海藻、昆布
湿热瘀毒证	清热解毒，活血化瘀	黄连解毒汤加减
肝肾阴虚证	滋阴降火，清热解毒	知柏地黄丸加白花蛇舌草、半枝莲、椿根皮、甘草
脾肾阳虚证	温肾健脾，益气化瘀	固冲汤合肾气丸加三七

第十八单元　妊娠滋养细胞疾病

第一节　葡萄胎

考点1★★★　诊断

1. 病史　有停经史，停经时间多为 2~4 个月，平均为 12 周。

2. 临床表现　根据停经后有不规则阴道流血，较严重的妊娠呕吐，子宫异常增大变软，子宫在 5 个月妊娠大小时触不到胎体，听不到胎心，无胎动，应疑诊为葡萄胎。如果伴有子痫前期征象或甲亢现象，更有助于诊断。若阴道有水泡状组织排出，葡萄胎的诊断基本成立。

3. 实验室及其他检查

（1）hCG 测定　葡萄胎时血清中 β-hCG 浓度明显高于正常妊娠月份的相应值。

（2）超声检查　为最常用而又比较准确的诊断方法。①B 型超声检查：子宫腔内呈"落雪状"或"蜂窝状"影像，是完全性葡萄胎的典型表现。②超声多普勒：葡萄胎只能探测到子宫血流杂音而探测不到胎心。

考点2★　随访

定期随访可早期发现持续性或转移性滋养细胞疾病。随访包括：①hCG 定量测定，于葡萄胎清宫后每周一次直至连续 3 次正常。随后 3 个月内仍每周复查一次，以后 3 个月每 2 周一次，然后每月一次，持续半年。如第二年未怀孕，可每半年一次，共随访 2 年。②应注意月经是否规则，有无阴道异常流血、咳嗽、咯血及其他转移灶症状，并作妇科检查，定期或必要时作盆腔 B 型超声、X 线胸片或 CT 检查。

葡萄胎随访期间必须严格避孕 1 年，推荐避孕套和口服避孕药，一般不用宫内节育器，以免穿孔或混淆子宫出血的原因。

第二节　妊娠滋养细胞肿瘤

考点★★　诊断

1. 病史　有葡萄胎、流产、足月产或异位妊娠史。

2. 临床表现　产后或流产后，尤其在葡萄胎排空后，阴道不规则流血，或有腹痛，妇科检查生殖道变软、着色，或阴道内见到紫蓝色结节，子宫大而软，附件区或可触及包块。若发生转移，其临床表现视转移部位而异。

3. 实验室及其他检查

（1）hCG 连续测定　葡萄胎排空后 9 周以上或子宫切除术 8 周以上，β-hCG 仍持续高于正常水平，或曾一度降至正常而又再次升高，已排除葡萄胎残留或再次妊娠，可诊断为侵蚀性葡萄胎。葡萄胎排空后 9 周以上或流产、足月产、异位妊娠后 4 周以上，β-hCG 仍持续高水平，或曾经下降后又上升，已排除妊娠物残留，结合临床表现可诊断绒癌。

（2）CT、磁共振、胸部 X 线摄片检查　肺转移发生机会最多，CT 或 X 线胸片检查或可见转移病灶，观察其动态变化对判断病情的发展变化意义重大。

第十九单元　子宫内膜异位症及子宫腺肌病

第一节　子宫内膜异位症

考点 1★　中医病因病机

本病以瘀血阻滞冲任胞宫为基本病机。常见

病因病机有气滞血瘀、寒凝血瘀、瘀热互结、痰瘀互结、气虚血瘀、肾虚血瘀。

考点2★★★　诊断

1. 病史　重点询问月经、妊娠、流产、分娩、家族及手术等病史。

2. 临床表现　育龄妇女有继发性、进行性加剧的痛经和不孕、性交痛，盆腔检查扪及与子宫相连的囊性包块或盆腔内有触痛性结节，即可初步诊断为子宫内膜异位症。

3. 实验室及其他检查　腹腔镜检查：是目前诊断内膜异位症的最佳方法，在腹腔镜下活检即可确诊，并确定临床分期。

考点3★★　中医辨证论治

证候分型	治法	代表方剂
气滞血瘀证	理气活血，化瘀止痛	膈下逐瘀汤
寒凝血瘀证	温经散寒，化瘀止痛	少腹逐瘀汤
瘀热互结证	清热凉血，活血祛瘀	清热调血汤加红藤、薏苡仁、败酱草
痰瘀互结证	化痰散结，活血逐瘀	苍附导痰汤合桃红四物汤
气虚血瘀证	益气活血，化瘀散结	理冲汤
肾虚血瘀证	补肾益气，活血化瘀	归肾丸合桃红四物汤

第二节 子宫腺肌病

考点★★ 临床表现

主要表现为经量增多、经期延长以及进行性加剧的痛经。妇科检查时子宫呈均匀性增大或有局限性结节隆起，质硬有压痛，经期压痛尤著。

第二十单元 子宫脱垂

考点1★★★ 分度

检查时嘱患者平卧并用力向下屏气。

1. Ⅰ度 轻型：子宫颈外口距处女膜缘＜4cm，但未达处女膜缘；重型：宫颈外口已达处女膜缘，在阴道口可见到宫颈。

2. Ⅱ度 轻型：子宫颈已脱出阴道口，但宫体仍在阴道内；重型：宫颈及部分宫体已脱出于阴道口。

3. Ⅲ度 子宫颈及宫体全部脱出至阴道口外。

考点2★★　中医辨证论治

证候分型	治法	代表方剂
中气下陷证	补益中气，升阳举陷	补中益气汤加枳壳
肾气亏虚证	补肾固脱，益气升提	大补元煎加黄芪、升麻、枳壳
湿热下注证	清热利湿	龙胆泻肝汤合五味消毒饮

第二十一单元　不孕症

考点1★★　概念、分类

女性不孕症是指夫妇同居，配偶生殖功能正常，未避孕1年而未妊娠者。婚后未避孕而未妊娠者称为原发性不孕，中医称之为"全不产"；曾有妊娠而后同居未避孕1年未妊娠者称为继发性不孕，中医称之为"断绪"。

考点2★　西医治疗

1. 氯米芬　为临床首选促排卵药，适于体内有一定雌激素水平者。

2. 溴隐亭　适用于无排卵伴有高催乳素血症者。

考点3★★★　中医辨证论治

证候分型	治法	代表方剂
肾气虚弱证	补肾益气，温养冲任	毓麟珠
肾阴虚证	滋阴养血，调冲益精	养精种玉汤合清骨滋肾汤
肾阳虚证	温肾养血益气，调补冲任	温胞饮
肝郁证	疏肝解郁，养血理脾	开郁种玉汤
痰湿证	燥湿化痰，调理冲任	启宫丸
血瘀证	活血化瘀，调理冲任	少腹逐瘀汤
湿热证	清热除湿，活血调经	仙方活命饮加红藤、败酱草

第二十二单元　计划生育

考点1★　放置宫内节育器的适应证、禁忌证及并发症

1. 适应证　已婚育龄妇女自愿要求以 IUD 避孕而无禁忌证者。

2. 禁忌证

（1）生殖器官急性炎症。

（2）月经紊乱、月经过多、月经频发或不规则阴道流血、重度痛经等。

（3）生殖器官肿瘤、畸形、宫腔过大或过小、重度子宫脱垂等。

（4）宫颈过松、重度裂伤、重度狭窄等。

（5）有较严重的全身急、慢性疾患，如心力衰竭、重度贫血以及各种疾病的急性期等。

（6）妊娠或可疑妊娠者。

（7）有铜过敏史者，不能放置载铜节育器。

3. 并发症　①子宫穿孔、节育器异位。②节育器嵌顿或断裂。③节育器下移或脱落。④带器妊娠。

考点2★★　人流负压吸引术的适应证和禁忌证

1. 适应证　①妊娠10周内要求终止妊娠而无禁忌证者。②妊娠10周内因某种疾病而不宜继续妊娠者。

2. 禁忌证　①生殖器官急性炎症。②各种疾病的急性期，或严重的全身性疾病不能耐受手术者。③妊娠剧吐酸中毒尚未纠正者及术前相隔4小时两次体温在37.5℃以上者。

考点3★　米非司酮配伍前列腺素类药物法的适应证

①正常宫内妊娠，孕龄7周以内。②高危人

流对象。③对手术流产有恐惧心理者。

考点4★★★　人工流产的并发症

①人流综合征。②子宫穿孔。③人流不全。④宫腔或宫颈内口粘连。⑤人流术后感染。⑥人流术后闭经。

中西医结合儿科学

中西医结合儿科学复习攻略

第一单元　儿科学基础

考点1★★　各年龄期分期标准及特点

1. 胎儿期　从受孕到分娩。易流产或致畸。

2. 新生儿期　从脐带结扎到出生后满 28 天。合理喂养、保暖及预防感染等。

3. 婴儿期　出生 28 天后至 1 周岁为婴儿期。易发生消化紊乱和营养不良，易患感染性疾病。

4. 幼儿期　1 周岁后至 3 周岁为幼儿期。防止意外创伤和中毒。

5. 学龄前期　3 周岁后到 7 周岁为学龄前期。培养良好的道德品质和生活习惯。

6. 学龄期　7 周岁后至青春期来临（一般为女 12 岁，男 13 岁）称学龄期。预防近视、龋齿。

7. 青春期　一般女孩自 11～12 岁到 17～18 岁，男孩自 13～14 岁到 18～20 岁。特点为体格生长的第二个高峰，生殖系统发育成熟，出现第二性征。

考点2★★★　体格生长发育常用指标

1. 体重　出生时体重约为 3kg，出生后前半年平均每月增长约0.7kg，后半年平均每月增长约0.5kg，1周岁以后平均每年增加约2kg。临床可用以下公式推算小儿体重：

≤6月龄婴儿体重：出生时体重（kg）＋月龄×0.7（kg）

7～12月龄婴儿体重：6（kg）＋月龄×0.25（kg）

2岁至青春前期体重：年龄×2（kg）＋7（或8）（kg）

2. 身高（长） 出生时身长约为50cm。生后第一年增长约25cm，其中前3个月约增长12cm。第二年身长增长约10cm。2周岁后至青春期身高增长每年约7cm。

推算2岁后至12岁儿童的身高：身高（cm）＝70＋7×年龄。

3. 头围和胸围 新生儿头围约为34cm，1周岁时约46cm，2周岁时约48cm；新生儿胸围约32cm，1岁时接近头围。

4. 颅骨发育 前囟应在小儿出生后的12～18个月闭合。后囟在部分小儿出生时就已闭合，未闭合者应在生后2～4个月内闭合。

①前囟早闭或过小：小头畸形迟闭。②前囟过大：佝偻病、先天性甲状腺功能低下症。③前囟饱满：颅内压增高，见于脑积水、脑炎等。④前囟凹陷：脱水、极度消瘦。

5. 脊柱发育 ①3 个月抬头，出现颈椎前凸。②6 个月会坐，出现胸椎后凸。③1 岁会走，出现腰椎前凸。

6. 长骨发育 1~9 岁腕部骨化中心的数目约为其岁数加 1。

7. 牙齿的发育 ①乳牙萌出时间为 4~6 个月，最晚不超过 12 个月。②最晚 2 岁半乳牙出齐。③2 岁以内乳牙的数目 = 月龄 – 4（或 6）。④6~7 岁换恒牙。

考点 3 ★★★　各年龄段呼吸、脉搏、血压常数及计算方法

小儿呼吸、脉搏的正常频率，随着年龄增长而逐渐减低；小儿血压的正常值，随着年龄增长而逐渐增高。

收缩压（mmHg）= 80 + 2 × 年龄

舒张压 = 收缩压 × 2/3

考点 4 ★★　生长发育规律

1. 生长发育是连续的过程

2. 各系统器官发育不平衡

3. 生长发育的一般规律 ①由上到下。②由近到远。③由粗到细。④由简单到复杂。⑤从低级到高级。

4. 生长发育的个体差异

考点 5 ★★　感觉、运动和语言发育

1. 运动发育发育规律　①自上而下。②由近到远。③由不协调到协调。④先正向动作后反向动作。

2. 平衡与大运动　3 个月抬头，4 个月翻身，6 个月独坐，8~9 个月爬行，1 岁能走，2 岁会跳，3 岁快跑。（三抬四翻六会坐，七滚八爬周会走）

3. 语言发育　1 岁时能连说两个重音的字，会叫"妈妈""爸爸"。

考点 6 ★★★　小儿生理特点、病理特点

1. 小儿生理特点　①脏腑娇嫩，形气未充（稚阴稚阳）。②生机蓬勃，发育迅速（纯阳）。

2. 小儿病理特点　①发病容易，传变迅速。②脏气清灵，易趋康复。

考点 7 ★★★　能量的需要

小儿能量的需要分五个方面：即基础代谢、生长发育、食物的特殊动力作用、活动所需、排泄消耗。以上五方面所需热量的总和，称为能量需要的总量。

1 岁以内婴儿能量需要的总量为每日 460kJ/kg（110kcal/kg），以后每增加 3 岁减去 42kJ/kg

（10kcal/kg）；到 15 岁每日约为 250kJ/kg（60kcal/kg）。

考点 8 ★ ★ ★　母乳喂养的优点和方法

母乳喂养：生后 6 个月之内以母乳为主要食品者。

1. 优点　①母乳是婴儿最适宜的天然营养品。②母乳营养丰富，蛋白质、脂肪、糖之比例为 1 : 3 : 6 。③母乳易于消化、吸收和利用。④含有丰富的抗体和免疫活性物质，有抗感染和抗过敏的作用；母乳温度适宜、经济、卫生。⑤母乳喂养能增进母子感情；产后哺乳可刺激子宫收缩，促其早日恢复。

2. 方法

（1）时间　主张正常足月新生儿出生半小时内就可开奶，每次哺乳不宜超过 20 分钟。

（2）断奶　一般在 10 ~ 12 个月可完全断奶，最迟不超过一岁半。

考点 9 ★ ★ ★　辅助食品的添加原则

①从少到多。②由稀到稠。③由细到粗。④由一种到多种。⑤天气炎热或婴儿患病时，应暂缓添加新品种。

考点 10 ★★　传染病管理和计划免疫

1. 传染病管理　对患者必须做到早诊断、早治疗、早隔离，管好传染源，减少交叉感染，控制播散。

2. 计划免疫的实施　1 岁内婴儿需完成卡介苗、脊髓灰质炎三型混合疫苗、百日咳、白喉、破伤风类毒素混合制剂、麻疹减毒疫苗及乙型肝炎病毒疫苗等预防接种。

考点 11 ★★　望诊的主要内容及临床意义

望诊在儿科疾病的诊断上显得尤为重要，历代儿科医家都把望诊列为四诊之首。

儿科望诊主要包括望神色、望形态、审苗窍、察指纹、辨斑疹、察二便等六个方面的内容。

考点 12 ★★　指纹诊查的方法及临床意义

①浮沉分表里。②红紫辨寒热：红主寒，紫主热。③淡滞定虚实。④三关测轻重。

考点 13 ★　小儿疾病的治疗原则

①治疗及时、中病即止。②中西医有机结合，取长补短。③注意顾护脾胃。④整体治疗，合理调护。

考点 14 ★★　药物剂量计算常用方法

①按体重计算。②按体表面积计算。③按年龄计算。④按成人量计算。

考点 15 ★★★　小儿中药用量

新生儿用成人量的 1/6；乳婴儿为成人量的 1/3；幼儿为成人量的 1/2；学龄儿童为成人量的 2/3 或成人量。

考点 16 ★　常用外治法的治疗机理和适应证

1. 推拿疗法　主要用于治疗小儿泄泻、腹痛、厌食、斜颈等病证。

2. 捏脊疗法　捏脊疗法是通过对督脉和膀胱经的捏拿，达到调整阴阳、通理经络、调和气血、恢复脏腑功能为目的的一种疗法。常用治疳证、婴儿泄泻及脾胃虚弱的患儿。

3. 针灸与打刺疗法

（1）打刺疗法　也称皮肤针刺法（梅花针、七星针），主要用于治疗脑瘫后遗症。

（2）刺四缝疗法　四缝是经外奇穴，位于食、中、无名及小指四指中节横纹中点，是手三阴经所过之处。针刺四缝有解热除烦、通畅百脉、调和脏腑的功效，常用于治疗疳证、厌食。

4. 拔罐疗法　本法可促进气血流畅、营卫运

中西医结合儿科学

行，也有祛风散寒、宣肺止咳、舒筋活络的作用。常用于治疗肺炎喘嗽、哮喘、腹痛、遗尿等病证。小儿常用口径 4～5cm 的竹罐或玻璃罐。

考点 17 ★★　小儿脱水程度判断

1. 轻度脱水　失水量占体重 5% 以下（30～50mL/kg）。患儿精神正常或稍差；皮肤稍干燥，弹性尚可；眼窝、前囟轻度凹陷；哭时有泪；口唇黏膜稍干；尿量稍减少。

2. 中度脱水　失水量占体重的 5%～10%（50～100mL/kg）。患儿精神萎靡或烦躁不安，皮肤干燥、弹力差；眼窝、前囟明显凹陷；哭时少泪；口唇黏膜干燥；四肢稍凉，尿量明显减少。

3. 重度脱水　失水量占体重的 10% 以上（100～120mL/kg）。患儿呈重病容，精神极度萎靡，表情淡漠，昏睡甚至昏迷；皮肤灰白或有花纹，干燥，失去弹性；眼窝、前囟深度凹陷，闭目露睛；哭时无泪；舌无津，口唇黏膜极干燥；因血容量明显减少可出现休克症状如心音低钝，脉细而快，血压下降，四肢厥冷，尿极少或无尿等。

第二单元　新生儿疾病

第一节　新生儿黄疸

考点1★★★　生理性黄疸与病理性黄疸的鉴别

生理性黄疸大多在出生后 2～3 天出现，4～6 天达高峰，10～14 天消退。早产儿持续时间较长，除有轻微食欲不振外，一般无其他临床症状。若出生后 24 小时内即出现黄疸，3 周后仍不消退，甚或持续加深，或消退后复现，均为病理性黄疸。足月儿血清总胆红素超过 221μmol/L（12.9mg/dL），早产儿超过 256.5μmol/L（15mg/dL）称为高胆红素血症，为病理性黄疸。足月儿间接胆红素超过 307.8μmol/L（18mg/dL）可引起胆红素脑病（核黄疸），损害中枢神经系统，遗留后遗症。

考点2★★　光照疗法

简称光疗，是降低血清未结合胆红素简单而有效的方法。

1. 波长 425 ~ 475nm 的蓝光和波长 510 ~ 530nm 的绿光效果较好。

2. 尽量裸露，用黑布遮盖，保护眼睛和生殖器。

3. 光疗可出现发热、腹泻和皮疹，但多不严重，可继续光疗。

4. 蓝光可分解体内核黄素，加重溶血，故光疗时应补充核黄素。

5. 当血清结合胆红素 > 68μmol/L（4mg/dL）时可使皮肤呈青铜色即青铜症，此时应停止光疗，青铜症可自行消退。

此外，光疗时应适当补充水分及钙剂。

考点 3 ★★★　中医辨证论治

证型	治法	方药
湿热熏蒸	清热利湿退黄	茵陈蒿汤加味
寒湿阻滞	温中化湿退黄	茵陈理中汤加味
瘀积发黄	化瘀消积退黄	血府逐瘀汤加减

第二节　新生儿硬肿症

考点 1 ★　中医病因病机

阳气虚衰，寒凝血涩。

考点 2 ★★ 中医辨证论治

证型	治法	方药
寒凝血滞	温经散寒，活血通络	当归四逆汤加减
阳气虚弱	益气温阳，通经活血	参附汤加减

第三单元　呼吸系统疾病

第一节　急性上呼吸道感染

考点 1 ★★ 中医病因病机及治疗原则

小儿感冒的病机关键为**肺卫失宣**。病变部位主要在肺，亦常累及肝、脾等脏。以疏风解表为基本原则。

考点 2 ★★ 小儿上呼吸道感染的特殊类型

	疱疹性咽峡炎	咽结合膜热
病原体	柯萨奇 A 组病毒	腺病毒 3、7 型
特征	咽部 2～4mm 疱疹、小溃疡	发热、咽炎、结合膜炎
病程	1 周左右	1～2 周

考点3★★★　中医辨证论治

1. 主证

证型	治法	方药
风寒感冒	辛温解表	荆防败毒散加减
风热感冒	辛凉解表	银翘散加减
暑邪感冒	清暑解表	新加香薷饮加减
时邪感冒	清热解毒	银翘散合普济消毒饮加减

2. 兼证

证型	治法	方药
夹痰	辛温解表，宣肺化痰；辛凉解表，清肺化痰	风寒加用三拗汤、二陈汤加减；风热加用桑菊饮加减
夹滞	解表兼以消食导滞	加用保和丸加减
夹惊	解表兼以清热镇惊	加用镇惊丸加减。另服小儿回春丹或小儿金丹片

第二节　小儿肺炎

考点1★★　中医病因病机

　　肺炎喘嗽病位主要在肺，而**肺气郁闭**是本病的主要病理机制。

考点 2 ★★★ 临床分类方法

1. 按病理形态 大叶性、支气管（小叶性）、间质性、毛细支气管。

2. 按病因 细菌性、病毒性、霉菌性、支原体、原虫性、过敏性、吸入性。

3. 按病程 急性（1 个月内）、迁延性（1～3 个月）、慢性（3 个月以上）。

4. 按病情 轻症、重症。

考点 3 ★★ 四种肺炎的临床特点

1. 支气管肺炎 发热、咳嗽、呼吸困难，重者可出现三凹征。有中小水泡音及捻发音。

2. 腺病毒肺炎 呈稽留热或弛张热，咳嗽较剧，频咳或阵咳。可出现喘憋、呼吸困难、紫绀等（肺部体征出现较晚）。

3. 合胞病毒肺炎 以高热、咳嗽、喘憋为主要症状。可出现呼吸增快、三凹征、鼻翼扇动及口唇发绀。

4. 支原体肺炎 初为干咳，后转为顽固性剧咳或似百日咳样阵咳。体征与剧烈咳嗽、发热等临床表现不一致。

考点 4 ★★ 肺炎心衰的诊断标准

①心率突然加快，超过 180 次/分。②呼吸突

然加快，超过 60 次/分。③突然发生极度烦躁不安，明显发绀，皮肤苍白发灰，指（趾）甲微血管再充盈时间延长。④心音低钝，有奔马律，颈静脉怒张。⑤肝脏迅速增大。⑥颜面、眼睑或下肢水肿，尿少或无尿。

若出现前五项，即可诊断为心力衰竭。

考点5★★★　中医辨证论治

1. 常证

证型	治法	方药
风寒闭肺	辛温宣肺，化痰止咳	华盖散加减
风热闭肺	辛凉宣肺，清热化痰	银翘散合麻杏石甘汤加减
痰热闭肺	清热涤痰，开肺定喘	五虎汤合葶苈大枣泻肺汤加减
毒热闭肺	清热解毒，泻肺开闭	黄连解毒汤合麻杏石甘汤
阴虚肺热	养阴清肺，润肺止咳	沙参麦冬汤加减
肺脾气虚	补肺健脾，益气化痰	人参五味子汤加减

2. 变证

证型	治法	方药
心阳虚衰	温补心阳，救逆固脱	参附龙牡救逆汤加减
邪陷厥阴	平肝息风，清心开窍	羚角钩藤汤合牛黄清心丸加减

第三节　反复呼吸道感染

考点1★★　诊断标准

年龄	上呼吸道感染	下呼吸道感染
0~2岁	7	3
3~5岁	6	2
6~14岁	5	2

考点2★★　中医辨证论治

证型	治法	方药
营卫失和，邪毒留恋	扶正固表，调和营卫	黄芪桂枝五物汤加减
肺脾两虚，气血不足	健脾益气，补肺固表	玉屏风散加味
肾虚骨弱，精血失充	补肾壮骨，填阴温阳	补肾地黄丸加味

第四单元　循环系统疾病

病毒性心肌炎

考点1★★　西医发病机理

引起病毒性心肌炎以柯萨奇 B3 病毒最常见。

考点2★　诊断标准

1. 临床诊断依据

（1）心功能不全、心源性休克或心脑综合征。

（2）心脏扩大（X 线、超声心动图检查具有表现之一）。

（3）心电图改变，以 R 波为主的 2 个或 2 个以上的主要导联（Ⅰ、Ⅱ、aVF、V_5）的 ST－T 改变持续 4 天以上伴动态变化，窦房传导阻滞、房室传导阻滞，完全性右或左束支阻滞，成联律、多形、多源、成对或并行性早搏，非房室结及房室折返引起的异位性心动过速，低电压（新生儿除外）及异常 Q 波。

（4）CK－MB 升高或心肌肌钙蛋白（cTnI 或

cTnT）阳性。

2. 病原学诊断依据　自患儿心内膜、心肌、心包（活检、病理）或心包穿刺液检查，发现以下之一者可确诊：①分离到病毒。②用病毒核酸探针查到病毒核酸。③特异性病毒抗体阳性。

考点3★★★　中医辨证论治

证型	治法	方药
风热犯心	清热解毒，宁心复脉	银翘散加减
湿热侵心	清热化湿，宁心复脉	葛根黄芩黄连汤加减
气阴亏虚	益气养阴，宁心复脉	炙甘草汤合生脉散加减
心阳虚弱	温振心阳，宁心复脉	桂枝甘草龙骨牡蛎汤加减
痰瘀阻络	豁痰化瘀，活血通络	瓜蒌薤白半夏汤合失笑散加减

第五单元　消化系统疾病

第一节　鹅口疮

考点1★★★　病原菌及临床特征

1. 病原菌　本病为白色念珠菌感染所致。

2. 临床特征 主要为口腔黏膜上出现白色或灰白色乳凝块样白膜。初起时，呈点状和小片状，微凸起，可逐渐融合成大片，白膜界线清楚，不易拭去。

考点2★★★ 中医辨证论治

证型	治法	方药
心脾积热	清心泻脾	清热泻脾散加减
虚火上浮	滋阴降火	知柏地黄丸加减

第二节 疱疹性口炎

考点★★ 中医辨证论治

证型	治法	方药
风热乘脾	疏风清热，泻火解毒	凉膈散加减
心火上炎	清心泻火，凉血解毒	泻心导赤散加减
虚火上炎	滋阴降火，引火归元	六味地黄丸加肉桂

第三节 小儿腹泻

考点1★★ 临床表现

1. 胃肠道症状，大便次数增多，大便每日数次至数十次，多为黄色水样或蛋花样大便，含有少量黏液，少数患儿也可有少量血便。食欲低下，常有呕吐，严重者可吐咖啡色液体。

2. 重型腹泻除较重的胃肠道症状外，常有较明显的脱水、电解质紊乱和全身中毒症状。①脱水。②代谢性酸中毒。③低钾血症。④低钙和低镁血症。

考点2★★★　鉴别诊断

1. **生理性腹泻**　多见于6个月以内婴儿，外观虚胖，常有湿疹，生后不久即出现腹泻，除大便次数增多外，无其他症状，食欲好，不影响生长发育。近年来发现此类腹泻可为乳糖不耐受的一种特殊类型，添加辅食后，大便即转为正常。

2. **细菌性痢疾**　常有流行病学接触史，便次多，量少，脓血便伴里急后重，大便镜检有较多脓细胞、红细胞和吞噬细胞，大便细菌培养有痢疾杆菌生长可确诊。

3. **坏死性肠炎**　中毒症状较严重，腹痛，腹胀，频繁呕吐，高热，大便糊状呈暗红色，渐出现典型的赤豆汤样血便，常伴休克，腹部X线摄片呈小肠局限性充气扩张，肠间隙增宽，肠壁积气等。

考点3★★★　　中医辨证论治

1. 常证

证型	治法	方药
湿热泻	清肠解热，化湿止泻	葛根黄芩黄连汤加减
风寒泻	疏风散寒，化湿和中	藿香正气散加减
伤食泻	运脾和胃，消食化滞	保和丸加减
脾虚泻	健脾益气，助运止泻	参苓白术散加减
脾肾阳虚泻	温补脾肾，固涩止泻	附子理中汤合四神丸加减

2. 变证

证型	治法	方药
气阴两伤	健脾益气，酸甘敛阴	人参乌梅汤加减
阴竭阳脱	挽阴回阳，救逆固脱	生脉散合参附龙牡救逆汤加减

第六单元　泌尿系统疾病

第一节　急性肾小球肾炎

考点1★★★　　诊断要点

①上呼吸道或皮肤链球菌感染史。②急性起

病，表现为浮肿，高血压，血尿。③尿常规：红细胞、细胞管型、蛋白尿。④总补体下降，ASO增高。

考点2★　西医治疗原则

①防治感染：有链球菌感染灶者应用青霉素10～14天。②利尿。③降压。

考点3★　严重病例的西医处理原则

1. 严重循环充血　严格卧床休息，限制水钠摄入量，使用强利尿剂（如呋塞米或利尿酸静脉注射）。

2. 高血压脑病　选用降压效力强而迅速的药物。首选硝普钠。

3. 急性肾功能不全　是急性肾炎的主要死亡原因。

考点4★★★　中医辨证论治

1. 急性期

（1）常证

证型	治法	方药
风水相搏	疏风宣肺，利水消肿	麻黄连翘赤小豆汤合五苓散加减
湿热内侵	清热利湿，凉血止血	五味消毒饮合小蓟饮子加减

（2）变证

证型	治法	方药
邪陷心肝	平肝泻火，清心利水	龙胆泻肝汤合羚角钩藤汤加减
水凌心肺	泻肺逐水，温阳扶正	己椒苈黄丸合参附汤加减
水毒内闭	通腑泄浊，解毒利尿	温胆汤合附子泻心汤加减

2. 恢复期

证型	治法	方药
阴虚邪恋	滋阴补肾，兼清余热	知柏地黄丸合二至丸加减
气虚邪恋	健脾益气，兼化湿浊	参苓白术散加减

第二节　肾病综合征

考点1★★★　诊断与鉴别诊断

1. 诊断要点　大量蛋白尿（尿蛋白＋＋＋～＋＋＋＋，1周内3次测定24小时尿蛋白定量，＞50mg/kg）；血浆白蛋白低于30g/L；血浆胆固醇高于5.7mmol/L；不同程度的水肿。以上四项中以大量蛋白尿和低白蛋白血症为必要条件。

2. 鉴别诊断　临床可分为两型，符合上述标准诊断为单纯性肾病；在符合单纯性肾病基础上凡具有以下四项之一或多项者属于肾炎性肾病：①2周内分别3次以上离心尿检查红细胞≥10个/

HP，并证实为肾小球源性血尿者。②反复或持续高血压（学龄儿童≥130/90mmHg，学龄前儿童≥120/80mmHg）并除外使用糖皮质激素等原因所致。③肾功能不全，并排除由于血容量不足等所致。④持续低补体血症。

考点2★　肾上腺皮质激素治疗方案

肾上腺皮质激素治疗目前为肾病综合征治疗首选药。

第七单元　神经肌肉系统疾病

第一节　化脓性脑膜炎

考点1★★★　诊断与鉴别诊断

1. 化脓性脑膜炎　脑脊液压力增高、外观混浊；白细胞总数明显增多，多在 $1000 \times 10^6/L$ 以上。脑脊液沉渣涂片找菌是明确化脓性脑膜炎病原的重要方法。脑脊液培养是确定病原菌的可靠方法。

2. 结核性脑膜炎　脑脊液外观呈毛玻璃状，细胞数 $< 500 \times 10^6/L$，以淋巴细胞为主，蛋白质较高，糖和氯化物含量降低；另外脑脊液涂片抗酸染色检菌、结核菌培养可帮助诊断。

3. 病毒性脑膜炎　一般中毒症状较轻。脑脊液外观清亮，细胞数 0～数百个，以淋巴细胞为主，蛋白质轻度升高或正常，糖含量正常，细菌学检查阴性。

考点2★★　常见并发症

①硬膜下积液。②脑室管膜炎。③脑性低钠血症。④脑积水。

第二节　病毒性脑炎

考点★★　中医辨证论治

证型	治法	方药
痰热壅盛	泻火涤痰	清瘟败毒饮加减
痰蒙清窍	涤痰开窍	涤痰汤加减
痰瘀阻络	涤痰通络，活血化瘀	指迷茯苓丸合桃红四物汤加减

第三节　癫痫

证型	治法	方药
惊痫	镇惊安神	镇惊丸加减
风痫	息风定痫	定痫丸加减
痰痫	涤痰开窍	涤痰汤加减
瘀血痫	活血化瘀，通窍息风	通窍活血汤加减
脾虚痰盛	健脾化痰	六君子汤加味
脾肾两虚	补益脾肾	河车八味丸加减

第八单元　小儿常见心理障碍

第一节　多发性抽动症

考点1★★　中医病因病机

　　其基本病理改变为肝风、痰火交结成疾。病位主要在肝，常涉及心、脾、肾三脏。

中西医结合儿科学

考点2★★★　临床表现

1. 多发性抽动　可出现躯体多部位肌群的抽动。抽动呈突然、快速、多变、难以控制、反复发生、无节律等特点。

2. 发声抽动　症状可单独存在，也可与复杂运动性抽动同时发生。引起发声抽动最常见部位是喉部，抽动时呈爆破音、呼噜音、咳嗽或洁喉动作声响。

3. 秽语症　其特点往往发生在最不适宜的地点和场合，以罕见的抑扬顿挫、无理方式，大声地表达淫秽字语。

4. 其他　约有半数的患儿会出现共鸣，最常见的形式是模仿他人的语言、习惯等。但患儿智力正常，体格及神经系统检查未见异常。

考点3★★　主要西药选择

1. 氟哌啶醇　该药为多巴胺受体强有力的阻滞剂。

2. 泰必利　新合成的神经精神安定药，具有阻断中脑边缘系统多巴胺能受体作用。

考点4★★★ 中医辨证论治

证型	治法	方药
肝亢风动	清肝泻火，息风镇惊	千金龙胆汤加减
痰火扰心	泻火涤痰，清心安神	礞石滚痰丸加减
脾虚肝旺	益气健脾，平肝息风	醒脾散加减
阴虚风动	滋阴潜阳，柔肝息风	大定风珠加减

第二节　注意力缺陷多动障碍

考点1★★★ 临床表现

①活动过多。②注意力不集中。③情绪不稳、冲动任性。④学习困难。

考点2★★★ 诊断与鉴别诊断

1. 注意力缺陷多动障碍病的诊断要点以动作过多、易冲动和注意力不集中为主。

2. 多发性抽动症常表现为多组肌群抽动，如频繁眨眼、甩头及耸肩等运动性抽动和发声性抽动，属神经精神障碍性疾病。注意力缺陷多动障碍临床主要表现为多动、情绪不稳，易冲动和注意力不集中，没有抽动症状。但有部分多发性抽动症患儿可同时伴有注意力缺陷多动障碍。

考点 3 ★★　　中医辨证论治

证型	治法	方药
肾虚肝亢	滋水涵木，平肝潜阳	杞菊地黄丸加减
心脾两虚	健脾养心，益气安神	归脾汤合甘麦大枣汤加减
痰火内扰	清热化痰，宁心安神	黄连温胆汤加减

第九单元　造血系统疾病

第一节　营养性缺铁性贫血

考点 1 ★★　　诊断

1. 病史　有明确的缺铁病史：如喂养不当，铁摄入量不足，吸收障碍，需要增多或慢性失血等。

2. 临床表现　发病缓慢，皮肤黏膜逐渐苍白或苍黄，以口唇、口腔黏膜及甲床最为明显，神疲乏力，食欲减退，或异食癖。年长儿有头晕等症状。部分患儿可有肝脾肿大。

3. 实验室及特殊检查

（1）贫血为小细胞低色素性，平均血红蛋白浓度（MCHC）<0.31，红细胞平均体积（MCV）<80fl，平均血红蛋白（MCH）<26pg。

（2）3个月~6岁血红蛋白<110g/L，6岁以上血红蛋白<120g/L。

（3）血清铁、总铁结合力、运铁蛋白饱和度、红细胞原卟啉、血清铁蛋白等异常。

考点2★★★　补铁方法

首选口服铁剂。常用制剂有2.5%硫酸亚铁合剂、富马酸亚铁和葡萄糖酸亚铁等。最好于两餐之间服药，既减少对胃黏膜的刺激，又利于吸收；同时口服维生素C能促进铁的吸收。牛奶、茶、咖啡及抗酸药等与铁剂同服均可影响铁的吸收。

铁剂治疗有效者于2~3天后网织红细胞即见升高；治疗约2周后，血红蛋白相应增加，临床症状亦随之好转。血红蛋白达正常水平后应继续服用铁剂6~8周左右再停药，以补足铁的贮存量。

考点3★★★ 中医辨证论治

证型	治法	方药
脾胃虚弱	健运脾胃，益气养血	参苓白术散加减或异功散加味
心脾两虚	补脾养心，益气生血	归脾汤加减
肝肾阴虚	滋养肝肾，益精生血	左归丸加减
脾肾阳虚	温补脾肾，益精养血	右归丸加减

第二节 特发性血小板减少性紫癜

考点1★★ 临床表现

1. 急性型 多见于1～6岁小儿，男女发病数无差异。病前1～3周或同时有急性病毒感染史。起病急骤，以自发性皮肤和/或黏膜出血为突出表现，瘀点、瘀斑呈针尖至米粒大，遍布全身，而以四肢多见。常见鼻衄、牙龈出血，呕血、便血少见，偶见肉眼血尿。

2. 慢性型 病程超过6个月者为慢性型，多见于学龄前及学龄期儿童，约10%的病人由急性型转化而来。

考点2★★★ 诊断与鉴别诊断

1. 诊断要点 本病根据病史、临床表现和实验室检查，即可作出诊断。临床以出血为主要症状，血小板计数 $< 100 \times 10^9$/L，急性型大多 $< 20 \times 10^9$/L。骨髓巨核细胞计数增多或正常，胞体大小不一，以小型为多，幼稚型和/或成熟未释放型巨核细胞比例增加。血清中检出抗血小板抗体。

2. 鉴别诊断

（1）过敏性紫癜紫癜　多见于下肢、臀部皮肤，为出血性斑丘疹，呈对称分布，伸侧面多于屈侧面，血小板不减少。常伴有荨麻疹及不同程度的关节痛和腹痛。

（2）再生障碍性贫血　以贫血为主要表现，除出血及血小板减少外，呈全血细胞减低现象，红细胞、白细胞总数及中性粒细胞减少，网织红细胞不高。骨髓系统生血功能减低，三系造血细胞均减少，巨核细胞减少或极难查见。

考点 3 ★★★　中医辨证论治

证型	治法	方药
血热伤络	清热解毒，凉血止血	犀角地黄汤加减
气不摄血	益气健脾，摄血养血	归脾汤加减
阴虚火旺	滋阴清热，凉血宁络	大补阴丸合茜根散加减
气滞血瘀	活血化瘀，理气止血	桃仁汤加减

第十单元 内分泌疾病

性早熟

考点1★★ 性早熟的定义

性早熟是指女孩 8 岁以前、男孩 9 岁以前，出现青春期特征即第二性征的一种内分泌疾病。性征与真实性别一致者为同性性早熟，不一致者为异性性早熟。性早熟因引发原因不同而分为中枢性（真性性早熟）和外周性（假性性早熟）性早熟两种。

考点2★★★ 诊断与鉴别诊断

1. **真性性早熟** 第二性征发育的顺序与正常发育是一致的，并且由于过早发育引起患儿近期蹿长，骨骼生长加速，骨龄提前，骨骺可提前融合，故可造成终生身高落后。

2. **假性性早熟** 可由于外源性激素的刺激作用导致第二性征提前出现，如误服避孕药及含性激素的食品或保健品出现性早熟表现，但停止摄入后，上述征象会逐渐自行消失。

3. **诊断真性性早熟和假性性早熟**　可以通过 GnRH 兴奋试验鉴别。GnRH 兴奋试验亦称黄体生成素释放激素（LHRH）兴奋试验。其原理是通过 GnRH 刺激垂体分泌黄体生成素（LH）和卵泡刺激素（FSH），从而评价垂体促性腺激素细胞储备功能，对鉴别真性和假性性早熟非常有价值。真性性早熟者静脉注射 LHRH 后 15～30 分钟，FSH 及 LH 水平成倍增高。假性性早熟不增高。

考点3★★　中医辨证论治

证型	治法	方药
阴虚火旺	滋补肾阴，清泻相火	知柏地黄丸加减
肝经郁热	疏肝解郁，清利湿热	丹栀逍遥散加减

第十一单元　变态反应、结缔组织病

第一节　支气管哮喘

考点1★　哮喘需与肺炎喘嗽相鉴别

哮喘以咳嗽、哮鸣、气喘、呼气延长为主症，大都不发热，常反复发作，多有过敏史，两肺听诊以哮鸣音为主。

肺炎喘嗽以发热、咳嗽、痰壅、气喘为主症，多数发热，两肺听诊以湿啰音为主。

考点2★★★　咳嗽变异型哮喘的诊断

1. 持续咳嗽＞1个月，常在夜间和/或清晨发作，运动、遇冷空气或嗅到特殊气味后加重，痰少，临床上无感染征象，或经较长时间抗生素治疗无效。

2. 支气管舒张剂诊断性治疗可使咳嗽发作缓解（基本诊断条件）。

3. 有个人或家族过敏史、家族哮喘史，过敏原（变应原）检测阳性可作辅助诊断。

4. 排除其他原因引起的慢性咳嗽。

考点3★★★　中医辨证论治

1. 发作期

证型	治法	方药
寒性哮喘	温肺散寒，化痰定喘	小青龙汤合三子养亲汤
热性哮喘	清热化痰，止咳定喘	麻杏石甘汤或定喘汤加减
虚实夹杂	降气化痰，补肾纳气	射干麻黄汤合都气丸加减

2. 缓解期

证型	治法	方药
肺气虚弱	补肺固表	玉屏风散加减
脾气虚弱	健脾化痰	六君子汤加减
肾虚不纳	补肾固本	金匮肾气丸加减

第二节 风湿热

考点1★ 病因

风湿热是与 A 组 β 型溶血性链球菌感染有关的全身结缔组织的免疫炎性病变。0.3% ~3%因该菌引起的咽峡炎患儿，于发病 1~4 周后发生风湿热。

考点2★ 临床表现

1. 本病主要表现为心肌炎、关节炎、舞蹈症、皮下小节和环形红斑，发热和关节炎是最常见的主诉。

2. 发病前 1~3 周可有咽炎、扁桃体炎、感冒等短期发热或猩红热病史。通常急性起病，而心肌炎和舞蹈病初发时多呈缓慢过程。病初多有发热，热型不规则，有面色苍白、多汗、疲倦、腹痛等症状。

考点 3 ★ ★ ★   Jones 诊断标准

结合病史、症状和实验室检查结果进行综合分析。在确定链球菌感染证据的前提下，有两项主要表现或一项主要表现加两项次要表现，提示风湿热高度可能。

主要表现	次要表现	链球菌感染证据
心肌炎	发热	咽拭培养阳性
游走性多发性关节炎	关节痛	快速链球菌抗原试验阳性
舞蹈病	风湿热既往史	ASO 高
环形红斑	血沉增快，CRP 阳性	近期猩红热病史
皮下结节	P－R 间期延长	

考点 4 ★   治疗原则

①急性期应卧床休息。②控制链球菌感染：*大剂量青霉素静脉滴注，持续 2 ~ 3 周*。③抗风湿治疗。④对症治疗。

考点 5 ★ ★   中医辨证论治

证型	治法	方药
湿热阻络	清热利湿，祛风通络	宣痹汤加减
寒湿阻络	散寒除湿，养血祛风	蠲痹汤合独活寄生汤加减
风湿淫心	祛风除湿，通络宁心	大秦艽汤加减

证型	治法	方药
心脾阳虚	温阳利水	真武汤合金匮肾气丸加减
气虚血瘀	养血活血，益气通脉	补阳还五汤加减

第三节 过敏性紫癜

考点1★★★ 诊断与鉴别诊断

1. 诊断要点 诊断主要依靠典型的皮肤紫癜（小型荨麻疹或紫红色斑丘疹，高出皮肤，对称分布，压之不退色），或同时伴腹痛、便血、关节肿痛、肾损害等表现来进行诊断。

2. 鉴别诊断 特发性血小板减少性紫癜多为散在针尖大小出血点，多不对称分布，血小板计数减少，出血时间延长，骨髓中成熟巨核细胞减少。

考点2★★★ 中医辨证论治

证型	治法	方药
风热伤络	祛风清热，凉血安络	银翘散加减
血热妄行	清热解毒，凉血化斑	犀角地黄汤加减
湿热痹阻	清热利湿，通络止痛	四妙散加味

续表

证型	治法	方药
胃肠积热	泻火解毒，清胃化斑	葛根黄芩黄连汤合小承气汤加味
肝肾阴虚	滋阴补肾，活血化瘀	茜根散加减
气虚血瘀	益气活血，化瘀消斑	黄芪桂枝五物汤加减

第四节 皮肤黏膜淋巴结综合征

考点1★★ 诊断要点

①发热持续 8～11 天或更久。②球结膜弥漫性充血。③口唇皲裂，杨梅舌。④初期手足硬肿和掌跖发红，恢复期膜状脱皮或肛周脱屑。⑤躯干部多形充血性红斑。⑥颈淋巴结非化脓性肿大。6 条中包括发热在内 5 条即可确诊。

考点2★ 西医治疗方法

①阿司匹林为本病首选药。②丙种球蛋白（IVIG）。③肾上腺皮质激素。④潘生丁（双嘧达莫）。

第十二单元　营养性疾病

第一节　小儿肥胖症

考点1★　中医病因病机

本病的基本病机是脾胃运化失常，痰湿、脂膏内停。痰湿、脂膏为其主要病理产物。

考点2★　诊断要点

体重大于参照人群（同年龄、同性别、同身高人群）体重的 20%。

考点3★★　中医辨证论治

证型	治法	方药
脾虚痰阻	运脾除湿	胃苓汤加减
胃热湿阻	清胃泻热，兼以化湿	泻黄散加减
脾肾两虚	补益脾肾，温阳化湿	苓桂术甘汤合真武汤加减

第二节 蛋白质－能量营养不良

考点1★★ 临床表现及分型

临床上分为消瘦型营养不良、水肿型营养不良、消瘦－水肿型营养不良三型：

1. 消瘦型营养不良 多见于1岁以内的婴儿。其最早出现的症状是体重不增。皮下脂肪减少的顺序是：首先是腹部，其次为躯干、臀部、四肢，最后为面颊部，其中腹部皮下脂肪厚度可作为判断营养不良程度的重要指标之一。

2. 水肿型营养不良 又称恶性营养不良病，常同时伴有能量摄入不足。多见于单纯碳水化合物喂养的1~3岁幼儿。外表似"泥膏样"。

3. 消瘦－水肿型营养不良 临床表现介于上述两者之间。

考点2★★ 中医辨证论治

1. 本证

证型	治法	方药
疳气	和脾健运	资生健脾丸加减
疳积	消积理脾	肥儿丸加减
干疳	补益气血	八珍汤加减

2. 兼证

证型	治法	方药
眼疳	养血柔肝，滋阴明目	石斛夜光丸加减
口疳	清心泻火，滋阴生津	泻心导赤散加减
疳肿胀	健脾温阳，利水消肿	防己黄芪汤合五苓散加减

第三节　维生素D缺乏性佝偻病

考点1★　发病机制

维生素D缺乏性佝偻病可以看成是机体为维持血钙水平而对骨骼造成的损害。

考点2★★★　诊断要点

1. 多见于婴幼儿，好发于冬春季节。

2. **本病分期**。①初期：有烦躁夜啼，纳呆，多汗，发稀，枕秃，囟门迟闭，牙齿迟出等。血生化轻度改变或正常。②激期：除初期表现外，以骨骼轻中度改变为主。X线见临时钙化带模糊，干骺端增宽，边缘呈毛刷状。血清钙、磷均降低，碱性磷酸酶增高。③恢复期：经治疗后症状改善，体征减轻，X线片临时钙化带重现，血生化恢复正常，但可遗留骨骼畸形。④后遗症期：重症患儿残留不同程度的骨骼畸形，多见于 >2 岁的儿童。无其他症状，理化检查正常。

3. 理化检查 初期化验血钙正常或稍低，血磷明显降低，钙磷乘积小于30，血清碱性磷酸酶增高。激期血钙降低，碱性磷酸酶明显增高。腕部X线摄片，可见干骺端有毛刷状或杯口状改变，也可见骨质疏松，皮质变薄。

考点3★★★　中医辨证论治

证型	治法	方药
肺脾气虚	健脾益肺，调和营卫	四君子汤合黄芪桂枝五物汤加减
脾虚肝旺	健脾助运，平肝息风	益脾镇惊散加减
肾虚骨弱	健脾补肾，填精补髓	补肾地黄丸加减

第四节　维生素D缺乏性手足搐搦症

考点★★　临床表现

1. 症状 ①惊厥：为最常见的发作形式。②手足抽搐。③喉痉挛。

2. 体征 ①佛斯特征（Chvostek 征）。②腓反射。③陶瑟征（Trousseau 征）。

第十三单元　感染性疾病

第一节　麻疹

考点1★★★　流行病学特点

麻疹是小儿时期常见的一种急性呼吸道传染病，临床以发热、流涕、流泪、咳嗽、口腔麻疹黏膜斑及全身斑丘疹为特征。本病一年四季均可发病，以冬春季为多见，传染性较强，多见于6个月以上5岁以下小儿，传播方式主要为空气飞沫传染。

考点2★★　临床表现

1. **潜伏期**　精神不振，繁杂不安或体温轻度升高。

2. **前驱期**　发热、咳嗽、流涕、眼结膜充血、畏光。发热后2~3天，于口腔两颊黏膜近臼齿处出现直径约0.5~1mm的灰白色斑点，周围有红晕，称为"麻疹黏膜斑"，是早期诊断麻疹的重要依据。

3. **出疹期**　皮疹先见于耳后、发际、渐次延及头面、颈部。

4. 恢复期 皮疹消退后皮肤可见糠麸样状脱屑,并留有浅褐色色素沉着,7~10天痊愈。

考点3★★★　　并发症

①喉炎:声音嘶哑、犬吠样咳嗽及吸气性呼吸困难。②肺炎:为麻疹最常见的并发症。③心肌炎。④脑炎。

考点4★★★　　中医辨证论治

1. 顺证

证型	治法	方药
邪犯肺卫(初热期)	辛凉透表,清宣肺卫	宣毒发表汤加减
邪入肺胃(见形期)	清热解毒,佐以透发	清解透表汤加减
阴津耗伤(收没期)	养阴生津,清解余邪	沙参麦冬汤加减

2. 逆证

证型	治法	方药
邪毒闭肺	宣肺开闭,清热解毒	麻杏石甘汤加减
麻毒攻喉	清热解毒,利咽消肿	清咽下痰汤加减
邪陷心肝	清热解毒,息风开窍	羚角钩藤汤加减

第二节　风疹

考点1★★　诊断要点

1. 诊断　根据流行病学史，全身症状轻，出疹迅速，消退亦快，临床以耳后、枕后和颈部淋巴结肿大，有触痛为特点。对临床表现不典型者，可做病毒分离或血清学检测以确定诊断。

2. 先天性风疹综合征诊断标准　①典型先天性缺陷，如白内障、青光眼、心脏病、听力丧失、色素性视网膜炎等。②实验室分离到病毒或检出风疹 IgM 抗体或血凝抑制抗体滴度持续增高等。

考点2★★★　中医辨证论治

证型	治法	方药
邪郁肺卫	疏风清热，解表透疹	银翘散加减
邪入气营	清热解毒，凉血透疹	透疹凉解汤加减

考点3★　孕妇预防风疹的重要性

孕妇在妊娠 3 个月内应避免与风疹病人接触，若有接触史者可于接触 5 天内注射丙种球蛋白，可减轻症状或防止发病。对已确诊为风疹的早期孕妇，应考虑终止妊娠，避免发生先天性风疹综合征。

第三节 幼儿急疹

考点 1 ★★★ 诊断要点

1. 多发生于 2 岁以下的婴幼儿。

2. 起病急骤，常突然高热，持续 3 ~ 4 天后热退，但全身症状轻微。

3. 身热始退，或热退稍后即出现玫瑰红色皮疹。

4. 皮疹以躯干、腰部、臀部为主，面部及肘、膝关节等处较少。皮疹出现 1 ~ 2 天后即消退，疹退后无脱屑及色素沉着斑。

5. 可见枕部、颈部及耳后淋巴结轻度肿大。

考点 2 ★★ 中医辨证论治

证型	治法	方药
邪郁肺卫	辛凉解表，清宣肺卫	银翘散加减
邪蕴肌腠	疏风透疹，清热解毒	化斑解毒汤加减

第四节 水痘

考点 1 ★★★ 诊断要点

1. 起病 2 ~ 3 周前有水痘接触史。

2. 起病较急，在同一时期出现以躯干部为主，红斑、丘疹、疱疹、结痂并见的皮疹（四世同堂）。疱疹呈椭圆形，大小不一，内含水液，周围红晕，常伴有瘙痒，结痂后不留疤痕。

3. 实验室检查，用聚合酶链反应（PCR）检测患儿呼吸道上皮细胞和外周血白细胞中的特异性病毒DNA，是敏感、快速的早期诊断方法。

考点2★★★　　中医辨证论治

证型	治法	方药
邪郁肺卫	疏风清热，解毒利湿	银翘散加减
毒炽气营	清气凉营，化湿解毒	清营汤加减

第五节　猩红热

考点1★★　　临床表现

1. **前驱期**　病初舌苔白，舌尖和边缘红肿，突出的舌乳头也呈白色，称为"白草莓舌"。

2. **出疹期**　面颊部潮红无皮疹，而口鼻周围皮肤苍白，形成口周苍白圈。皮肤皱折处，如腋窝、肘、腹股沟等处，皮疹密集，色深红，其间有针尖大小出血点，形成深红色横纹线，称"帕氏线"。起病4～5天时，白苔脱落，舌面光滑鲜红，舌乳头红肿突起，称"红草莓舌"。颈前淋巴结肿大压痛。

3. 恢复期 皮疹按出疹顺序消退，体温正常，情况好转。皮疹多在1周内消退，1周末至第2周开始脱皮，先从脸部糠屑样脱皮，渐及躯干，最后四肢，可见大片状脱皮，轻症者脱皮较轻。脱皮后无色素沉着。

考点2★★★　鉴别诊断

病名	麻疹	幼儿急疹	风疹	猩红热
病原	麻疹病毒	人疱疹病毒6型	风疹病毒	乙型溶血型链球菌
初期症状	发热，咳嗽，流涕，泪水汪汪	突然高热，一般情况好	发热，咳嗽，流涕，枕部淋巴结肿大	发热，咽喉红肿化脓疼痛
出疹与发热的关系	发热3~4天出疹，出疹时发热更高	发热3~4天出疹，热退疹出	发热1/2~1天出疹	发热数小时~1天出疹，出疹时热高
特殊体征	麻疹黏膜斑	无	无	环口苍白圈，草莓舌，帕氏线
周围血象	白细胞总数下降，淋巴细胞升高	白细胞总数下降，淋巴细胞升高	白细胞总数下降，淋巴细胞升高	白细胞总数升高，中性粒细胞升高

考点3★★★　中医辨证论治

证型	治法	方药
邪侵肺卫	辛凉宣透，清热利咽	解肌透痧汤加减
毒在气营	清气凉营，泻火解毒	凉营清气汤加减
疹后伤阴	养阴生津，清热润喉	沙参麦冬汤加味

第六节　流行性腮腺炎

考点1★★★　临床表现

潜伏期为2~3周。部分病例有发热、头痛、乏力、食欲不振等前驱症状。腮腺肿大通常先于一侧，2~4天又累及对侧。双侧腮腺肿大者约占75%。腮腺肿胀是以耳垂为中心，向前、后、下发展，边缘不清、触之有弹性感及触痛，表面皮肤不红、张口、咀嚼困难。腮肿约3~5天达高峰，1周左右逐渐消退。腮腺管口可有红肿。

考点2★★　中医辨证论治

1. 常证

证型	治法	方药
温毒在表	疏风清热，散结消肿	柴胡葛根汤加减
热毒蕴结	清热解毒，软坚散结	普济消毒饮加减

2. 变证

证型	治法	方药
邪陷心肝	清热解毒，息风开窍	清瘟败毒饮加减
毒窜睾腹	清肝泻火，活血止痛	龙胆泻肝汤加减

第七节 中毒型细菌性痢疾

考点1★ 中医病因病机

中毒型细菌性痢疾是由于染有疫毒的不洁之物，从口入腹，蕴伏肠胃所致。本病的病变主要在肠腑，为邪毒滞于肠腑，凝滞津液、蒸腐气血所致。

考点2★★ 临床表现

潜伏期较短，为数小时至1~2天。起病急骤，全身中毒症状严重，高热可>40℃或更高，未腹泻前即出现严重的感染中毒表现，少数患儿体温不升，反复惊厥，迅速发生呼吸衰竭、休克或昏迷；也有在发热，脓血便2~3天后开始发展为中毒型。

临床上按其主要表现分为四型：

1. 休克型（皮肤内脏微循环障碍型） 以周围循环衰竭为主要表现。

2. 脑型（脑循环障碍型） 以神志改变、反复惊厥为主要表现。

3. 肺型（肺微循环障碍） 又称呼吸窘迫综合征，以肺微循环障碍为主。

4. 混合型 以上三型症状先后出现或同时存在。

考点3★★★　诊断要点

3~5岁的健康儿童，夏秋季节突然高热，伴反复惊厥、脑病和休克表现者，均应考虑本病。可用肛拭子或灌肠取便，若镜检发现大量脓细胞或红细胞可确定诊断。

考点4★★　中医辨证论治

证型	治法	方药
毒邪内闭	清肠解毒，泄热开窍	黄连解毒汤加味
内闭外脱	回阳救逆，益气固脱	参附龙牡救逆汤加味

第八节　传染性单核细胞增多症

考点★★　诊断要点

1. 当地有本病流行，并有与本病患者接触史。

2. 临床特点。发热，咽峡炎，颈部淋巴结

（可伴其他各处淋巴结）肿大，但压痛轻微，部分病例可出现肝、脾肿大，少数病例可出现黄疸、皮疹、肺炎、脑膜炎等。

3. **实验室检查**。①血象：白细胞总数在病初正常或偏低，继而轻度增多。淋巴细胞自第 3 ~ 4 病日开始增多，10 天后可达 50% 以上，其中异常淋巴细胞占 10%（或绝对值 1000）以上。②抗 EB 病毒 IgM 抗体出现，并在病程中效价增高者，可确诊。

第九节　手足口病

考点 1 ★★　　病因与发病机理

手足口病是由感受手足口病时邪（柯萨奇病毒 A 组型）引起的发疹性传染病，临床以手足肌肤、口咽部发生疱疹为特征。少数患儿可出现中枢神经系统、呼吸系统损害，个别重症患儿病情进展快，易发生死亡。

考点 2 ★★★　　诊断要点

1. 病前 1 ~ 2 周有与手足口病患者接触史。

2. 起病较急，常见手掌、足跖、口腔、臀部疱疹及发热等症，部分病例可无发热。

3. 血清学检查。急性期与恢复期血清 CoxA16、

EV71 等肠道病毒中和抗体有 4 倍以上的升高。

考点 3 ★★★　中医辨证论治

证型	治法	方药
邪犯肺脾	宣肺解表，清热化湿	甘露消毒丹加减
湿热蒸盛	清热凉营，解毒祛湿	清瘟败毒饮加减

第十四单元　寄生虫病

蛔虫病

考点 1 ★　感染途径

蛔虫病患者是本病的主要传染源，经口吞入感染性蛔虫卵是主要传播途径。

考点 2 ★★　中医辨证论治

证型	治法	方药
蛔虫证	驱蛔杀虫，调理脾胃	使君子散加减
蛔厥证	安蛔定痛，继以驱虫	乌梅丸加减

第十五单元　小儿危重症的处理

第一节　心搏呼吸骤停与心肺复苏术

考点1★★　心搏呼吸骤停临床表现及诊断

1. 突然昏迷　可在心搏停跳 8～12 秒后出现，可有一过性抽搐。

2. 大动脉搏动消失　颈动脉、股动脉、肱动脉搏动消失，血压测不出。

3. 心音消失或心跳过缓

4. 瞳孔扩大

5. 呼吸停止或严重呼吸困难

6. 心电图表现　①心搏徐缓。②室性心动过速。③心室纤颤。④心室停搏。

7. 眼底变化

前两项即可诊断心搏呼吸骤停，不必反复触摸脉搏或听心音，以免贻误抢救时机。

考点2★★　心肺复苏的步骤

1. 胸部按压（C）　按压频率至少为 100 次/分，按压幅度至少为胸廓前后径的 1/3，婴儿约为 4cm，儿童约为 5cm。心脏按压频率与人工通气频率之比为 30∶2（单人施救），15∶2（两位医护人员施救）。

2. 通畅气道（A）

3. 建立呼吸（B） 口对口人工呼吸最简便，吹气与排出时间为 1∶2，吹气频率要求儿童为 18～20 次/分，婴儿为 30～40 次/分。

4. 药物治疗（D） 首选肾上腺素，用于治疗心搏呼吸骤停。

第二节 感染性休克

考点 1★★ 临床表现及诊断

1. 休克早期（代偿期） 以脏器低灌注为主要表现。神志清楚，烦躁不安或萎靡不振，面色苍白，肢端发凉，呼吸加快，心率增快，血压正常或稍低，脉压差变小，实验室检查可出现高乳酸血症和低氧血症。

2. 休克中期（失代偿期） 表现为低血压和酸中毒。意识模糊，嗜睡，面色青灰，四肢厥冷，肛指温差 >6℃，唇绀，毛细血管再充盈时间 >3 秒。血压下降，呼吸表浅且快，心率快，心音低钝，尿少甚则无尿。此期可出现各脏器功能不全。

3. 休克晚期（不可逆期） 表现为血压明显

下降，心音极度低钝，常合并多脏器功能衰竭，常规抗休克治疗难以纠正。

考点2★　中医辨证论治

证型	治法	方药
热毒内闭	清热解毒，通腑开窍	清瘟败毒饮合小承气汤加减，并配用安宫牛黄丸、紫雪丹、至宝丹
气阴亏竭	益气养阴，救逆固脱	生脉散加减
阴竭阳脱	益气回阳，救逆固脱	参附汤或参附龙牡救逆汤加减

第十六单元　中医相关病证

第一节　咳嗽

考点★★★　中医辨证论治

1. 外感咳嗽

证型	治法	方药
风寒咳嗽	疏风散寒，宣肺止咳	金沸草散加减
风热咳嗽	疏风解热，宣肺止咳	桑菊饮加减

2. 内伤咳嗽

证型	治法	方药
痰热咳嗽	清肺化痰止咳	清金化痰汤加减
痰湿咳嗽	燥湿化痰止咳	三拗汤合二陈汤加减
气虚咳嗽	健脾补肺，益气化痰	六君子汤加味
阴虚咳嗽	养阴润肺，兼清余热	沙参麦冬汤加减

第二节　腹痛

考点★★　中医辨证论治

证型	治法	方药
腹部中寒	温中散寒，理气止痛	养脏散加减
乳食积滞	消食导滞，行气止痛	香砂平胃散加减
胃肠结热	通腑泄热，行气止痛	大承气汤加减
脾胃虚寒	温中理脾，缓急止痛	小建中汤合理中丸加减
气滞血瘀	活血化瘀，行气止痛	少腹逐瘀汤加减

第三节　积滞

考点1★★　病因病机

其病位在脾胃，基本病理机制为乳食停聚中

脘，积而不化，气滞不行。

考点 2 ★★★　　诊断与鉴别诊断

1. 诊断要点　①有伤乳、伤食史。②以不思乳食，食而不化，脘腹胀满，嗳气酸腐，大便溏泄或便秘，气味酸臭为特征。③可伴有烦躁不安，夜间哭闹或呕吐等症。④大便化验检查，可见不消化食物残渣、脂肪滴。

2. 与厌食鉴别　厌食表现为长期食欲不振，厌恶进食，一般无脘腹胀满、大便酸臭等症。

考点 3 ★★★　　中医辨证论治

证型	治法	方药
乳食内积	消乳化食，和中导滞	乳积者，选消乳丸加减；食积者，选保和丸加减
脾虚夹积	健脾助运，消食化滞	健脾丸加减

第四节　厌食

考点 1 ★★　　中医病因病机

本病多由喂养不当、他病伤脾、先天不足、情志失调引起，其病变脏腑主要在脾胃。若脾胃失健，纳化不和，则造成厌食。

考点2★★★　中医辨证论治

证型	治法	方药
脾失健运	调和脾胃，运脾开胃	不换金正气散加减
脾胃气虚	健脾益气，佐以助运	异功散加味
脾胃阴虚	滋脾养胃，佐以助运	养胃增液汤加减

第五节　急惊风

考点1★★★　四证八候

①四证：痰、热、惊、风。②八候：搐、搦、颤、掣、反、引、窜、视。

考点2★★　中医辨证论治

证型	治法	方药
感受风邪	疏风清热，息风定惊	银翘散加减
温热疫毒 （邪陷心肝）	平肝息风，清心开窍	羚角钩藤汤合紫雪丹加减
温热疫毒 （气营两燔）	清气凉营，息风开窍	清瘟败毒饮加减
湿热疫毒	清热化湿，解毒息风	黄连解毒汤加减
暴受惊恐	镇惊安神，平肝息风	琥珀抱龙丸加减

第六节 遗尿

考点1★ 中医病因病机

遗尿主要是膀胱不能约束所致。

考点2★★★ 中医辨证论治

证型	治法	方药
下元虚寒	温补肾阳，固涩止遗	菟丝子散加减
肺脾气虚	补肺健脾，固涩止遗	补中益气汤合缩泉丸加减
心肾失交	清心滋肾，安神固脬	交泰丸合导赤散加减
肝经湿热	清热利湿，缓急止遗	龙胆泻肝汤加减

第七节 汗证

考点★★★ 中医辨证论治

证型	治法	方药
肺卫不固	益气固表	玉屏风散合牡蛎散加减
营卫失调	调和营卫	黄芪桂枝五物汤加减
气阴亏虚	益气养阴	生脉散加味
湿热迫蒸	清热泻脾	泻黄散加减

针 灸 学

针灸学复习攻略

第一单元　特定穴

考点1★★★　五输穴

1. 五输穴　十二经脉分布在肘、膝关节以下的井、荥、输、经、合穴，简称五输穴。

《灵枢·九针十二原》："所出为井，所溜为荥，所注为输，所行为经，所入为合。"

2. 临床应用　井穴多用于急救，点刺十二井穴可抢救昏迷；荥穴主要用于热证，如胃火牙痛选胃经的荥穴内庭可以清泄胃火。

《难经》："井主心下满，荥主身热，输主体重节痛，经主喘咳寒热，合主逆气而泄。"

3. 五输穴歌诀

肺经少商鱼际先，太渊经渠尺泽牵。
大肠商阳和二间，三间阳溪曲池见。
胃经厉兑内庭闲，陷谷解溪三里连。
脾经隐白大都坚，太白商丘阴陵建。
心经少冲少府前，神门灵道少海联。
小肠少泽前谷尖，后溪阳谷小海迁。
膀胱至阴通谷便，束骨昆仑委中点。
肾经涌泉然谷浅，太溪复溜阴谷陷。

心包中冲劳宫殿，大陵间使曲泽恋。

三焦关冲液门面，中渚支沟天井现。

胆经窍阴侠溪边，临泣阳辅阳陵辨。

肝经大敦与行间，太冲中封曲泉遣。

注：十二经按流注次序编写，穴位按井、荥、输、经、合顺序编写。

4. 五输穴五行配属表

（1）阴经经脉五输穴

经脉	五输穴				
	井（木）	荥（火）	输（土）	经（金）	合（水）
肺经（金）	少商	鱼际	太渊	经渠	尺泽
心包经（相火）	中冲	劳宫	大陵	间使	曲泽
心经（火）	少冲	少府	神门	灵道	少海
脾经（土）	隐白	大都	太白	商丘	阴陵泉
肝经（木）	大敦	行间	太冲	中封	曲泉
肾经（水）	涌泉	然谷	太溪	复溜	阴谷

（2）阳经经脉五输穴

经脉	五输穴				
	井（金）	荥（水）	输（木）	经（火）	合（土）
大肠经（金）	商阳	二间	三间	阳溪	曲池
三焦经（相火）	关冲	液门	中渚	支沟	天井
小肠经（火）	少泽	前谷	后溪	阳谷	小海
胃经（土）	厉兑	内庭	陷谷	解溪	足三里
胆经（木）	足窍阴	侠溪	足临泣	阳辅	阳陵泉
膀胱经（水）	至阴	足通谷	束骨	昆仑	委中

考点2★★　原穴、络穴

1. 原穴　十二经脉在腕踝关节附近各有一重要经穴，是脏腑原气输注、经过和留止的部位。

2. 络穴　络脉从本经分出的穴位。

3. 原穴歌诀

肺渊包陵心神门，大肠合谷焦阳池。

小肠之原腕骨穴，足之三阴三原太。

胃原冲阳胆丘墟，膀胱之原京骨取。

4. 十五络穴歌诀

络穴共有十五种，肺缺膀飞心里通。

任鸠督长脾大包，包内焦外脾孙公。

大偏小正胃丰隆，肝蠡胆光肾大钟。

5. 十二经原穴与络穴表

经脉	原穴	络穴	经脉	原穴	络穴
手太阴肺经	太渊	列缺	手阳明大肠经	合谷	偏历
手厥阴心包经	大陵	内关	手少阳三焦经	阳池	外关
手少阴心经	神门	通里	手太阳小肠经	腕骨	支正
足太阴脾经	太白	公孙	足阳明胃经	冲阳	丰隆
足厥阴肝经	太冲	蠡沟	足少阳胆经	丘墟	光明
足少阴肾经	太溪	大钟	足太阳膀胱经	京骨	飞扬

考点3★　郄穴

1. 郄穴　十二经脉和奇经八脉中的阴跷脉、阳跷脉、阴维脉、阳维脉之经气深聚的部位称为郄穴。

2. 分布特点和组成　郄穴大多分布在四肢肘膝关节以下。十二经脉各有一个郄穴，阴阳跷脉及阴阳维脉也各有一个郄穴，合称为十六郄穴。

3. 临床应用　郄穴多用于治疗本经循行部位及所属脏腑的急性病证。一般来说，阴经郄穴多治疗血证，阳经郄穴多治疗急性痛证。

4. 十六郄穴歌诀

郄义即孔隙，本属气血集。

肺向孔最取，大肠温溜别。

胃经是梁丘，脾属地机穴。

心则取阴郄，小肠养老列。

膀胱金门守，肾向水泉施。

心包郄门刺，三焦会宗持。

胆郄在外丘，肝经中都是。

阳跷跗阳走，阴跷交信期。

阳维阳交穴，阴维筑宾知。

5. 十六郄穴表

经脉	郄穴	经脉	郄穴
手太阴肺经	孔最	手阳明大肠经	温溜
手厥阴心包经	郄门	手少阳三焦经	会宗
手少阴心经	阴郄	手太阳小肠经	养老
足太阴脾经	地机	足阳明胃经	梁丘
足厥阴肝经	中都	足少阳胆经	外丘
足少阴肾经	水泉	足太阳膀胱经	金门
阴维脉	筑宾	阳维脉	阳交
阴跷脉	交信	阳跷脉	跗阳

考点4★★★ 背俞穴、募穴

1. 背俞穴 背俞穴是脏腑之气输注于腰背部的腧穴。

2. 募穴 募穴是脏腑之气结聚于胸腹部的腧穴。

3. 临床应用 ①主要用于治疗相关脏腑的病变。②治疗与脏腑经络相联属的组织器官的疾患。

4. 十二背俞穴歌诀

三椎肺俞厥阴四，心五肝九十胆俞。

十一脾俞十二胃，十三三焦椎旁居。

肾俞却与命门平，十四椎外穴是真。

大肠十六小十八，膀胱俞与十九平。

5. 十二募穴歌诀

天枢大肠肺中府，关元小肠巨阙心。

中极膀胱京门肾，胆日月肝期门寻。

脾募章门胃中脘，气化三焦石门针。

心包募穴何处取，胸前膻中觅浅深。

6. 背俞穴、募穴表

脏腑	背俞穴	募穴	脏腑	背俞穴	募穴
肺	肺俞	中府	大肠	大肠俞	天枢
心包	厥阴俞	膻中	三焦	三焦俞	石门
心	心俞	巨阙	小肠	小肠俞	关元
脾	脾俞	章门	胃	胃俞	中脘
肝	肝俞	期门	胆	胆俞	日月
肾	肾俞	京门	膀胱	膀胱俞	中极

针灸学

考点5★★★　下合穴

1. 下合穴　六腑之气下合于足三阳经的六个腧穴。

2. 下合穴歌诀

胃经下合足三里，上下巨虚大小肠。

膀胱委中胆阳陵，三焦下合属委阳。

考点6★★★　八会穴

1. 八会穴　指脏、腑、气、血、筋、脉、骨、髓等精气所会聚的腧穴。

2. 八会穴歌诀

气会膻中血膈俞，脏会章门骨大杼。

筋会阳陵脉太渊，腑会中脘髓绝骨。

考点7★★★　八脉交会穴

1. 八脉交会穴　十二经脉与奇经八脉相通的八个腧穴。均位于腕踝部的上下。

2. 八脉交会穴歌诀

公孙冲脉胃心胸，内关阴维下总同。

临泣胆经连带脉，阳维目锐外关逢。

后溪督脉内眦颈，申脉阳跷络亦通。

列缺任脉连肺系，阴跷照海膈喉咙。

3. 八脉交会穴表

所属经脉	穴名	所通经脉	会合部位
手太阴肺经	列缺	任脉	肺、喉、胸、膈
足少阴肾经	照海	阴跷脉	
手太阳小肠经	后溪	督脉	耳、目内眦、项、肩胛
足太阳膀胱经	申脉	阳跷脉	
足太阴脾经	公孙	冲脉	心、胸、胃
手厥阴心包经	内关	阴维脉	
足少阳胆经	足临泣	带脉	耳后、目外眦、颊、颈、肩
手少阳三焦经	外关	阳维脉	

第二单元　腧穴的定位方法

考点1★★　骨度分寸定位法

部位	起止点	折量寸	度量法
头部	前发际正中至后发际正中	12	直寸
	眉间（印堂）至前发际正中	3	直寸
	第7颈椎棘突下（大椎）至后发际正中	3	直寸
	眉间（印堂）至后发际正中第7颈椎棘突下（大椎）	18	直寸
	前额两发角（头维）之间	9	横寸
	耳后两乳突（完骨）之间	9	横寸

续表

部位	起止点	折量寸	度量法
胸腹胁部	胸骨上窝（天突）至胸剑联合中点（歧骨）	9	直寸
	胸剑联合中点（歧骨）至脐中	8	直寸
	脐中耻骨联合上缘（曲骨）	5	直寸
	两乳头之间	8	横寸
	腋窝顶点至第11肋游离端（章门）	12	直寸
背腰部	肩峰缘至后正中线	8	横寸
	肩胛骨内缘（近脊柱侧点）至后正中线	3	横寸
上肢部	腋前、后纹头至肘横纹（平尺骨鹰嘴）	9	直寸
	肘横纹（平尺骨鹰嘴）至腕掌（背）侧横纹	12	直寸
下肢部	耻骨联合上缘至股骨内上髁上缘	18	直寸
	胫骨内侧髁下方至内踝尖	13	直寸
	股骨大转子至腘横纹	19	直寸
	腘横纹至外踝尖	16	直寸

考点2★★★　手指同身寸定位法

指依据患者本人手指所规定的分寸以量取腧穴的定位方法，又称指寸法。

1. 中指同身寸　以患者中指中节桡侧两端纹

头间的距离作为 1 寸。

2. 拇指同身寸　以患者拇指指间关节的宽度作为 1 寸。

3. 横指同身寸　又称"一夫法"。令患者将食指、中指、无名指及小指四指相并，以中指中节横纹为标准，其四指的宽度作为 3 寸。

第三单元　手太阴肺经、腧穴

考点1★　主治概要

1. 胸、肺、咽喉部与肺脏有关病证　咳嗽，气喘，咽喉肿痛，咯血，胸痛等。

2. 经脉循行部位的其他病证　肩背痛，肘臂挛痛，手腕痛等。

考点2★★★　手太阴肺经腧穴定位

1. 尺泽　在肘区，肘横纹上，肱二头肌腱桡侧缘凹陷中。

2. 列缺　在前臂，腕掌侧远端横纹上 1.5寸，拇短伸肌腱与拇长展肌腱之间，拇长展肌腱沟的凹陷中。简便取穴法：两手虎口自然平直交叉，一手食指按在另一手桡骨茎突上，指尖下凹陷中是穴。

针灸学

3. 太渊 在腕前区，桡骨茎突与舟状骨之间，拇长展肌腱尺侧凹陷中。

4. 鱼际 在手外侧，第 1 掌骨桡侧中点赤白肉际处。

5. 少商 在手指，拇指末节桡侧，指甲根角侧上方 0.1 寸（指寸）。

考点 3 ★ ★ ★ 常用腧穴的主治病证

穴位名称	肺系病证	穴位局部病证	特殊主治
尺泽	√	√	急性吐泻；中暑、小儿惊风等急症
列缺	√		头痛、牙痛、项部强痛、口眼㖞斜等头面部疾患
太渊	√	√	无脉症
鱼际	√		小儿疳积
少商	√		癫狂

第四单元 手阳明大肠经、腧穴

考点1★ 主治概要

1. 头面五官病 齿痛，咽喉肿痛，鼻衄，口眼㖞斜，耳聋等。

2. 神志病、热病 昏迷，发热，眩晕，癫狂等。

3. 肠胃病 腹胀，腹痛，肠鸣，泄泻等。

4. 皮肤病 瘾疹，痤疮，神经性皮炎等。

5. 经脉循行部位的其他病证 手臂酸痛，半身不遂，手臂麻木等。

考点2★★★ 手阳明大肠经腧穴定位

1. 商阳 在手指，食指末节桡侧，指甲根角侧上方0.1寸（指寸）。

2. 合谷 在手背，第2掌骨桡侧的中点处。简便取穴法：以一手的拇指指间关节横纹放在另一手拇、食指之间的指蹼缘上，当拇指尖下是穴。

3. 手三里 在前臂，阳溪穴与曲池穴连线上，肘横纹下2寸处。

4. 曲池 在肘区，在尺泽与肱骨外上髁连线中点凹陷处。

针灸学

5. 肩髃   在三角肌区，肩峰外侧缘前端与肱骨大结节两骨间凹陷中。简便取穴法：屈臂外展，肩峰外侧缘呈现前后两个凹陷，前下方的凹陷即是本穴。

6. 迎香   在面部，鼻翼外缘中点旁，鼻唇沟中。

考点 3 ★★★   常用腧穴的主治病证

穴位名称	脾胃病	头面五官病	神志病热病	经脉循行部位	特殊主治
商阳		√	√	√	咽喉肿痛
合谷		√	√	√	发热恶寒等外感病证；热病无汗或多汗；经闭、滞产等妇产科病证；牙拔除术、甲状腺手术等口、面、五官及颈部手术针麻常用穴
手三里	√	√		√	
曲池	√	√	√	√	眩晕；瘾疹、湿疹、瘰疬等皮外科疾患
肩髃				√	瘾疹、瘰疬
迎香		√		√	胆道蛔虫病

第五单元　足阳明胃经、腧穴

考点1★　主治概要

1. 胃肠病　食欲不振，胃痛，呕吐，噎膈，腹胀，泄泻，痢疾，便秘等。

2. 头面五官病　目赤痛痒，目翳，眼睑眴动。

3. 神志病、热病　癫狂，发热等。

4. 皮肤病　瘾疹，痤疮，神经性皮炎等。

5. 经脉循行部位的其他病证　下肢痿痹，转筋。

考点2★★★　足阳明胃经腧穴定位

1. 地仓　在面部，口角旁约0.4寸（指寸）。

2. 颊车　在面部，下颌角前上方1横指（中指），闭口咬紧牙时咬肌隆起，放松时按之凹陷处。

3. 下关　在面部，颧弓下缘中央与下颌切迹之间凹陷中。

4. 头维　在头部，当额角发际上0.5寸，头正中线旁开4.5寸。

5. 天枢　在腹部，横平脐中，前正中线旁开2寸。

6. 归来　在下腹部，脐中下 4 寸，前正中线旁开 2 寸。

7. 足三里　在小腿外侧，犊鼻下 3 寸，胫骨前嵴外 1 横指处，犊鼻与解溪连线上。

8. 上巨虚　在小腿外侧，犊鼻穴下 6 寸，犊鼻与解溪连线上。

9. 丰隆　在小腿外侧，外踝尖上 8 寸，胫骨前肌外缘；条口旁开 1 寸。

10. 内庭　在足背，第 2、3 趾间，趾蹼缘后方赤白肉际处。

考点 3★★★　常用腧穴的主治病证

穴位名称	肠胃病证	神志病	经脉循行部位	特殊主治
地仓			√	
颊车			√	
下关			√	
头维			√	
天枢	√		√	月经不调、痛经等妇科疾患
归来	√		√	月经不调、带下、阴挺、闭经等妇科病证
足三里	√	√	√	乳痈、肠痈等外科疾患；虚劳诸证，为强壮保健要穴
上巨虚	√		√	

穴位名称	肠胃病证	神志病	经脉循行部位	特殊主治
丰隆	√	√	√	咳嗽、痰多等痰饮病证
内庭	√		√	齿痛、咽喉肿痛、鼻衄等五官热性病证

第六单元　足太阴脾经、腧穴

考点1★　主治概要

1. 脾胃病　胃痛，呕吐，腹痛，泄泻，便秘等。

2. 妇科病　月经过多，崩漏等。

3. 前阴病　阴挺，不孕，遗精，阳痿等。

4. 经脉循行部位的其他病证　下肢痿痹，胸胁痛等。

考点2★★★　足太阴脾经腧穴定位

1. 隐白　在足趾，大趾末节内侧，趾甲根角侧后方0.1寸（指寸）。

2. 公孙　在跖区，第1跖骨基底部的前下方赤白肉际处。

3. 三阴交　在小腿内侧，内踝尖上3寸，胫骨内侧缘后际。

4. 阴陵泉 在小腿内侧，胫骨内侧髁下缘与胫骨内侧缘之间的凹陷中。

5. 血海 在股前区，髌底内侧端上2寸，股内侧肌隆起处。简便取穴法：患者屈膝，医者以左手掌心按于患者右膝髌骨上缘，第2～5指向上伸直，拇指约呈45°斜置，拇指尖下是穴。对侧取法仿此。

考点3★★★ 常用腧穴的主治病证

穴位名称	脾胃病	妇科病证	神志病	经脉循行部位	特殊主治
隐白	√	√	√		便血、尿血等出血证；惊风
公孙	√		√		逆气里急、气上冲心（奔豚气）等冲脉病证
三阴交	√	√		√	遗精、阳痿、遗尿等生殖泌尿系统疾患；阴虚诸证；湿疹，荨麻疹
阴陵泉	√			√	小便不利、遗尿、尿失禁等泌尿系统疾患；遗精等男科病证
血海		√		√	瘾疹、湿疹、丹毒等血热性皮肤病

第七单元　手少阴心经、腧穴

考点1★　主治概要

1. 心、胸、神志病　心痛，心悸，癫狂痫等。

2. 经脉循行部位的其他病证　肩臂疼痛，胁肋疼痛，腕臂痛等。

考点2★★★　手少阴心经腧穴定位

1. 少海　在肘前区，横平肘横纹，肱骨内上髁前缘。

2. 通里　在前臂前区，腕掌侧远端横纹上1寸，尺侧腕屈肌腱的桡侧缘。

3. 阴郄　在前臂前区，腕掌侧远端横纹上0.5寸，尺侧腕屈肌腱的桡侧缘。

4. 神门　在腕前区，腕掌侧远端横纹尺侧端，尺侧腕屈肌腱的桡侧凹陷处。

5. 少冲　在手指，小指末节桡侧，指甲根角侧上方0.1寸（指寸）。

针灸学

考点3★★★　　常用腧穴的主治病证

穴位名称	心病、神志病	经脉循行部位	特殊主治
少海	√	√	头项痛，腋胁部疼痛；瘰疬
通里	√	√	舌强不语，暴喑
阴郄	√		骨蒸盗汗；吐血、衄血
神门	√		高血压；胸胁痛
少冲	√		热病

第八单元　手太阳小肠经、腧穴

考点1★　　主治概要

1. **头面五官病**　头痛，目翳，咽喉肿痛等。

2. **神志病、热病**　昏迷，发热，疟疾等。

3. **经脉循行部位的其他病证**　项背强痛，腰背痛，手指及肘臂挛痛等。

考点2★★★　　手太阳小肠经腧穴定位

1. **少泽**　在手指，小指末节尺侧，指甲根角侧上方0.1寸（指寸）。

2. 后溪 在手内侧，第5掌指关节尺侧近端赤白肉际凹陷中。

3. 养老 在前臂后区，腕背横纹上1寸，尺骨头桡侧凹陷中。

4. 天宗 在肩胛区，肩胛冈中点与肩胛骨下角连线上1/3与下2/3交点凹陷中。

5. 听宫 在面部，耳屏正中与下颌骨髁突之间的凹陷中。

考点3★★★ 常用腧穴的主治病证

穴位名称	头面五官病	经脉循行部位	特殊主治
少泽	√		乳痈、乳少等乳疾；急症、热证
后溪	√	√	疟疾，盗汗；癫狂病
养老	√	√	肩、背、肘、臂酸痛，急性腰痛等痛证
天宗		√	乳痈；气喘
听宫	√	√	癫狂病

针灸学

第九单元 足太阳膀胱经、腧穴

考点1★ 主治概要

1. 脏腑病证 十二脏腑及其相关组织器官病证。

2. 神志病 癫、狂、痫等。

3. 头面五官病 头痛、鼻塞、鼻衄等。

4. 经脉循行部位的其他病证 项、背、腰、下肢病证等。

考点2★★★ 足太阳膀胱经腧穴定位

1. 睛明 在面部，目内眦内上方眶内侧壁凹陷中。

2. 攒竹 在面部，眉头凹陷中，额切迹处。

3. 天柱 在颈后区，横平第2颈椎棘突上际，斜方肌外缘凹陷中。

4. 肺俞 在脊柱区，第3胸椎棘突下，后正中线旁开1.5寸。

5. 心俞 在脊柱区，第5胸椎棘突下，后正中线旁开1.5寸。

6. 膈俞　在脊柱区，第 7 胸椎棘突下，后正中线旁开 1.5 寸。

7. 肝俞　在脊柱区，第 9 胸椎棘突下，后正中线旁开 1.5 寸。

8. 脾俞　在脊柱区，第 11 胸椎棘突下，后正中线旁开 1.5 寸。

9. 肾俞　在脊柱区，第 2 腰椎棘突下，后正中线旁开 1.5 寸。

10. 大肠俞　在脊柱区，第 4 腰椎棘突下，后正中线旁开 1.5 寸。

11. 次髎　在骶区，正对第 2 骶后孔中。

12. 委中　在膝后区，腘横纹中点。

13. 承山　在小腿后区，腓肠肌两肌腹与肌腱交角处。

14. 昆仑　在踝区，外踝尖与跟腱之间的凹陷中。

15. 申脉　在踝区，外踝尖直下，外踝下缘与跟骨之间凹陷中。

16. 至阴　在足趾，小趾末节外侧，趾甲根角侧后方 0.1 寸（指寸）。

考点3★★★　常用腧穴的主治病证

穴位名称	十二脏腑及其相关组织器官病证	神志病	头面五官病	经脉循行部位	特殊主治
睛明			√	√	急性腰扭伤、坐骨神经痛
攒竹			√	√	呃逆，急性腰扭伤
天柱		√	√	√	后头痛、项强、肩背腰痛等痹证；热病
肺俞	√				盗汗、骨蒸潮热等阴虚病证；皮肤病
心俞	√	√			咳嗽、吐血等肺疾；盗汗、遗精
膈俞					呕吐、呃逆、气喘等上逆之证；血证；瘾疹、皮肤瘙痒等皮肤病证；潮热、盗汗
肝俞	√	√	√	√	脊背痛
脾俞	√			√	多食善饥，身体消瘦

穴位名称	十二脏腑及其相关组织器官病证	神志病	头面五官病	经脉循行部位	特殊主治
肾俞	√			√	月经不调、带下、不孕等妇科病证；遗尿、遗精、阳痿、早泄、不育等泌尿生殖系疾患；慢性腹泻
大肠俞	√			√	腰腿痛
次髎				√	月经不调、带下、痛经等妇科病证；遗精、疝气等男科病证
委中				√	腹痛、急性吐泻；小便不利；丹毒
承山				√	痔疾，便秘；腹痛，疝气
昆仑		√		√	后头痛、项强、腰骶疼痛；滞产
申脉		√		√	头痛，眩晕
至阴			√		胎位不正、滞产

针灸学

第十单元　足少阴肾经、腧穴

考点1★　主治概要

1. 头和五官病　头痛，目眩，咽喉肿痛，齿痛，耳聋，耳鸣等。

2. 妇科病、前阴病　月经不调，遗精，阳痿，小便频数等。

3. 经脉循行部位的其他病证　下肢厥冷，内踝肿痛等。

考点2★★★　足少阴肾经腧穴定位

1. 涌泉　在足底，屈足卷趾时足心最凹陷中。约当足底第2、3趾蹼缘与足跟连线的前1/3与后2/3交点凹陷中。

2. 太溪　在踝区，内踝尖与跟腱之间的凹陷中。

3. 照海　在踝区，内踝尖下1寸，内踝下缘边际凹陷中。

4. 复溜　在小腿内侧，太溪穴上2寸，当跟腱的前缘。

考点3★★★　常用腧穴的主治病证

穴位名称	生殖泌尿系统疾病及肾病	妇科病	头面五官病	经脉循行部位	特殊主治
涌泉	√		√	√	昏厥、中暑、小儿惊风、癫狂痫等急症及神志疾患；咯血、咽喉肿痛、喉痹等肺系病证；奔豚气；足心热
太溪	√	√	√	√	咳嗽、气喘、咯血、胸痛等肺部疾患；消渴，小便频数，便秘；腰脊痛
照海	√	√	√		失眠、癫痫等精神、神志疾患
复溜	√			√	腹胀、腹泻等胃肠疾患；水肿、汗证（盗汗、无汗或多汗）等津液输布失调病证

针灸学

第十一单元 手厥阴心包经、腧穴

考点1★ 主治概要

1. 心胸、神志病 心痛，心悸，心烦，胸闷，癫狂痫等。

2. 胃腑病证 胃痛，呕吐等。

3. 经脉循行部位的其他病证 上臂内侧痛，肘臂挛麻，腕痛，掌中热等。

考点2★★★ 手厥阴心包经腧穴定位

1. 曲泽 在肘前区，肘横纹上，肱二头肌腱的尺侧缘凹陷中。

2. 郄门 在前臂前区，腕掌侧远端横纹上5寸，掌长肌腱与桡侧腕屈肌腱之间。

3. 内关 在前臂前区，腕掌侧远端横纹上2寸，掌长肌腱与桡侧腕屈肌腱之间。

4. 劳宫 在掌区，横平第3掌指关节近端，第2、3掌骨之间偏于第3掌骨。简便取穴法：握拳，中指尖下是穴。

考点3★★★　　常用腧穴的主治病证

穴位名称	心胸病	胃腑病证	经脉循行部位	特殊主治
曲泽	√	√	√	中暑，热病
郄门	√			疔疮；咯血、呕血、衄血等热性出血证；癫痫
内关	√	√	√	中风，偏瘫，眩晕，偏头痛；神志病证
劳宫	√			中风昏迷、中暑等急症；口疮，口臭；鹅掌风

第十二单元　手少阳三焦经、腧穴

考点1★　主治概要

1. **头面五官病**　头、目、耳、颊、咽喉病等。

2. **热病**　发热等。

3. **经脉循行部位的其他病证**　胁肋痛，肩臂外侧痛，上肢挛急、麻木、不遂等。

考点 2 ★ ★ ★　　手少阳三焦经腧穴定位

1. 中渚　在手背，第 4、5 掌骨间，第 4 掌指关节近端凹陷中。

2. 外关　在前臂后区，腕背侧远端横纹上 2 寸，尺骨与桡骨间隙中点。

3. 支沟　在前臂后区，腕背侧远端横纹上 3 寸，尺骨与桡骨间隙中点。

4. 肩髎　在三角肌区，肩峰角与肱骨大结节两骨间凹陷中。

5. 翳风　在颈部，耳垂后方，乳突下端前方凹陷中。

6. 丝竹空　在面部，眉梢凹陷处。

考点 3 ★ ★ ★　　常用腧穴的主治病证

穴位名称	头面五官病	热病	经脉循行部位	特殊主治
中渚	√	√		
外关	√	√	√	瘰疬
支沟	√	√	√	便秘；耳鸣，耳聋，暴喑；瘰疬
肩髎			√	风疹
翳风	√		√	瘰疬
丝竹空	√		√	癫痫

第十三单元　足少阳胆经、腧穴

考点1★　主治概要

1. **头面五官病**　侧头、目、耳、咽喉病等。
2. **肝胆病**　黄疸、口苦、胁痛等。
3. **神志病、热病**　癫狂、发热等。
4. **经脉循行部位的其他病证**　胁肋痛，下肢痹痛、麻木、不遂等。

考点2★★★　足少阳胆经腧穴定位

1. **听会**　在面部，耳屏间切迹与下颌骨髁突之间的凹陷中。
2. **阳白**　在头部，眉上1寸，瞳孔直上。
3. **风池**　在颈后区，枕骨之下，胸锁乳突肌上端与斜方肌上端之间的凹陷中。
4. **环跳**　在臀部，股骨大转子最凸点与骶管裂孔连线的外1/3与内2/3交点处。
5. **风市**　在股部，髌底上7寸。直立垂手，掌心贴于大腿时，中指尖所指凹陷中，髂胫束后缘。
6. **阳陵泉**　在小腿外侧，腓骨小头前下方凹

针灸学

陷中。

7. 悬钟 在小腿外侧，外踝尖上 3 寸，腓骨前缘。

8. 丘墟 在踝区，外踝的前下方，趾长伸肌腱的外侧凹陷中。

9. 足窍阴 在足趾，第 4 趾末节外侧，趾甲根角侧后方 0.1 寸（指寸）。

考点 3 ★★★　常用腧穴的主治病证

穴位名称	头面五官病	肝胆病	神志病	经脉循行部位	特殊主治
听会	√			√	齿痛、口㖞、面痛
阳白	√			√	头痛、眩晕
风池	√			√	感冒、热病、口眼㖞斜等外风所致的病证
环跳				√	风疹
风市				√	遍身瘙痒
阳陵泉		√	√		小儿惊风
悬钟				√	痴呆、中风、半身不遂等髓海不足疾患；颈项强痛，胸胁满痛

穴位名称	头面五官病	肝胆病	神志病	经脉循行部位	特殊主治
丘墟	√			√	颈项痛、腋下肿、胸胁痛；疟疾
足窍阴	√			√	胸胁痛；失眠、多梦；热病

第十四单元　足厥阴肝经、腧穴

考点1★　主治概要

1. 肝胆病　黄疸，胸胁胀痛，呕逆及肝风内动所致的中风、头痛、眩晕、惊风等。

2. 妇科病、前阴病　月经不调、痛经、崩漏、带下、遗尿、小便不利等。

3. 经脉循行部位的其他病证　下肢痹痛、麻木、不遂等。

考点2★★★　足厥阴肝经腧穴定位

1. 大敦　在足趾，足大趾末节外侧，趾甲根角侧后方0.1寸（指寸）。

2. 行间 在足背，第1、2趾间，趾蹼缘后方赤白肉际处。

3. 太冲 在足背，第1、2跖骨间，跖骨底结合部前方凹陷中，或触及动脉搏动。

4. 期门 在胸部，第6肋间隙，前正中线旁开4寸。

考点3★★★ 常用腧穴的主治病证

穴位名称	肝胆病	泌尿生殖系统疾病	经脉循行部位	特殊主治
大敦		√		疝气，少腹痛；癫痫、善寐
行间	√	√	√	胸胁满痛；疝气
太冲	√	√	√	下肢痿痹
期门	√			奔豚气；乳痈

第十五单元 督脉、腧穴

考点1★ 主治概要

1. 脏腑病 五脏六腑相关病证。

2. 神志病、热病 失眠，健忘，癫痫，昏迷，发热，中暑，惊厥等。

3. 头面五官病 头痛，眩晕，口、齿、鼻、目等疾患。

4. 经脉循行部位的其他病证 头项、脊背、腰骶疼痛，下肢痿痹等。

考点 2★★ 督脉腧穴定位

1. 腰阳关 在脊柱区，第 4 腰椎棘突下凹陷中，后正中线上。

2. 大椎 在脊柱区，第 7 颈椎棘突下凹陷中，后正中线上。

3. 哑门 在颈后区，第 2 颈椎棘突上际凹陷中，后正中线上。

4. 百会 在头部，前发际正中直上 5 寸。

5. 水沟 在面部，人中沟的上 1/3 与下 2/3 交界处。

6. 印堂 在头部，两眉毛内侧端中间的凹陷中。

针灸学

考点3★★★　　常用腧穴的主治病证

穴位名称	神志病	经脉循行部位	特殊主治
腰阳关		√	月经不调、赤白带下等妇科病证；遗精、阳痿等男科病证
大椎	√	√	骨蒸潮热；风疹、痤疮
哑门	√	√	暴喑，舌强不语
百会	√	√	脱肛、阴挺、胃下垂等气失固摄而致的下陷性病证
水沟	√	√	昏迷、晕厥、中风、中暑、休克、呼吸衰竭等急危重证；闪挫腰痛；风水面肿
印堂	√	√	小儿惊风；产后血晕，子痫

第十六单元　任脉、腧穴

考点1★　　主治概要

1. **脏腑病**　腹部、胸部相关内脏病。

2. **妇科病、前阴病**　月经不调，痛经，崩漏，带下，遗精，阳痿，小便不利，遗尿等。

3. **颈及面口病**　瘿气，梅核气，咽喉肿痛，暴喑，口喎，齿痛等。

4. 神志病　癫痫，失眠等。

5. 虚证　部分腧穴有强壮作用，主治虚劳、虚脱等证。

考点2★★★　任脉腧穴定位

1. 中极　在下腹部，脐中下4寸，前正中线上。

2. 关元　在下腹部，脐中下3寸，前正中线上。

3. 气海　在下腹部，脐中下1.5寸，前正中线上。

4. 神阙　在脐区，脐中央。

5. 中脘　在上腹部，脐中上4寸，前正中线上。

6. 膻中　在胸部，横平第4肋间隙，前正中线上。

7. 廉泉　在颈前区，喉结上方，舌骨上缘凹陷中，前正中线上。

8. 承浆　在面部，颏唇沟的正中凹陷处。

针灸学

考点 3 ★★★　常用腧穴的主治病证

穴位名称	脏腑病	泌尿、生殖系统疾病	神志病	虚证	经脉循行部位	特殊主治
中极		√			√	妇科、男科病证
关元	√	√		√	√	保健灸常用穴
气海	√	√		√	√	保健灸常用穴
神阙	√	√			√	保健灸常用穴
中脘	√		√		√	黄疸；脏躁；哮喘
膻中					√	咳嗽、气喘、胸闷、心痛、噎膈、呃逆等胸中气机不畅的病证；胸乳病证
廉泉					√	
承浆			√		√	暴喑

第十七单元 内科病证的针灸治疗

考点1★★★ 头痛

主穴 百会、太阳、风池、阿是穴、合谷。

趣记 凤阳百合。

考点2★★★ 中风

1. 中经络

主穴 水沟、内关、三阴交、极泉、尺泽、委中。

趣记 关中三尺泉水。

2. 中脏腑

（1）闭证 水沟、十二井穴、太冲、丰隆、劳宫。

趣记 十二井水冲龙宫。

（2）脱证 关元、神阙。

考点3★★★ 眩晕

1. 实证

主穴 百会、风池、太冲、内关。

趣记 白痴冲关，眩晕。

2. 虚证

主穴 百会、风池、肝俞、肾俞、足三里。

趣记 肝肾二叔会三里池。

考点4★★★ 面瘫

主穴 攒竹、阳白、四白、颧髎、颊车、地仓、合谷、太冲。

趣记 攒四驾车冲谷仓撩阳白。

考点5★★★ 不寐

主穴 百会、安眠、神门、三阴交、照海、申脉。

趣记 三百海参安神。

考点6★★★ 感冒

主穴 列缺、合谷、风池、大椎、太阳。

趣记 大谷池缺太阳。

考点7★★★ 哮喘

1. 实证

主穴 列缺、尺泽、肺俞、中府、定喘。

趣记 肺喘缺中泽。

2. 虚证

主穴 肺俞、膏肓、肾俞、太渊、太溪、足三里、定喘。

趣记　肺肾二叔搞定三太太。

考点 8 ★★★　胃痛

主穴　中脘、足三里、内关。
趣记　中关足。

考点 9 ★★　呕吐

主穴　中脘、足三里、内关。
趣记　中关足。

考点 10 ★★★　便秘

主穴　天枢、大肠俞、上巨虚、支沟。
趣记　天上大沟。

考点 11 ★★★　腰痛

主穴　大肠俞、阿是穴、委中。
趣记　大常委。

考点 12 ★★★　痹证

主穴　阿是穴、局部经穴。

针灸学

第十八单元　妇儿科病证的针灸治疗

考点1★★　月经不调

1. 月经先期

主穴　关元、三阴交、血海。

趣记　先交关元血。

2. 月经后期

主穴　气海、三阴交、归来。

趣记　后交归来气。

3. 月经先后无定期

主穴　关元、三阴交、肝俞。

趣记　先后交肝元。

考点2★★★　痛经

1. 实证

主穴　中极、次髎、地机、三阴交。

趣记　三次中地。

2. 虚证

主穴　关元、足三里、三阴交。

趣记　三元三。

考点3★★★　崩漏

1. 实证

主穴　关元、三阴交、隐白。

趣记　三百元治实崩。

2. 虚证

主穴　气海、三阴交、肾俞、足三里。

趣记　三三肾海治虚崩。

考点4★★★　绝经前后诸证

主穴　肾俞、肝俞、太溪、气海、三阴交。

趣记　肝肾二叔气三太。

考点5★★★　遗尿

主穴　关元、中极、膀胱俞、三阴交。

趣记　关中三叔。

第十九单元　皮外骨伤科病证的针灸治疗

考点1★★★　瘾疹

主穴　曲池、合谷、血海、膈俞、三阴交。

趣记　三哥去海河。

考点2★★★　蛇串疮

主穴　局部阿是穴、相应夹脊穴。

考点3★★★　颈椎病

主穴　颈夹脊、天柱、风池、曲池、悬钟、阿是穴。

考点4★★　落枕

主穴　外劳宫、天柱、阿是穴、后溪、悬钟。
趣记　后天选老公。

考点5★★★　漏肩风

主穴　肩髃、肩髎、肩贞、阿是穴、阳陵泉、条口透承山。

考点6★★　扭伤

主穴　阿是穴、局部腧穴。
腰部　阿是穴、大肠俞、腰痛点、委中。
颈部　阿是穴、风池、绝骨、后溪。
肩部　阿是穴、肩髃、肩髎、肩贞。
肘部　阿是穴、曲池、小海、天井。
腕部　阿是穴、阳溪、阳池、阳谷。
髋部　阿是穴、环跳、秩边、居髎。

膝部　阿是穴、膝眼、膝阳关、梁丘。
踝部　阿是穴、申脉、解溪、丘墟。

第二十单元　五官科病证的针灸治疗

考点1★★★　目赤肿痛

主穴　睛明、太阳、风池、合谷、太冲。
趣记　何故太阳净明，风太冲。

考点2★★★　耳鸣耳聋

1. 实证

主穴　听会、翳风、中渚、侠溪。
趣记　侠溪听中医。

2. 虚证

主穴　听宫、翳风、太溪、肾俞。
趣记　深宫太医。

考点3★★★　牙痛

主穴　合谷、颊车、下关。
趣记　何故下车。

考点4★★★　咽喉肿痛

1. 实证

主穴　少商、合谷、尺泽、关冲。

趣记　何故斥责关少。

2. 虚证

主穴　太溪、照海、列缺、鱼际。

趣记　溪海缺鱼。

第二十一单元　急症的针灸治疗

考点1★★★　晕厥

主穴　水沟、百会、内关、足三里。

趣记　水沟里关会。

考点2★★★　内脏绞痛

1. 心绞痛

主穴　内关、郄门、阴郄、膻中。

趣记　关中二郄。

2. 胆绞痛

主穴　胆囊穴、阳陵泉、胆俞、日月。

趣记　二胆日月泉。

3. 肾绞痛

主穴　肾俞、膀胱俞、中极、三阴交、阴陵泉。

趣记　身胖中三拳。

附★★★　常用配穴

1. 肝阳上亢证　太溪配太冲（或行间、侠溪）。

2. 痰湿证　中脘、丰隆、阴陵泉、头维、公孙。

3. 瘀血证　血海、膈俞、三阴交（妇科多用）。

4. 血虚证　脾俞、足三里。

5. 气虚证　气海、足三里。

6. 肝郁气滞证　太冲、行间、章门、侠溪。

7. 肾虚证　肾俞、太溪。

8. 胃热证　内庭。

9. 肝火证　行间。

10. 外感热证　大椎、曲池。

11. 脾胃虚弱证　脾俞、胃俞。

12. 肝肾亏虚证　肝俞、肾俞。

13. 心胆气虚证　心俞、胆俞。

14. 风寒证　风门。

针灸学

诊断学基础

诊断学基础复习攻略

第一单元　症状学

考点1★　感染性发热的病因

　　临床最多见，各种病原体所引起的急、慢性感染均能引起感染性发热。常见病因见下表：

病原体	常见疾病
病毒	病毒性上呼吸道感染、病毒性肝炎、流行性乙型脑炎、脊髓灰质炎、麻疹、流行性感冒、流行性腮腺炎、水痘等
细菌	伤寒、结核病、布氏杆菌病、细菌性心内膜炎、肺炎链球菌肺炎、猩红热、急性细菌性痢疾、丹毒、流行性脑脊髓膜炎等
支原体	肺炎支原体肺炎
立克次体	斑疹伤寒、恙虫病
螺旋体	钩端螺旋体病、回归热
真菌	放线菌病、念珠菌病、隐球菌病
寄生虫	疟疾、急性血吸虫病、阿米巴肝病

考点 2 ★★★　发热的热型和临床意义

	体温曲线	常见疾病
稽留热	持续于 39℃ - 40℃以上，达数日或数周，24 小时波动范围不超过 1℃	肺炎链球菌肺炎、伤寒、斑疹伤寒的发热极期
弛张热	体温在 39℃以上，但波动幅度大，24 小时内体温差达 2℃以上，最低时一般仍高于正常水平	败血症、风湿热、重症肺结核、化脓性炎症
间歇热	高热期与无热期交替出现，体温波动幅度可达数度，无热期（间歇期）可持续 1 日至数日，反复发作	疟疾、急性肾盂肾炎
回归热	骤然升至 39℃以上，持续数日后又骤然下降至正常水平，高热期与无热期各持续若干日后即有规律地交替一次	回归热、霍奇金病、周期热
波状热	逐渐升高达 39℃或以上，数天后逐渐下降至正常水平，数天后再逐渐升高，如此反复多次	布鲁菌病

考点 3 ★　头痛的问诊要点

1. 头痛的性质　三叉神经痛表现为颜面部发作性电击样疼痛；舌咽神经痛的特点是咽后部发作性疼痛并向耳及枕部放射；血管性头痛为搏动样头痛。

2. 头痛伴呕吐　见于脑膜炎、脑炎、脑肿瘤等引起的颅内压增高等。

考点4★★★　胸痛的问诊要点

	性质
心绞痛	压榨样痛，可伴有窒息感
心肌梗死	疼痛更为剧烈并有恐惧、濒死感
干性胸膜炎	尖锐刺痛或撕裂痛，伴呼吸时加重，屏气时消失
肺梗死	突然剧烈刺痛或绞痛，常伴有呼吸困难与发绀
心脏神经症	胸痛在体力活动后反而减轻

考点5★★★　腹痛的问诊要点

1. 部位　急性阑尾炎早期疼痛在脐周或上腹部，数小时后转移至右下腹；小肠绞痛位于脐周；结肠疾病疼痛多位于下腹或左下腹；膀胱炎、盆腔炎症及异位妊娠破裂引起的疼痛在下腹部。

2. 性质与程度　消化性溃疡常有慢性、周期性、节律性中上腹隐痛或灼痛，如突然呈剧烈的刀割样、烧灼样持续性疼痛，可能并发急性穿孔；胆石症、泌尿道结石及肠梗阻时呈剧烈绞痛；剑突下钻顶样痛是胆道蛔虫梗阻的特征；肝癌疼痛多呈进行性锐痛；慢性肝炎与淤血性肝肿大多为持续性胀痛。

考点6★★★　咳嗽与咯痰的问诊要点

1. 音色　犬吠样——喉头炎症水肿或气管受

压；鸡鸣样吼声——百日咳；金属调咳嗽——可由纵隔肿瘤或支气管癌直接压迫气管。

2. 痰的性质与量 粉红色泡沫痰是肺水肿的特征。

考点7★★ 咯血的病因

1. 支气管疾病 常见于支气管扩张症、支气管肺癌、支气管内膜结核和慢性支气管炎等。

2. 肺部疾病 如肺结核、肺炎链球菌肺炎、肺脓肿等。肺结核为我国最常见的咯血原因。

3. 心血管疾病 如风湿性心脏病二尖瓣狭窄所致的咯血等。

4. 其他 如血小板减少性紫癜、白血病、血友病、肺出血型钩端螺旋体病、肾综合征出血热等。

考点8★★★ 呼吸困难的临床表现

1. 肺源性呼吸困难

	表现	常见于
吸气性	三凹征	喉、气管、大支气管的狭窄与梗阻
呼气性	伴有广泛哮鸣音	支气管哮喘、喘息型慢性支气管炎、慢性阻塞性肺气肿
混合性	吸气与呼气均感费力	重症肺炎、重症肺结核、大面积肺不张、大块肺梗死、大量胸腔积液和气胸

2. 心源性呼吸困难

夜间阵发性呼吸困难。左心衰竭时，因肺淤血常出现阵发性呼吸困难，多在夜间入睡后发生。发作时，患者被迫坐起喘气和咳嗽，重者面色青紫、大汗、呼吸有哮鸣声，咳浆液性粉红色泡沫样痰，两肺底湿啰音，心率增快，此种呼吸又称为心源性哮喘。常见于高血压性心脏病、冠状动脉粥样硬化性心脏病、风湿性心瓣膜病、心肌炎等引起的左心衰竭。

3. 几种特殊原因导致的不同呼吸改变

		对呼吸的影响	临床意义
中毒性呼吸困难	代酸	深大而规则——Kussmaul 呼吸	尿毒症、糖尿病酮症酸中毒
	药物及毒物中毒	慢——潮式呼吸	吗啡、巴比妥类、有机磷农药中毒
中枢性呼吸困难		慢、深	脑出血、颅内压增高
癔症性呼吸困难		浅、快	癔症

考点 9 ★★　水肿的临床表现

1. 心源性水肿　特点是下垂性水肿。

2. 肾源性水肿　特点为早晨起床后眼睑或颜面水肿。

3. 肝源性水肿　常伴有肝功能受损及门静脉高压等表现，可见肝掌、蜘蛛痣等。

4. 内分泌源性水肿　见于甲状腺功能减退症等黏液性水肿，特点是按压形成后的皮肤凹陷在按压结束后很快恢复（非凹陷性）。

考点 10 ★ ★　恶心与呕吐的病因

1. 反射性呕吐　**消化系统疾病**，如急慢性胃炎、消化性溃疡、胃肿瘤、幽门梗阻、非溃疡性消化不良等引起的呕吐常与进食有关，多伴有恶心先兆，吐后感轻松；肠源性呕吐见于急性肠炎、急性阑尾炎、肠梗阻等，肠梗阻者常伴腹痛、肛门停止排便排气；急慢性肝炎、急慢性胆囊炎、胆石症、胆道蛔虫、急性胰腺炎、急性腹膜炎等呕吐的特点是有恶心先兆，呕吐后不觉轻松。

2. 中枢性呕吐

（1）**中枢神经系统疾病**　①脑血管疾病：如高血压脑病、脑梗死、脑出血、椎－基底动脉供血不足等。②感染：如脑炎、脑膜炎、脑脓肿、脑寄生虫等。

（2）**全身疾病**　①感染。②内分泌与代谢紊乱：如早孕反应、甲状腺危象、Addison 病危象、糖尿病酮症酸中毒、水和电解质及酸碱平衡紊乱等。③其他：如休克、缺氧、中暑、急性溶血。

（3）**药物反应与中毒**　如洋地黄、吗啡、雌激素、雄激素、环磷酰胺，以及有机磷中毒、毒蕈中毒、酒精中毒、食物中毒等。

考点 11★★★ 呕血与黑便的病因

1. 食管疾病

2. 胃及十二指肠疾病 最常见的原因是消化性溃疡。

3. 肝、胆、胰的疾病

上消化道大出血前三位的病因是：消化性溃疡、食管与胃底静脉曲张破裂、急性胃黏膜病变。

考点 12★★ 上消化道出血量的估计

临床或检查结果	估计出血量
大便隐血试验阳性	5mL 以上
黑便	60mL 以上
呕血	胃内蓄积血量达 300mL
头昏、眼花、口干、乏力、皮肤苍白、心悸不安、出冷汗，甚至昏倒	一次达 400mL 以上
周围循环衰竭	800～1000mL 以上

考点 13★★ 呕血与黑便的伴随症状

1. 伴慢性、周期性、节律性上腹痛，见于消化性溃疡。

2. 伴蜘蛛痣、肝掌、黄疸、腹壁静脉曲张、腹水、脾肿大，见于肝硬化门静脉高压。

3. 伴皮肤黏膜出血者，见于血液病及急性传染病。

4. 伴右上腹痛、黄疸、寒战高热者，见于急性梗阻性化脓性胆管炎。

考点 14 ★★★　各型黄疸的实验室检查特点

1. 溶血性黄疸　血清总胆红素增多，以非结合胆红素为主，结合胆红素一般正常，尿胆原增多，尿胆红素阴性，具有溶血性贫血的改变，如贫血、网织红细胞增多、血红蛋白尿、骨髓红细胞系增生旺盛等。

2. 肝细胞性黄疸　血清结合及非结合胆红素均增多。尿中尿胆原通常增多，尿胆红素阳性。大便颜色通常改变不明显。有转氨酶升高等肝功能受损的表现。

3. 胆汁淤积性黄疸（阻塞性黄疸）　血清结合胆红素明显增多。尿胆原减少或阴性，尿胆红素阳性。大便颜色变浅。反映胆道梗阻的指标改变，如血清碱性磷酸酶及脂蛋白－X 增高等。

考点 15 ★★　　抽搐的伴随症状

抽搐伴随症状	可能的疾病
不伴意识丧失	破伤风、狂犬病、低钙抽搐、癔症性抽搐
高热	颅内与全身的感染性疾病、小儿高热惊厥
高血压	高血压脑病、高血压脑出血、妊娠高血压综合征
脑膜刺激征	各种脑膜炎及蛛网膜下腔出血
瞳孔散大、意识丧失、大小便失禁	癫痫大发作
肢体偏瘫	脑血管疾病及颅内占位

考点 16 ★★★　　意识障碍的临床表现

1. 嗜睡　是最轻的意识障碍，患者处于病理的睡眠状态，表现为持续性的睡眠状态。

2. 昏睡　患者近乎不省人事，处于熟睡状态，不易被唤醒。

3. 昏迷　意识丧失，任何强大的刺激都不能被唤醒。

4. 意识模糊　轻度意识障碍，意识障碍程度较嗜睡重。

5. 谵妄　谵妄是一种以兴奋性增高为主的急性高级神经中枢活动失调状态。

考点 17 ★　意识障碍的伴随症状

伴发热	先发热后出现意识障碍——严重感染性疾病；先出现意识障碍后出现发热——脑出血、脑肿瘤、脑外伤等
伴呼吸缓慢	吗啡或巴比妥类中毒、颅内高压
伴呼吸深大	尿毒症、糖尿病酮症酸中毒
伴瞳孔散大	酒精中毒、癫痫、低血糖昏迷等
伴瞳孔缩小	海洛因、吗啡、巴比妥类、有机磷中毒
伴高血压	脑出血、高血压脑病、肾炎
伴脑膜刺激征	脑膜炎及蛛网膜下腔出血

第二单元　检体诊断

考点 1 ★　叩诊的方法及常见叩诊音

	生理情况	病理状态
清音	正常肺部的叩诊音	
浊音	肺的边缘所覆盖的心脏或肝脏部分	肺组织含气量减少（如肺炎）
鼓音	胃泡区及腹部	肺空洞、气胸或气腹
过清音		肺气肿
实音	心脏、肝脏	大量胸腔积液或肺实变

考点2★　嗅诊常见异常气味及临床意义

痰液	血腥味，见于大咯血患者
	痰液恶臭，提示支气管扩张症或肺脓肿
脓液	恶臭味考虑气性坏疽的可能
呕吐物	粪臭味见于肠梗阻
	酒味见于饮酒或醉酒等
	浓烈的酸味见于幽门梗阻或狭窄等
呼气味	浓烈的酒味见于酒后或醉酒
	刺激性蒜味见于有机磷农药中毒
	烂苹果味见于糖尿病酮症酸中毒
	氨味见于尿毒症
	腥臭味见于肝性脑病

考点3★　体温测量

1. **口腔温度**　正常值为 36.3℃ ~ 37.2℃。口测法温度虽较可靠，但对婴幼儿及意识障碍者则不宜使用。

2. **肛门温度**　正常值为 36.5℃ ~ 37.7℃。肛门温度较口腔温度高 0.3℃ ~ 0.5℃。适用于小儿及神志不清的患者。

3. **腋下温度**　正常值为 36℃ ~ 37℃。腋测法较安全、方便，不易发生交叉感染。

考点4★★★　血压测量

根据《中国高血压防治指南》（2010年修订版），血压水平的定义和分类标准见下表：

分类	收缩压（mmHg）		舒张压
正常血压	<120	和	<80
正常高值	120~139	和/或	80~89
高血压	≥140	和/或	≥90
1级高血压	140~159	和/或	90~99
2级高血压	160~179	和/或	100~109
3级高血压	≥180	和/或	≥110
单纯收缩期高血压	≥140	和	<90

脉压增大和减小。脉压>40mmHg称为脉压增大，见于**主动脉瓣关闭不全**、动脉导管未闭、动静脉瘘、高热、甲状腺功能亢进症、严重贫血、动脉硬化等。脉压<30mmHg称为脉压减小，见于**主动脉瓣狭窄**、心力衰竭、休克、心包积液、缩窄性心包炎等。

考点5 ★★★　面容检查

	急性病容	慢性病容	甲亢面容	黏液性水肿面容	二尖瓣面容	伤寒面容	苦笑面容	满月面容	肢肥大症面容
关键词	面色潮红	面色晦暗	眼球突出,目光闪烁	睑厚面宽,颜面浮肿	双颊紫红	表情淡漠,无欲状态	牙关紧闭,面肌痉挛	面圆如满月,伴痤疮	头颅增大,耳鼻增大,脸面变长
见于	肺炎、急性化脓性阑尾炎、流脑	肝硬化、慢性肾炎等消耗性疾病	甲亢	甲减	风心病、二狭	伤寒、脑脊髓膜炎、脑炎	破伤风	库欣综合征、长期应用肾上腺皮质激素的患者	肢端肥大症

考点6 ★★　体位检查

1. **自动体位**　见于轻病或疾病早期。
2. **被动体位**　见于极度衰弱或意识丧失的患者。

3. 强迫体位

体位	仰卧位	俯卧位	侧卧位	坐位（端坐呼吸）	辗转体位	角弓反张位
见于	急性腹膜炎	脊柱疾病	一侧胸膜炎及大量胸腔积液	心肺功能不全	胆绞痛、肾绞痛、肠绞痛	破伤风及小儿脑膜炎

考点7★★★　步态检查

步态	痉挛性偏瘫步态（划圈样）	剪刀步态	醉酒步态	慌张步态	蹒跚步态（鸭步）	共济失调步态	间歇性跛行
见于	急性脑血管疾病后遗症	脑瘫或截瘫患者	小脑病变、酒精中毒	震颤麻痹	佝偻病、大骨节病、进行性肌营养不良、先天性双髋关节脱位	小脑或脊髓后索病变，如脊髓痨	严重下肢动脉硬化等

考点8★★★　皮疹、皮下出血、蜘蛛痣检查

1. 皮疹的检查

	表现	见于
斑疹	局部皮肤发红，不高出皮肤	麻疹初起、斑疹伤寒、丹毒、风湿性多形性红斑

	表现	见于
丘疹	直径小于 1cm，除局部颜色改变外还隆起皮面	药物疹、湿疹、猩红热、麻疹
斑丘疹	丘疹周围合并皮肤发红的底盘	药物疹、湿疹、猩红热、风疹
玫瑰疹	鲜红色的圆形斑疹，压之退色，松开时复现	伤寒或副伤寒
荨麻疹	边缘清楚的红色或苍白色的瘙痒性皮肤损害	过敏

2. 皮下出血的检查

瘀点	紫癜	瘀斑	血肿
<2mm	3~5mm	>5mm	片状出血伴皮肤显著隆起

3. 蜘蛛痣　　蜘蛛痣出现部位多在上腔静脉分布区，如面、颈、手背、上臂、前胸和肩部等处。蜘蛛痣的发生与雌激素增多有关，常见于慢性肝炎、肝硬化，是肝脏对体内雌激素的灭活能力减弱所致。健康妇女在妊娠期间、月经前或月经期偶尔也可出现蜘蛛痣。

考点 9 ★★★　局部和全身浅表淋巴结肿大

1. 局限性淋巴结肿大　①左锁骨上窝淋巴结：腹腔脏器癌（胃癌、肝癌、结肠癌等）转移。②右锁骨上窝：胸腔脏器癌（肺癌、食管癌等）。③颈

诊断学基础

部：鼻咽癌。④腋下：乳腺癌。

2. 全身淋巴结肿大 常见于传单、淋巴细胞性白血病。

考点 10★★ 头颅形状、大小检查

通常以头围来表示头颅的大小。

1. 小颅 婴幼儿前囟过早闭合可引起小头畸形，同时伴有智力发育障碍（痴呆症）。

2. 方颅 前额左右突出，头顶平坦呈方颅畸形，见于小儿佝偻病、先天性梅毒。

3. 巨颅 额、头顶、颞和枕部膨大呈圆形，颜面部相对很小，头皮静脉明显怒张。

由于颅内高压，压迫眼球，形成双目下视、巩膜外露的特殊面容，称为落日现象，见于脑积水。

考点 11★★★ 眼部检查

1. 眼睑闭合不全 双侧眼睑闭合不全常见于甲状腺功能亢进症；单侧眼睑闭合不全常见于面神经麻痹。

2. 瞳孔大小

（1）缩小（<2mm） 常见于虹膜炎、有机磷农药中毒，毒蕈中毒，吗啡、氯丙嗪、毛果芸香碱等药物影响。

（2）扩大（>5mm） 见于外伤、青光眼绝

对期、视神经萎缩、完全失明、濒死状态、颈交感神经刺激和阿托品、可卡因等药物影响。

3. 双侧瞳孔大小不等 脑外伤、脑肿瘤、脑疝及中枢神经梅毒。

4. 瞳孔对光反射迟钝或消失 见于昏迷病人。

考点 12 ★★★ 颈部血管检查

1. 颈静脉怒张 右心衰竭、缩窄性心包炎、心包积液及上腔静脉梗阻。颈静脉搏动见于三尖瓣关闭不全。

2. 颈动脉搏动（安静状态下明显搏动） 发热、甲亢、高血压、主闭或严重贫血。

考点 13 ★★★ 甲状腺检查

甲状腺肿大分为三度：①Ⅰ度：不能看出但能触及。②Ⅱ度：既可看出肿大又能触及，但在胸锁乳突肌以内区域。③Ⅲ度：肿大超出胸锁乳突肌外缘。

考点 14 ★★★ 气管检查

1. 将气管推向健侧 大量胸腔积液、气胸或纵隔肿瘤及单侧甲状腺肿大。

2. 将气管拉向患侧 肺不张、肺硬化、胸膜粘连。

考点 15 ★　胸部体表标志及分区

1. 胸骨角　两侧胸骨角分别与左、右第 2 肋软骨相连接，通常以此作为标记来计数前胸壁上的肋骨和肋间隙。

2. 第 7 颈椎棘突　为背部颈、胸交界部的骨性标志，其下即为第 1 胸椎棘突。

3. 肩胛下角　被检查者取直立位，两手自然下垂时，肩胛下角平第 7 肋骨或第 7 肋间隙，或相当于第 8 胸椎水平。

考点 16 ★★　肺和胸膜视诊

1. 呼吸加深的诊断学意义　严重代谢性酸中毒时，病人出现节律匀齐，深而大（吸气慢而深，呼气短促），不感呼吸困难的呼吸，称为库斯莫尔（Kussmaul）呼吸，又称酸中毒大呼吸，见于尿毒症、糖尿病酮症酸中毒等疾病。

2. 呼吸节律的诊断学意义

（1）潮式呼吸　常见于脑炎、脑膜炎、颅内压增高、脑干损伤等。

（2）间停呼吸　又称比奥（Biot）呼吸，常为临终前的危急征象。

考点 17 ★★★　肺和胸膜触诊

触觉语颤改变的意义：

触觉语颤	见于
增强	1. 肺实变：肺炎链球菌肺炎、肺梗死、肺结核、肺脓肿及肺癌。 2. 压迫性肺不张：胸腔积液上方受压而萎瘪的肺组织及受肿瘤压迫的肺组织。 3. 较浅而大的肺空洞：肺结核、肺脓肿、肺肿瘤所致的空洞
减弱或消失	1. 肺泡内含气量增多：如肺气肿及支气管哮喘发作时。 2. 支气管阻塞：如阻塞性肺不张、气管内分泌物增多。 3. 胸壁距肺组织距离加大：如胸腔积液、气胸、胸膜高度增厚及粘连、胸壁水肿或高度肥厚、胸壁皮下气肿。 4. 体质衰弱。 5. 大量胸腔积液、严重气胸时，语颤可消失

考点 18 ★　肺部叩诊

1. 正常肺部叩诊音　正常肺部叩诊音呈清音。

2. 肺部定界叩诊　①肺下界下移见于肺气肿。②肺下界上移见于肺不张、肺萎缩、胸腔积液、气胸。

3. 肺部病理性叩诊音的意义

（1）**浊音或实音** ①肺组织含气量减少或消失：如肺炎、肺结核、肺梗死、肺不张、肺水肿、肺硬化。②肺内不含气的病变：如肺肿瘤、肺包囊虫病、未穿破的肺脓肿。③胸膜腔病变：如胸腔积液、胸膜增厚粘连等。④胸壁疾病：如胸壁水肿、肿瘤等。

（2）**鼓音** ①气胸。②直径大于 3～4cm 的浅表肺大疱、肺空洞，如空洞型肺结核、液化破溃了的肺脓肿或肺肿瘤。

（3）**过清音** 肺气肿、支气管哮喘发作。

考点 19 ★★★　啰音听诊

1. 干啰音　干啰音是支气管有病变的表现。如两肺都出现干啰音，见于急慢性支气管炎、支气管哮喘、支气管肺炎、心源性哮喘等。局限性干啰音是由局部支气管狭窄所致，常见于支气管局部结核、肿瘤、异物或黏稠分泌物附着。局部而持久的干啰音见于肺癌早期或支气管内膜结核。

2. 湿啰音（水泡音）　湿啰音是肺与支气管有病变的表现。湿啰音两肺散在性分布，常见于支气管炎、支气管肺炎、血行播散型肺结核、肺水肿；两肺底分布，多见于肺淤血、肺水肿早期及支气管肺炎；一侧或局限性分布，常见于肺炎、肺结核、支气管扩张症、肺脓肿、肺癌及肺出血等。

考点 20 ★ 胸膜摩擦音听诊

胸膜摩擦音在吸气和呼气时皆可听到，一般以吸气末或呼气开始时较为明显。屏住呼吸时胸膜摩擦音消失，可借此与心包摩擦音区别。胸膜摩擦音是干性胸膜炎的重要体征，主要见于以下几种情况：①胸膜炎症：如结核性胸膜炎、化脓性胸膜炎以及其他原因引起的胸膜炎症。②原发性或继发性胸膜肿瘤。③肺部病变累及胸膜：如肺炎、肺梗死等。④胸膜高度干燥：如严重脱水等。⑤其他：如尿毒症等。

考点 21 ★★★ 呼吸系统常见疾病的体征（肺实变、肺气肿、胸腔积液、肺不张及气胸）

1. 肺实变

（1）望诊 两侧胸廓对称，患侧呼吸动度可局限性减弱或消失。

（2）触诊 气管居中，患侧语音震颤增强。

（3）叩诊 患侧呈实音。

（4）听诊 患侧肺泡呼吸音消失，可听到病理性支气管呼吸音，支气管语音增强。

2. 肺气肿

（1）望诊 胸廓呈桶状，两侧呼吸动度减弱。

（2）触诊 气管居中。语音震颤减弱。

（3）叩诊 两肺过清音，严重者心界叩不出；

肺下界下降，肺下界移动度减低。

（4）听诊　两肺肺泡呼吸音减弱，呼气延长，听觉语音减弱，心音较遥远。

3. 胸腔积液

（1）望诊　患侧胸廓饱满，呼吸动度减弱或消失。

（2）触诊　气管移向对侧，患侧语音震颤减弱或消失。

（3）叩诊　患侧叩诊浊音或实音。

（4）听诊　患侧呼吸音减弱或消失，液面上方可听到病理性支气管呼吸音。

4. 阻塞性肺不张

（1）望诊　患侧胸廓下陷，肋间隙变窄，呼吸动度减弱或消失。

（2）触诊　气管移向患侧，语颤减弱或消失。

（3）叩诊　患侧呈浊音或实音。

（4）听诊　呼吸音消失，听觉语音减弱或消失。

5. 气胸

（1）望诊　患侧胸廓饱满，肋间隙增宽，呼吸动度减弱或消失。

（2）触诊　气管移向对侧，患侧语音震颤减弱或消失。

（3）叩诊　患侧呈鼓音。左侧气胸时，心界叩不出；右侧气胸时，肝浊音界下移。

（4）听诊　患侧呼吸音减弱或消失。

考点 22 ★★★　心脏视诊

1. 心前区隆起　①某些先天性心脏病，如法洛四联症、肺动脉瓣狭窄。②儿童时期患慢性风湿性心脏病伴右心室增大。

2. 心尖搏动

（1）**心尖搏动的位置改变**　①左心室增大时，心尖搏动向左下移位。②右心室增大时，心尖搏动向左移位。③肺不张、粘连性胸膜炎时，心尖搏动移向患侧。④胸腔积液、气胸时，心尖搏动移向健侧。⑤大量腹水、肠胀气、腹腔巨大肿瘤或妊娠等，心尖搏动位置向外上移位。

（2）**心尖搏动强度及范围的改变**　左心室肥大、甲亢、重症贫血、发热等疾病时心尖搏动增强；心包积液、左侧气胸或胸腔积液、肺气肿等，心尖搏动减弱甚或消失；负性心尖搏动见于粘连性心包炎、显著右心室增大者。

考点 23 ★★★　心脏触诊

1. 心脏常见震颤的临床意义

时期	部位	临床意义
收缩期	胸骨右缘第 2 肋间	主动脉狭窄
	胸骨左缘第 2 肋间	肺动脉狭窄
	胸骨左缘第 3、4 肋间	室间隔缺损

时期	部位	临床意义
舒张期	心尖部	二尖瓣狭窄
连续性	胸骨左缘第 2 肋间及其附近	动脉导管未闭

2. 心包摩擦感 心包摩擦感通常在胸骨左缘第 4 肋间最易触及，以收缩期明显。坐位稍前倾或深呼气末更易触及。

考点 24 ★　心脏叩诊

1. 叩诊方法 采用间接叩诊法，沿肋间隙从外向内、自下而上叩诊，板指与肋间隙平行并紧贴胸壁。叩诊心脏左界时，从心尖搏动外 2～3 cm 处由外向内进行叩诊。如心尖搏动不明显，则自第 6 肋间隙左锁骨中线外的清音区开始，然后按肋间隙逐渐上移，至第 2 肋间隙为止；叩诊心脏右界时，自肝浊音界的上一肋间隙开始，逐一叩诊至第 2 肋间隙。

2. 心脏浊音界改变的临床意义

（1）**左心室增大** 心脏浊音界向左下扩大，心脏浊音区呈靴形，称为主动脉型心脏。见于主闭及高血压性心脏病。

（2）**左心房增大或合并肺动脉段扩大** 心脏浊音区外形呈梨形，称为二尖瓣型心脏。见于二尖瓣狭窄。

（3）**心包积液** 坐位时心脏浊音界呈三角烧

瓶形。

（4）**左、右心室增大** 心界向两侧扩大，成为普大型心脏，见于扩张型心肌病等。

考点 25 ★ ★　心脏瓣膜听诊区

听诊区	最响部位
二尖瓣	左侧第 5 肋间隙，锁骨中线内侧
三尖瓣	胸骨下剑突偏左或偏右处
主动脉瓣	胸骨右缘第 2 肋间隙
主动脉瓣第二听诊区	胸骨左缘第 3、4 肋间隙（主动脉关闭不全时，舒张期杂音在此最响）
肺动脉瓣	胸骨左缘第 2 肋间隙

考点 26 ★ ★　心音听诊

1. 正常心音 如上所述，正常心音有 4 个，成年人可以听到 S_1 和 S_2，儿童和部分青少年可听到 S_3，一般听不到 S_4。

2. 心音改变及其临床意义

（1）**P_2 增强** 见于肺动脉高压、二尖瓣狭窄、左心功能不全、室间隔缺损、动脉导管未闭、肺心病；P_2 减弱见于肺动脉瓣狭窄或关闭不全。

（2）**钟摆律** 或胎心律见于心肌有严重病变时，如大面积急性心肌梗死、重症心肌炎等。

（3）**S_2 分裂** 临床较常见，以肺动脉瓣区明显。见于右室排血时间延长，肺动脉瓣关闭明显延迟（如肺动脉瓣狭窄），或左心室射血时间缩短，主动脉关闭时间提前（如二尖瓣关闭不全、室间隔缺损等）。

3. 奔马律及开瓣音

（1）舒张早期奔马律最常见，是病理性第三心音，又称 S_3 奔马律或室性奔马律，在心尖部容易听到。舒张早期奔马律的出现，提示心脏有严重的器质性病变，见于各种原因的心力衰竭、急性心肌梗死、重症心肌炎等。

（2）开瓣音（二尖瓣开放拍击音）见于二尖瓣狭窄而瓣膜弹性尚好时，是二尖瓣分离术适应证的重要参考条件。

考点27★★★　各瓣膜区常见杂音听诊

1. 最响部位与病变部位的关系

最响部位	提示病变部位
心尖部	二尖瓣
胸骨下剑突偏左或偏右处	三尖瓣
主动脉瓣区	主动脉瓣
肺动脉瓣区	肺动脉瓣
胸骨左缘3、4肋间	室间隔缺损

2. 杂音的性质与所提示的病变

杂音性质	提示病变
心尖区粗糙的吹风样收缩期杂音	二尖瓣关闭不全
心尖区柔和而高调的吹风样杂音	相对性二尖瓣关闭不全
心尖区舒张中晚期隆隆样杂音	二尖瓣狭窄的特征性杂音

杂音性质	提示病变
主动脉瓣第二听诊区叹气样舒张期杂音	主动脉瓣关闭不全
主动脉瓣第二听诊区响亮而粗糙的全收缩期杂音	室间隔缺损或肥厚型梗阻性心肌病
主动脉区收缩期杂音	各种病因的主动脉狭窄
肺动脉瓣区及其附近机器声样连续性杂音	动脉导管未闭
听诊时杂音如海鸥鸣或鸽鸣样	感染性心内膜炎及梅毒性主动脉瓣关闭不全

考点 28 ★　心包摩擦音听诊

在胸骨左缘第 3、4 肋间处较易听到，病人坐位稍前倾，深呼气后屏住呼吸时易于听到，见于急性心包炎。

考点 29 ★★　血管检查及周围血管征

1. 视诊　毛细血管搏动征见于脉压增大的疾病，如：主闭、重症贫血、甲亢。

2. 触诊

名称	特点	意义
水冲脉	脉搏骤起骤落急促而有力	常见于主闭、发热、贫血及甲亢
交替脉	节律正常强弱交替	高血压心脏病、急性心肌梗死、主闭所致的左心衰竭

续表

名称	特点	意义
重搏脉		伤寒、败血症、低血容量休克
奇脉	吸气时脉搏减弱或消失	心包积液、缩窄性心包炎是心包填塞重要体征
无脉	脉搏消失	严重休克及多发性大动脉炎

3. 周围血管征 包括头部随脉搏呈节律性点头运动、颈动脉搏动明显、毛细血管搏动征、水冲脉、枪击音与杜氏双重杂音，均由脉压增大所致，常见于主闭、发热、贫血及甲亢。

考点 30 ★★★ 循环系统常见疾病的体征

病变	视诊（心尖搏动）	触诊（心尖搏动）	叩诊	听诊
二狭	二尖瓣面容，心尖搏动略向左移	向左移，心尖部触及舒张期震颤	梨形	心尖部 S_1 亢进，较局限的递增型隆隆样舒张中晚期杂音，可伴开瓣音，P_2 亢进，肺动脉瓣区格-斯杂音
二闭	向左下移位	向左下移位，常呈抬举性	心浊音界向左下扩大	心尖部 S_1 减弱，心尖部有 3/6 级或以上较粗糙的吹风样全收缩期杂音，范围广泛，常向左腋下及左肩胛下角传导

病变	视诊（心尖搏动）	触诊（心尖搏动）	叩诊	听诊
主狭	向左下移位	向下移位，呈抬举性，主动脉瓣区收缩期震颤	心浊音界向左下扩大	心尖部 S_1 减弱，A_2 减弱，主动脉瓣区可听到高调、粗糙的递增-递减型收缩期杂音，向颈部传导
主闭	颜面较苍白，颈动脉搏动明显，向左下移位且范围较广，点头运动及毛细血管搏动征	向左下移位并呈抬举性，有水冲脉	心浊音界向左下扩大，靴形	心尖部 S_1 减弱，A_2 减弱或消失，主动脉瓣第二听诊区叹气样递减型舒张期杂音，可向心尖部传导

诊断学基础

考点 31★ 腹部视诊

1. 腹部膨隆　①腹内积气：可见于肠梗阻、肠麻痹、胃肠穿孔。②腹腔积液：大量积液可形成蛙腹，常见于肝硬化门脉高压症、右心衰竭、缩窄性心包炎。③腹腔巨大肿块：以巨大卵巢囊肿最常见。

2. 腹部凹陷　严重者呈舟状腹，见于恶性肿瘤、结核、糖尿病、慢性消耗性疾病的晚期。

考点 32 ★★★　腹部触诊

1. 腹壁紧张度　①弥漫性腹肌紧张多见于胃肠道穿孔或实质脏器破裂所致的急性弥漫性腹膜炎，此时腹壁常强直，硬如木板，故称为板状腹。②局限性腹肌紧张多系局限性腹膜炎所致，如右下腹腹壁紧张多见于急性阑尾炎，右上腹腹壁紧张多见于急性胆囊炎；腹膜慢性炎症时，触诊如揉面团一样，称为揉面感，常见于结核性腹膜炎、癌性腹膜炎。

2. 压痛

（1）**广泛性压痛**　见于弥漫性腹膜炎。

（2）**局限性压痛**　常见的固定的压痛点有：①阑尾点：又称麦氏点，位于右髂前上棘与脐连线中外 1/3 交界处，考虑急性阑尾炎。②胆囊点：位于右侧腹直肌外缘与肋弓交界处，考虑胆囊病变。

3. 反跳痛　反跳痛表示炎症已波及腹膜壁层，腹膜紧张伴压痛、反跳痛称为腹膜刺激征，是急性腹膜炎的可靠体征。

考点 33 ★★★　腹内脏器触诊

1. 胆囊触诊

（1）**墨菲征阳性**　在深吸气时发炎的胆囊下移时碰到用力按压的拇指引起疼痛，患者因疼痛而突然屏气，又称胆囊触痛征。见于急性胆囊炎。

（2）**库瓦济埃征阳性**　当胰头癌压迫胆总管导致阻塞，出现黄疸进行性加深，胆囊显著肿大，但无压痛，又称无痛性胆囊增大征阳性。

2. 脾脏触诊　临床上常将脾肿大分为三度：①轻度：脾脏在肋下不超过 3cm。②中度：超过 3cm 但在脐水平线以上。③高度：超过脐水平线或前正中线，又称巨脾。

考点 34 ★　肝脏叩诊

病理情况下，肝浊音界向上移位见于右肺不张、气腹及鼓肠等；肝浊音界向下移位见于肺气肿、右侧张力性气胸等。肝浊音界扩大见于肝炎、肝脓肿、肝淤血、肝癌和多囊肝等；肝浊音界缩小见于急性肝坏死、晚期肝硬化和胃肠胀气等；肝浊音界消失，代之以鼓音，是急性胃肠穿孔的重要征象，亦可见于人工气腹。肝炎、肝脓肿时可出现肝区叩击痛。

考点 35 ★★　胃泡鼓音区和移动性浊音叩诊

1. 胃泡鼓音区　胃泡鼓音区上界为膈及肺下缘，下界为肋弓，左界为脾脏，右界为肝左缘。此区明显扩大见于幽门梗阻；明显缩小见于胸腔积液、心包积液、脾肿大及肝左叶肿大等。此区鼓音消失见于急性胃扩张或溺水者。

2. 移动性浊音　当腹腔内有 1000mL 以上游

诊断学基础

离液体时，患者仰卧位叩诊，腹中部呈鼓音，腹部两侧呈浊音；侧卧位时，叩诊上侧腹部转为鼓音，下侧腹部呈浊音。这种因体位不同而出现浊音区变动的现象称为移动性浊音阳性，见于肝硬化门静脉高压症、右心衰竭、肾病综合征、严重营养不良以及渗出性腹膜炎（如结核性或自发性）等引起的腹水。

考点36★★　腹部听诊

1. **肠鸣音**　①肠鸣音亢进，多见于机械性肠梗阻。②肠鸣音消失，多见于急性腹膜炎或麻痹性肠梗阻。

2. **振水音**　见于胃扩张、幽门梗阻及胃液分泌过多。

考点37★★★　腹部常见疾病的体征

1. **肝硬化**　黄疸、蜘蛛痣、肝掌，肝脏轻度肿大/缩小，质硬，无压痛，脾大、脾亢、蛙状腹，移动性浊音阳性，液波震颤、食管胃底静脉曲张、腹壁静脉曲张、痔核。

2. **幽门梗阻**　反复呕吐大量发酵的隔日食物。主要体征：空腹时上腹部饱满和胃型、蠕动波及逆蠕动波，并出现振水音。

3. **急性腹膜炎**　腹膜刺激征（腹壁紧张、压痛及反跳痛）。胃肠穿孔时，叩诊肝浊音区缩小或消失，听诊肠鸣音减弱或消失。

4. 急性阑尾炎

（1）右下腹部麦氏点有显著而固定的压痛及反跳痛是诊断阑尾炎的重要依据。

（2）结肠充气试验阳性提示阑尾炎。

（3）腰大肌征阳性提示盲肠后位的阑尾炎。

5. 急性胆囊炎　　右肋下胆囊区有腹壁紧张、压痛及反跳痛，墨菲征阳性。

6. 急性胰腺炎

（1）水肿型　　表情痛苦，无腹壁紧张与反跳痛。上腹部或左上腹部有中度压痛，但常与主诉腹痛不相符。

（2）出血坏死型　　休克、腹膜刺激征、移动性浊音阳性、腹胀和肠鸣音减弱或消失、上腹部可触及包块。

7. 肠梗阻　　腹部膨胀，腹壁紧张，有压痛。

（1）绞窄性肠梗阻有反跳痛。

（2）机械性肠梗阻时，可见肠型及蠕动波，听诊肠鸣音亢进，呈金属性音调。

（3）麻痹性肠梗阻时视诊无肠型，听诊肠鸣音减弱或消失。

考点38★★　　肛门、直肠指诊

1. 有剧烈触痛，多见于肛裂与感染。

2. 触痛并有波动感，多见于肛门、直肠周围脓肿。

3. 柔软光滑而有弹性包块，多见于直肠息肉。

4. 质地坚硬、表面凹凸不平的包块，多见于直肠癌。

5. 指套带有黏液、脓液或血液，多见于炎症并有组织破坏。

考点39★　脊柱检查

1. 脊柱弯曲度　①脊柱后凸：多发生于胸段，见于佝偻病、脊柱结核、强直性脊柱炎、脊柱退行性变等。②脊柱前凸：多发生于腰段，见于大量腹水、腹腔巨大肿瘤、髋关节结核及髋关节后脱位等。③脊柱侧凸：姿势性侧凸的特点为弯曲度多不固定，如平卧或向前弯腰时可使侧弯消失，多见于儿童发育期坐立位姿势不良、椎间盘突出症、脊髓灰质炎等；器质性侧凸时，改变体位不能使侧凸得到纠正，见于佝偻病、脊椎损伤、胸膜肥厚等。

2. 脊柱压痛与叩击痛　正常人脊柱无压痛与叩击痛，若某一部位有压痛与叩击痛，提示该处有病变，如脊椎结核、脊椎骨折、脊椎肿瘤、椎间盘突出等。

考点40★★　四肢、关节检查

1. 匙状甲（反甲）　常见于缺铁性贫血，偶见于风湿热。

2. 杵状指（趾） 常见于支气管扩张、支气管肺癌、慢性肺脓肿、脓胸以及发绀型先天性心脏病、亚急性感染性心内膜炎等。

3. 指关节变形 以类风湿关节炎引起的梭形关节最常见。

考点41★★ 中枢性和周围性面神经麻痹的鉴别

	面部表现	口角
中枢性	病灶对侧颜面下部肌肉麻痹	歪向病灶侧
周围性	病灶同侧全部面肌瘫痪	歪向病灶对侧

考点42★ 感觉功能检查、感觉障碍及其常见类型

1. 末梢型 表现为肢体远端对称性完全性感觉缺失，呈手套状、袜子状分布，多见于多发性神经炎。

2. 神经根型 感觉障碍范围与某种神经根的节段分布一致，呈节段型或带状，在躯干呈横轴走向，在四肢呈纵轴走向。疼痛较剧烈，常伴有放射痛或麻木感，见于椎间盘突出症、颈椎病和神经根炎等。

3. 内囊型 表现为病灶对侧半身感觉障碍、偏瘫、同向偏盲，常称为三偏征，常见于脑血管疾病。

考点 43 ★ ★ 运动功能检查

1. 肌力 肌力是指肢体随意运动时肌肉收缩的力量。肌力分级分为 6 级：

0 级：无肢体活动，也无肌肉收缩，为完全性瘫痪。

1 级：可见肌肉收缩，但无肢体活动。

2 级：肢体能在床面上做水平移动，但不能抬起。

3 级：肢体能抬离床面，但不能抵抗阻力。

4 级：能做抵抗阻力的动作，但较正常差。

5 级：正常肌力。

其中，0 级为全瘫，1~4 级为不完全瘫痪（轻瘫），5 级为正常肌力。

2. 肌张力 肌张力是肌肉在松弛状态下的紧张度和被动运动时的阻力。张力过低或缺失见于周围神经、脊髓灰质前角及小脑病变。折刀样张力过高见于锥体束损害，铅管样肌张力过高见于锥体外系损害。

3. 不自主运动

（1）震颤 ①静止性震颤：帕金森病。②动作性震颤：小脑病变。③扑翼样震颤：肝性脑病。

（2）舞蹈症 儿童脑风湿病变。

（3）手足搐搦 低钙血症和碱中毒。

考点 44 ★★★　中枢性和周围性瘫痪的鉴别

	中枢性瘫痪	周围性瘫痪
瘫痪分布	范围较广，单瘫、偏瘫、截瘫	范围较局限，以肌群为主
肌张力	增强	降低
肌萎缩	不明显	明显
膝腱反射	亢进	减弱或消失
病理反射	有	无
肌束颤动	无	可有

考点 45 ★★★　神经反射检查

　　浅反射　腹壁反射：上部腹壁反射消失说明病变在胸髓7~8节；中部腹壁反射消失说明病变在胸髓9~10节；下部腹壁反射消失说明病变在胸髓11~12节；一侧腹壁反射消失，多见于同侧锥体束病损；上、中、下腹壁反射均消失见于昏迷或急腹症患者。肥胖者、老年人、经产妇也可见腹壁反射消失。

	神经反射	临床意义
病理反射	巴宾斯基征	锥体束病变，其中巴宾斯基征意义最大
	奥本海姆征	
	戈登征	
	查多克征	
	霍夫曼征	
	肌阵挛	

续表

	神经反射	临床意义
脑膜刺激征	颈强直	见于各种脑膜炎、蛛网膜下腔出血。
	凯尔尼格征	颈强直也可见于颈椎病、颈部肌肉病变。
	布鲁津斯基征	凯尔尼格征也可见于坐骨神经痛、腰骶神经根炎

第三单元　实验室诊断

考点1★　血红蛋白测定和红细胞计数，红细胞形态变化

1. 红细胞及血红蛋白减少　以血红蛋白为标准，成年男性 Hb < 120g/L，成年女性 Hb < 110g/L，即为贫血。临床上根据血红蛋白减低程度将贫血分为4级：①轻度：Hb 小于参考值低限但大于90g/L。②中度：Hb 90 ~ 60g/L。③重度：Hb 60 ~ 30g/L。④极重度：Hb < 30g/L。

（1）**生理性减少**　见于妊娠中、后期，6个月至2岁的婴幼儿，老年人。

（2）**病理性减少**　①红细胞生成减少：骨髓

造血功能障碍。②红细胞破坏过多。③红细胞丢失过多：如各种失血性贫血等。

2. 红细胞及血红蛋白增多　单位容积循环血液中血红蛋白量、红细胞数高于参考值高限。诊断标准：成年男性 Hb > 170g/L，RBC > 6.0 × 10^{12}/L；成年女性 Hb > 160g/L，RBC > 5.5 × 10^{12}/L。

（1）相对性增多　因血浆容量减少，血液浓缩所致，见于严重腹泻、频繁呕吐、糖尿病酮症酸中毒。

（2）绝对性增多　①继发性：组织缺氧所致，生理性见于新生儿及高原生活者，病理性见于严重的慢性心、肺疾病，如阻塞性肺气肿、肺源性心脏病。②原发性：见于真性红细胞增多症。

考点 2★★　白细胞计数及白细胞分类计数，中性粒细胞核象变化

白细胞总数：成人（4～10）×10^9/L。成人白细胞数 >10.0×10^9/L 称为白细胞增多，<4.0×10^9/L 称为白细胞减少。白细胞总数的增减主要受中性粒细胞数量的影响。

1. 中性粒细胞增多　生理性增多见于新生儿、妊娠后期、分娩、剧烈运动或劳动后。病理性增多分为反应性增多和异常增生性增多两种。

反应性增多见于：①急性感染：化脓性感染

最常见。②严重组织损伤。③急性大出血及急性溶血。④急性中毒：如代谢性酸中毒（尿毒症、糖尿病酮症酸中毒）。⑤恶性肿瘤。

异常增生性增多见于：①急、慢性粒细胞白血病。②骨髓增殖性疾病。

2. 中性粒细胞减少 中性粒细胞绝对值 < $2.0 \times 10^9/L$ 称为粒细胞减少症；< $0.5 \times 10^9/L$ 称为粒细胞缺乏症。病理性减少见于：单核－巨噬细胞系统功能亢进，如脾功能亢进。

3. 中性粒细胞核象变化

（1）*核左移* 常见于感染，特别是急性化脓性感染，也可见于急性大出血、急性溶血反应、急性中毒等。核左移伴白细胞总数增高，称为再生性左移。表示机体反应性强，骨髓造血功能旺盛。核左移而白细胞总数不增高，甚至减少，称为退行性左移。表示机体反应性低下，骨髓造血功能减低，见于再生障碍性贫血、粒细胞缺乏症。

（2）*核右移* 常伴有白细胞总数减少，为骨髓造血功能减低或缺乏造血物质所致。常见于巨幼细胞贫血、恶性贫血。在感染的恢复期出现一过性核右移是正常现象；若在疾病进展期突然出现核右移，提示预后不良。

考点 3 ★　血小板计数

正常成人血小板计数的参考值是（100～300）× 10^9/L。

考点 4 ★★　血清蛋白测定

血清总蛋白及白蛋白减低 见于肝脏疾病：①急性或局限性肝损害：血清蛋白检查可无明显异常。②慢性肝病：如慢性肝炎、肝硬化、肝癌时可有白蛋白减少，球蛋白增加，A/G 比值减低。③A/G 比值倒置：表示肝功能严重损害，如重度慢性肝炎、肝硬化。

考点 5 ★★　尿胆红素定性试验

1. 参考值　正常定性为阴性。

2. 临床意义　尿胆红素定性试验阳性提示血液中 CB 增高。肝细胞性黄疸为阳性；阻塞性黄疸为强阳性；溶血性黄疸为阴性。

考点 6 ★★　3 种类型黄疸实验室检查鉴别表

类型	总胆红素（STB）	结合胆红素（CB）	非结合胆红素（UCB）	CB/STB	尿胆原	尿胆红素
溶血性黄疸	↑↑	轻度↑或正常	↑↑	<20%	强（+）	（－）

续表

类型	总胆红素（STB）	结合胆红素（CB）	非结合胆红素（UCB）	CB/STB	尿胆原	尿胆红素
阻塞性黄疸	↑↑	↑↑	轻度↑或正常	＞50%	（－）	强（＋）
肝细胞性黄疸	↑↑	↑	↑	20%～50%	（＋）或（－）	（＋）

考点7★★★　血清酶及同工酶检查

1. 血清氨基转移酶测定

（1）肝脏疾病

1）急性病毒性肝炎时，ALT 与 AST 均显著升高，以 ALT 升高更加明显。

2）急性重症肝炎 AST 明显升高，但在病情恶化时，黄疸进行性加深，酶活性反而降低，即出现"胆－酶分离"现象，提示肝细胞严重坏死，预后不良。

（2）心肌梗死　急性心肌梗死后 6～8 小时，AST 增高。

2. 碱性磷酸酶及其同工酶测定　胆道阻塞：各种肝内、外胆道阻塞性疾病，如胰头癌、胆道结石、原发性胆汁性肝硬化、肝内胆汁淤积等，ALP 明显升高，以 ALP_1 为主。尤其是癌性梗阻时，100% 出现 ALP_1，且 $ALP_1 ＞ ALP_2$。

考点 8 ★　甲、乙、丙型病毒性肝炎标志物检查

1. 甲型肝炎病毒标志物检查

（1）抗－HAV IgM 阳性说明机体正在感染HAV，感染 1 周后产生，是早期诊断甲肝的特异性指标

（2）抗－HAV IgG 阳性，其是保护性抗体，一般在感染 HAV 3 周后出现在血清中，且持久存在，是获得免疫力的标志，提示既往感染，可作为流行病学调查的指标。

2. 乙型肝炎病毒标志物检查

检测项目	阳性（＋）意义
HBsAg（表面抗原）	感染 HBV 的标志，见于 HBV 携带者或乙肝患者
抗－HBs（表面抗体）	注射过乙肝疫苗或曾感染过 HBV，目前HBV 已被清除者——保护性抗体
HBeAg（e 抗原）	有 HBV 复制，传染性强
抗－HBe（e 抗体）	HBV 大部分被清除或抑制，传染性降低
抗－HBc（核心抗体）	曾经或正在感染 HBV，是诊断急性乙肝和判断病毒复制的重要指标

3. 丙型肝炎病毒标志物检查

（1）HCV－RNA 阳性见于 HCV 现症感染，提示 HCV 复制活跃，传染性强。HCV－RNA 阴性

而抗 – HCV IgG 阳性，提示既往感染的可能性大。

（2）抗 – HCV 阳性是诊断 HCV 感染的重要依据。

（3）抗 – HCV IgM 阳性是诊断丙型肝炎的早期指标之一，是病毒复制指标

（4）抗 – HCV IgG 阳性表明已有 HCV 感染，输血后 80% ~90% 的肝炎患者出现阳性。

考点 9 ★★★　肾小球功能试验

1. 内生肌酐清除率（Ccr）测定

（1）Ccr 是测定肾小球滤过功能最常用的方法，也是反映肾小球滤过功能的主要指标。

（2）临床意义 为判断肾小球损害的敏感指标，能较早地反映肾小球滤过功能。

2. 血清尿素氮测定　临床意义：反映肾小球滤过功能，但不是敏感的特异性指标。

考点 10 ★★★　昼夜尿比密试验（莫氏试验）

莫氏试验可了解肾脏的稀释 – 浓缩功能，是反映远端肾小管和集合管功能状态的敏感试验。

考点 11 ★★★　糖类检查

1. 空腹血糖（FBG）测定

（1）参考值 空腹血糖：葡萄糖氧化酶法 3.9 ~6.1mmol/L（70 ~110mg/L）。

（2）FBG 增高　生理性增高见于餐后 1～2 小时、高糖饮食、剧烈运动、情绪激动等。病理性增高见于：①各型糖尿病。②内分泌疾病：如甲状腺功能亢进症、肢端肥大症、巨人症、嗜铬细胞瘤、肾上腺皮质功能亢进症、胰高血糖素瘤等。③应激性因素：如颅脑外伤、急性脑血管病、中枢神经系统感染、心肌梗死、大面积烧伤等。④肝脏和胰腺疾病：如严重肝损害、坏死性胰腺炎、胰腺癌等。⑤其他：如呕吐、脱水、缺氧、麻醉等。

（3）FBG 减低　生理性减低见于饥饿、长时间剧烈运动等。病理性减低见于：①胰岛素分泌过多：如胰岛 B 细胞增生或肿瘤、胰岛素用量过大、口服降糖药等。②对抗胰岛素的激素缺乏：如生长激素、肾上腺皮质激素、甲状腺激素缺乏等。③肝糖原储存缺乏：如重型肝炎、肝硬化、肝癌等严重肝病。④急性酒精中毒。⑤消耗性疾病：如严重营养不良、恶病质等。

2. 血清糖化血红蛋白检测

（1）参考值　HbA1 5%～8%，HbA1c 4%～6%。

（2）临床意义　反映的是近 2～3 个月的平均血糖水平。

考点 12 ★　血脂测定

1. 血清胆固醇（TC）测定

（1）TC 增高　TC 增高是冠心病的危险因素

之一，常见于动脉粥样硬化所致的心、脑血管疾病及糖尿病。

（2）TC 降低　见于严重肝脏疾病，如急性重型肝炎、肝硬化等；甲状腺功能亢进症。

2. 血清甘油三酯（TG）测定

（1）TG 增高　是动脉粥样硬化的危险因素之一，常见于动脉粥样硬化症、冠心病。

（2）TG 减低　见于甲状腺功能亢进症、肾上腺皮质功能减退症、严重肝脏疾病等。

3. 血清脂蛋白测定

（1）HDL – C（高密度脂蛋白）具有抗动脉粥样硬化作用（好东西）。

（2）LDL – C（低密度脂蛋白）升高是动脉粥样硬化的潜在危险因素（坏东西）。

考点 13 ★★★　血、尿淀粉酶（AMS）测定

1. 参考值　Somogyi 法：血清 800 ~ 1800U/L，尿液 1000 ~ 12000U/L。

2. 临床意义　急性胰腺炎发病后 6 ~ 12 小时血清 AMS 开始增高，12 ~ 24 小时达高峰，3 ~ 5 天后恢复正常。如达 3500U/L 应怀疑此病，超过 5000U/L 即有诊断价值。尿 AMS 于发病后 12 ~ 24 小时开始增高。

考点 14 ★★★　心肌蛋白检测（cTnT、cTnI）

1. 心肌肌钙蛋白 T（cTnT）测定

（1）*诊断 AMI*　cTnT 是诊断 AMI 的确定性标志物。对诊断 AMI 的特异性优于 CK – MB 和 LDH；对亚急性及非 Q 波性心肌梗死或 CK – MB 无法诊断的心肌梗死患者更有诊断价值。

（2）*判断微小心肌损伤*　用于判断不稳定型心绞痛是否发生了微小心肌损伤，这种心肌损伤只有检测 cTnT 才能确诊。

2. 心肌肌钙蛋白 I（cTnI）测定　①诊断 AMI。②用于判断是否有微小心肌损伤，如不稳定型心绞痛、急性心肌炎。

考点 15 ★★　血清甲胎蛋白（AFP）检测

AFP 是目前诊断原发性肝细胞癌最特异的标志物，血清中 AFP > 300μg/L 可作为诊断阈值。

考点 16 ★★　尿液一般性状检查

1. 尿量

（1）*多尿*　尿量超过 2500mL/24h 者称为多尿。

（2）*少尿或无尿*　尿量少于 400mL/24h（或 17mL/h）者称为少尿；尿量少于 100mL/24h 者，称为无尿或尿闭。

2. 颜色和透明度

小便颜色或性状	见于
血尿	泌尿系统炎症、结石、肿瘤、结核等；也可见于血液系统疾病，如血小板减少性紫癜、血友病等
血红蛋白尿（浓茶色或酱油色）	蚕豆病、阵发性睡眠性血红蛋白尿、血型不合的输血反应及恶性疟疾
胆红素尿	肝细胞性及阻塞性黄疸
乳糜尿	丝虫病
脓尿和菌尿	泌尿系统感染，如肾盂肾炎、膀胱炎

3. 气味 ①烂苹果样气味，见于糖尿病酮症酸中毒。②蒜臭味，见于有机磷中毒。

4. 比重 尿比重的高低，主要取决于肾小管的浓缩稀释功能。正常人尿比重波动在 $1.015 \sim 1.025$。

（1）**增高** 见于急性肾炎、糖尿病、肾病综合征及肾前性少尿等。

（2）**减低** 见于慢性肾炎、慢性肾衰竭、尿崩症等。

（3）**固定** 常在 1.010 左右，称为等张尿，提示肾实质严重损害。

考点 17 ★★★　尿液化学检查

1. 尿蛋白 尿蛋白呈阳性或定量检查超过 $150mg/24h$ 者，称为蛋白尿。

（1）**生理性蛋白尿** 见于剧烈运动、寒冷、精神紧张等，为暂时性，尿中蛋白含量少。

（2）**病理性蛋白尿** ①肾小球性蛋白尿：见于肾小球肾炎、肾病综合征等。②肾小管性蛋白尿：见于肾盂肾炎、间质性肾炎等。

2. 尿酮体 一般检查法为阴性。尿酮体阳性见于糖尿病酮症酸中毒、妊娠剧吐、重症不能进食等脂肪分解增强的疾病。

考点 18 ★★ 尿液显微镜检查

1. 细胞 ①镜下血尿：尿外观无血色，红细胞 >3 个/HP 以上。②镜下脓尿：白细胞或脓细胞 >5 个/HP。

2. 管型 ①红细胞管型：见于急性肾炎、慢性肾炎急性发作。②透明管型：正常人也可偶有；肾实质病变时，明显增多。③蜡样管型：肾小管病变严重，预后较差。

考点 19 ★★★ 粪便一般性状检查

大便颜色或性状	提示疾病
水样或粥样	感染性或非感染性腹泻，如急性胃肠炎、甲状腺功能亢进症
米泔样	霍乱
黏液脓样或脓血便	痢疾、溃疡性结肠炎、直肠癌
果酱样	阿米巴痢疾

诊断学基础

续表

大便颜色或性状	提示疾病
鲜血便	肠道下段出血，如痔疮、肛裂、直肠癌等
柏油样	上消化道出血
灰白色	阻塞性黄疸
细条状	直肠癌
绿色粪便	消化不良

考点 20 ★★　隐血试验

正常为阴性。阳性见于消化性溃疡活动期、胃癌、钩虫病、消化道炎症、出血性疾病等。消化道癌症呈持续阳性，消化性溃疡呈间断阳性。

考点 21 ★　痰液检查

痰颜色	可能的疾病
红色	肺结核、支气管扩张、肺癌
粉红色泡沫痰	急性肺水肿
铁锈色	肺炎链球菌肺炎
棕褐色	阿米巴肺脓肿

考点 22 ★　渗出液与漏出液的鉴别要点

渗出液与漏出液鉴别的基本规律：

1. 从总体而言，漏出液都是"＜、阴性"，渗出液都是"＞、阳性"。

2. 例外——葡萄糖，渗出液低于正常血糖水平（为什么？因为被细菌消耗了）。

	漏出液	渗出液
原因	非炎症所致	炎症、肿瘤或物理、化学刺激
外观	淡黄、浆液性	不定，可为黄色、脓性、血性、乳糜性
透明度	透明或微混	多混浊
比重	<1.018	>1.018
凝固	不自凝	能自凝
黏蛋白定性	阴性	阳性
蛋白质定量	25g/L 以下	30g/L 以上
葡萄糖定量	与血糖相近	常低于血糖水平
细胞计数	常 <100×10⁶/L	常 >500×10⁶/L
细胞分类	以淋巴细胞为主	不同病因，分别以中性粒细胞或淋巴细胞为主
细菌检查	阴性	可找到病原菌
乳酸脱氢酶	<200U	>200U

考点 23 ★ 常见中枢神经系统疾病的脑脊液特点

	压力（kPa）	外观	细胞数（×10⁶/L）及分类	蛋白质定性	葡萄糖（mmol/L）	细菌
正常	侧卧位 0.69～1.76	无色透明	0～8 个，多为淋巴细胞	阴性	2.5～4.5	无

续表

	压力 （kPa）	外观	细胞数 （×10⁶/L） 及分类	蛋白质 定性	葡萄糖 （mmol/L）	细菌
化脓性 脑膜炎	显著增 高	混浊，脓 性，可有 脓块	显著增加， 中性粒细 胞为主	＋＋＋ 以上	明显减 少甚至 消失	有致 病菌
结核性 脑膜炎	增高	微浊，毛 玻璃样， 静置后 有薄膜 形成	增加，以淋 巴细胞为主	＋~＋＋＋	减少	抗酸 染色 可找 到结 核杆 菌
病毒性 脑膜炎	稍增高	清晰或 微浊	增加，以 淋巴细胞 为主	＋~＋＋	正常	无

第四单元　心电图诊断

考点1★★★　心电图各波段的意义

每个心动周期在心电图上可表现为四个波（P波、QRS波群、T波和U波）、三个段（P－R段、S－T段和T－P段）、两个间期（P－R间期和 Q – T 间期）和一个 J 点（即 QRS 波群终末部与 S – T 段起始部的交接点）。

P 波：为心房除极波，反映左、右心房除极过程中的电位和时间变化。

P – R 段：是电激动过程在房室交界区以及希氏束、室内传导系统所产生的微弱电位变化，一般呈零电位，显示为等电位线（基线）。

P – R 间期：自 P 波的起点至 QRS 波群的起点，反映激动从窦房结发出后经心房、房室交界、房室束、束支及浦肯野纤维网传到心室肌所需要的时间。

QRS 波群：为左、右心室除极的波，反映左、右心室除极过程中的电位和时间变化。

S – T 段：从 QRS 波群终点至 T 波起点的一段平线，反映心室早期缓慢复极的电位和时间变化。

T 波：为心室复极波，反映心室晚期快速复极的电位和时间变化。

Q – T 间期：从 QRS 波群的起点至 T 波终点，代表左、右心室除极与复极全过程的时间。

U 波：为 T 波后的一个小波，产生机制未明。

考点 2 ★ ★　心电图各波段正常范围及变化的临床意义

1. P 波　正常 P 波在多数导联呈钝圆形，有时可有切迹，但切迹双峰之间的距离 ＜ 0.04s。正常 P

诊断学基础

波在 aVR 导联倒置，Ⅰ、Ⅱ、aVF、V_3 ~ V_6 导联直立，其余导联（Ⅲ、aVL、V_1、V_2）可直立、低平、双向或倒置。正常 P 波的时间 ≤0.11s；电压在肢导联 <0.25mV，胸导联 <0.2mV。

2. P－R 间期　　正常成年 P－R 间期为 0.12~0.20s。

3. QRS 波群

（1）时间　　正常成人 QRS 波群时间为 0.06 ~ 0.10s，V_1 导联 VAT < 0.03s，V_5 导联 VAT < 0.05s。QRS 波群时间或 VAT 延长，见于心室肥大、心室内传导阻滞及预激综合征。

（2）形态与电压　　如果 6 个肢体导联中，每个 QRS 波群中向上及向下波电压的绝对值之和都小于 0.5mV 或/和每个胸导联 QRS 波群中向上及向下波电压的绝对值之和都小于 1.0mV，称为低电压，多见于肺气肿、心包积液、全身水肿、心肌梗死、心肌病、黏液性水肿、缩窄性心包炎等，也见于少数正常人。个别导联的 QRS 波群振幅很小，无病理意义。

（3）Q 波　　正常人除 aVR 导联可呈 QS 或 QR 型外，其他导联 Q 波的振幅不得超过同导联 R 波的 1/4，时间 <0.04s。正常情况下，V_1、V_2 导联不应有 Q 波，但可呈 QS 型，V_3 导联极少有 Q 波。超过正常范围的 Q 波称为异常 Q 波，常见于心肌梗死。

4. S－T段　正常情况下，S－T段表现为一等电位线。在任何导联，S－T段下移不应超过 0.05mV；S－T段抬高在 V_1 ~ V_3 导联不超过 0.3mV，其他导联均不应超过 0.1mV。

考点3★★　心房、心室肥大

1. 心房肥大的心电图表现　记忆关键：心电图上反映心房的是 P 波，时间反应左心房，振幅反映右心房。

（1）**右心房肥大**　P 波高尖，电压 >0.25mV，Ⅱ、Ⅲ、aVF 突出。

（2）**左心房肥大**　P 波增宽，时间 >0.11s，双峰间距≥0.04s，在 V_1 导联上最为显著。

2. 心室肥大　记忆关键：心室在心电图上主要表现为 R 波，V_1 在右，V_5 在左。

（1）**左心室肥大**　①左室电压增高的表现，R_{V_5} 或 R_{V_6} >2.5mV；R_{V_5} 或 R_{V_6} + S_{V_1} >3.5mV（女性）或 >4.0mV（男性）。②心电轴左偏。③QRS 波群时间延长到 0.10 ~ 0.11s。④ST－T 改变，以 R 波为主的导联中，S－T 段下移≥0.05mV，T 波低平、双向或倒置。

左室肥人常见于高血压心脏病、二尖瓣关闭不全、主动脉瓣病变、心肌病等。

（2）**右心室肥大**　①V_1 R/S >1，V_5 R/S <1，V_1 或 V_3R 的 QRS 波群呈 RS、RSR′、R 或 QR 型。

②心电轴右偏，重症可 > +110°。③R_{V_1} + S_{V_5} > 1.2mV，aVR 导联的 R/Q 或 R/S > 1，R_{aVR} > 0.5mV。④V_1 或 V_3R 等右胸导联 ST – T 下移 > 0.05mV，T 波低平、双向或倒置。

考点4★★★　心肌梗死及心肌缺血

1. 基本图形

（1）缺血型 T 波改变　缺血发生于心内膜面，T 波高而直立；若发生于心外膜面，出现对称性 T 波倒置。

（2）损伤型 S – T 段改变　面向损伤心肌的导联出现 S – T 段明显抬高，可形成单相曲线。

（3）坏死型 Q 波出现　面向坏死区的导联出现异常 Q 波（宽度 ≥ 0.04s，深度 ≥ 1/4R）R 波振幅降低甚至消失而呈 QS 波。

2. 心肌梗死的图形演变及分期

（1）进展期　心肌梗死数分钟后出现 T 波高耸，S – T 段斜行上移或弓背向上抬高，时间在 6 小时以内。

（2）急性期　心肌梗死后 6 小时至 7 天。S – T 段逐渐升高呈弓背型，并可与 T 波融合成单向曲线，此时可出现异常 Q 波，继而 S – T 段逐渐下降至等电位线，直立的 T 波开始倒置，并逐渐加深。此期坏死型 Q 波、损伤型 S – T 段抬高及缺血性 T 波倒置可同时并存。

（3）**愈合期**　心肌梗死后 7～28 天，抬高的 S–T 段基本恢复至基线，坏死型 Q 波持续存在，缺血型 T 波由倒置较深逐渐变浅。

（4）**陈旧期**　急性心肌梗死后 29 天及以后。S–T 段和 T 波不再变化，常遗留下坏死的 Q 波，常持续存在终生，亦可能逐渐缩小。

3. 心肌梗死的定位诊断

部位	特征性 ECG 改变导联	对应性改变导联
前间壁	$V_1 ～ V_3$	
前壁	$V_3 ～ V_5$	
广泛前壁	$V_1 ～ V_6$	
下壁	Ⅱ、Ⅲ、aVF	Ⅰ、aVF
右室	$V_3R ～ V_7R$	多伴下壁梗死

第五单元　影像诊断

考点 1★★　MRI 诊断的临床应用

MRI 高度的软组织分辨能力，不用对比剂就能清楚显示心脏、血管、体内腔道、肌肉、韧带以及脏器之间的关系等，是颅脑、体内脏器、脊髓、骨与关节软骨、肌肉、滑膜、韧带等部位病变的首选检查方法。

考点2★★★　呼吸系统常见病的影像学表现

1. 慢性支气管炎　X线表现：肺纹理增多、增粗、扭曲，肺纹理伸展至肺野外带。

2. 支气管扩张症　确诊主要靠胸部CT检查，尤其是高分辨力CT（HRCT）。柱状扩张时可见"轨道征"或"戒指征"；囊状扩张时可见葡萄串样改变；扩张的支气管腔内充满黏液栓时，可见"指状征"。

3. 大叶性肺炎　X线表现：

（1）**实变期**　均匀性密度增高的片状阴影，病变范围呈肺段性或大叶性分布，在大片密实阴影中常可见到透亮的含气支气管影，即支气管充气征。

（2）**消散期**　实变区密度逐渐减退，表现为散在性的斑片状影，大小不等，继而可见到增粗的肺纹理，最后可完全恢复正常。

4. 肺结核

（1）**原发型肺结核（Ⅰ型）**　表现为原发综合征及胸内淋巴结结核。①原发综合征：是由肺内原发灶、淋巴管炎及淋巴结炎三者组成的哑铃状双极现象。②胸内淋巴结结核：表现为肺门和/或纵隔淋巴结肿大而突向肺野。

（2）**血行播散型肺结核（Ⅱ型）**

1）急性粟粒型肺结核：大小一致、密度均

等、均匀分布的粟粒样阴影。

2）亚急性或慢性血行播散型肺结核：X线可见以两上、中肺野为主的大小不一、密度不同、分布不均的多种性质（渗出、增殖、钙化、纤维化、空洞等）病灶。

（3）继发性肺结核　包括浸润型肺结核（成人最常见）、慢性纤维空洞型肺结核。病变多在肺尖和锁骨下区开始，X线可见渗出、增殖、播散、纤维和空洞等多种性质的病灶同时存在。慢性纤维空洞型肺结核X线主要表现为两肺上部多发厚壁的慢性纤维病变及空洞，周围有广泛的纤维索条影及散在的新老病灶，常伴有明显的胸膜肥厚，病变的肺因纤维化而萎缩，出现肺不张征象，上叶萎缩使肺门影向上移位，下肺野血管纹理牵引向上及下肺叶的代偿性肺气肿，使膈肌下降、平坦，肺纹理被拉长呈垂柳状。

考点3★★★　消化系统疾病影像学检查及常见疾病的影像学表现

1. 食管静脉曲张　X线钡剂造影可见：食管中下段黏膜皱襞明显增宽、迂曲，呈蚯蚓状或串珠状充盈缺损，管壁边缘呈锯齿状。

2. 食管癌　X线钡剂造影可见：①正常皱襞消失、中断、破坏，表面杂乱不规则。②管腔狭窄。③腔内充盈缺损。④不规则的龛影，早期较浅小，较大者表现为长径与食管长轴一致的长形龛影。⑤受累食管呈局限性僵硬。

3. 消化性溃疡

（1）**胃溃疡** 上消化道钡剂造影可见：直接征象：龛影，多见于胃小弯；龛影口周围有一圈黏膜水肿造成的透明带，这种黏膜水肿带是良性溃疡的特征性表现。胃溃疡引起的功能性改变包括：①痉挛性改变。②分泌增加。③胃蠕动增强或减弱。

（2）**十二指肠溃疡** 溃疡易造成球部变形，多见于球部。球部龛影或球部变形是十二指肠溃疡的直接征象。间接征象：①激惹征。②幽门痉挛，开放延迟。③胃分泌增多和胃张力及蠕动方面的改变。④球部固定压痛。

4. 胃癌
上消化道钡剂造影可见：①充盈缺损。②胃腔狭窄，胃壁僵硬。③龛影：多见于溃疡型癌，龛影形状不规则。④黏膜皱襞破坏、消失或中断。⑤肿瘤区蠕动消失。

5. 胃肠道穿孔
最多见于胃或十二指肠穿孔，立位 X 线透视或腹部平片可见两侧膈下有弧形或半月形透亮气体影。

6. 肠梗阻
典型 X 线表现为梗阻上段肠管扩张，积气、积液，立位或侧位水平位摄片可见肠管扩张，呈阶梯状气液平面。梗阻以下的肠管闭合，无气体或仅有少量气体。

考点4★★　泌尿系结石影像学表现

约 90% 的肾、输尿管、膀胱结石可由 X 线平片显示，称为阳性结石；疑为肾或输尿管结石时，首选腹部平片检查；必要时，选用 CT。

肾结石 X 线征象：发生于单侧或双侧，可单个或多个，主要位于肾盂或肾盏内。阳性结石 X 线平片可见圆形、卵圆形或桑葚状致密影，密度高而均匀或浓淡不等，或呈分层状。阴性结石平片不能显影，造影可见肾盂内圆形或卵圆形密度减低影或充盈缺损，还可引起肾盂、肾盏积水扩张等。

药理学

药理学复习攻略

第一单元 药物作用的基本原理

考点1★ 药物作用的选择性

药物作用的选择性是指多数药物在适当剂量时，只对少数器官或组织产生明显作用，而对其他器官或组织的作用较小或不产生作用。

考点2★★ 药物作用的量–效关系

药物作用的量–效关系是指剂量与效应之间的关系，药物的效应在一定范围内随着剂量的增加（变化）而增强（变化）。

1. 剂量 一般是指药物每天的用量，是决定血药浓度和药物效应的主要因素。包括：

（1）无效量 指不出现效应的剂量。

（2）最小有效量或称阈剂量 指刚引起药理效应的剂量。

（3）治疗量或称常用量 比阈剂量大而又小于极量的剂量，临床使用时对大多数病人有效而又不会出现中毒。

（4）最小中毒量 指刚引起中毒的剂量。

（5）致死量 指达到导致死亡的剂量。

（6）**最大有效量或称极量** 指引起最大效应而不出现中毒的剂量。《中国药典》对剧毒药的极量有明确规定，用药时一般不得超过极量。

2. 量－效曲线 是以药物的效应为纵坐标，剂量（或血药浓度）为横坐标所作的曲线图。

（1）**强度** 指药物作用强弱的程度，常用一定效应所需的剂量或一定剂量产生的效应来表示。有些药物的强度用效价表示，如青霉素每瓶80万U等。

（2）**效能** 指药物产生的最大效应，此时已达最大有效量，若再增加剂量，效应不再增加。效能常用药物效应指标的最大数值来表示，如氢氯噻嗪的每日最大排钠量为150mmol。

考点3★★★ 药物的不良反应

药物不良反应指药物产生的不符合用药目的或对病人不利的反应。

名称	定义	特点
副反应	药物在治疗剂量时产生与治疗目的无关的作用	由于药物的选择性低，当某一作用作为治疗作用时，其他作用则为副作用，通常不可避免
毒性反应	用药量过大或时间过长所致机体损害性反应	较严重，可预知，应避免。主要是对神经、消化、血液、循环系统及肝、肾等器官造成功能性或器质性损害

名称	定义	特点
变态反应（过敏反应）	少数人对某些药物产生的病理性免疫反应	只见于少数过敏体质者，与原药理作用、使用剂量及疗程无明显关系。临床表现有药热、皮疹、哮喘、溶血性贫血、类风湿关节炎等
后遗效应	停药后血药浓度已降至阈浓度以下时仍残存的药理效应	如服用巴比妥类催眠药后，次晨仍有困倦、头昏、乏力等反应
继发反应	药物发挥治疗作用所引起的不良后果，又称治疗矛盾	如长期服用广谱抗生素后，可使肠道菌群的共生平衡状态遭到破坏
致畸作用、致癌作用、致突变作用	有些药物能影响胚胎正常发育而引起畸胎、某些药物可能有致癌作用及致突变作用	妊娠前3个月尽量不用药为宜
药物依赖性	病人连续使用某些药物以后，产生的一种不可停用的渴求现象。可分为生理依赖性和精神依赖性	一旦中断用药，即可出现戒断症状

考点 4★ 首过消除

首过消除（首过效应）指药物在胃肠道吸收后都要先经门静脉进入肝脏，再进入体循环，其在肠黏膜和肝脏中极易被代谢灭活，使进入体循环的药量减少的现象。

考点 5★★ 体内屏障

	血脑屏障	胎盘屏障
概念	脑的血液与脑细胞外液及脑脊液间的屏障	胎盘绒毛与子宫血窦间的屏障
特点	药物一般很难进入脑脊液和脑细胞内；只有脂溶性高、分子量较小及少数水溶性药物可以通过血脑屏障；治疗脑病可选用极性低的脂溶性药物	对药物而言，其通透性和毛细血管无明显区别；几乎所有药物都能穿过胎盘屏障进入胎儿体内；故妊娠期用药需注意

考点 6★★★ 半衰期和连续多次给药的药－时曲线

1. 半衰期（$t_{1/2}$） 指血药浓度下降一半所需要的时间，也称血浆半衰期。$t_{1/2}$ 的意义在于反映药物消除快慢的程度，也是确定临床给药方案的参考依据。

2. 连续多次用药的药-时曲线 临床上连续多次给药，若每隔 1 个 $t_{1/2}$ 用药一次，则经过 4 ~ 6 个 $t_{1/2}$ 后体内药量可达稳态水平的 93.5% ~ 98.4%。这个相对稳态的水平称为稳态血药浓度，也称坪值（plateau）。此时给药量与消除量达到相对的动态平衡。

考点7★★★　药物的相互作用

药动学方面

1. 妨碍吸收

（1）改变胃肠道 pH。

（2）吸附、络合或结合。

（3）影响胃排空和肠蠕动。

（4）改变肠壁功能。

2. 竞争与血浆蛋白结合

3. 影响生物转化

（1）影响肝药酶。

（2）影响非微粒体酶。

4. 影响药物排泄

（1）影响尿液 pH。

（2）竞争转运载体。

药效学方面

1. 协同作用 指药物合用后原有作用或毒性增加。包括相加（1 + 1 = 2）作用、增强（1 + 1

>2）作用、增敏作用三种情况。

2. 拮抗作用 指药物合用后原有作用或毒性减弱。主要包括**药理性拮抗**、**生理性拮抗**、**化学性拮抗**、**生化性拮抗**等。

第二单元 拟胆碱药

考点1★★★ 毛果芸香碱的作用、应用、不良反应

1. 作用 ①缩瞳、降低眼内压和调节痉挛。②促进腺体分泌。③兴奋平滑肌。

2. 应用 ①青光眼。②虹膜睫状体炎。③其他，缩瞳、抢救抗胆碱药阿托品中毒等。

3. 不良反应 过量或吸收过多可产生全身性反应，如流涎、出汗、恶心、呕吐等。

考点2★★★ 新斯的明的作用、应用

1. 作用 抑制胆碱酯酶活性。①兴奋骨骼肌。②兴奋平滑肌。

2. 应用 ①重症肌无力。②手术后腹胀气及尿潴留。③阵发性室上性心动过速。④肌松药过量的解救。

第三单元　有机磷酸酯类中毒与解救

考点★★　胆碱酯酶复活药种类及常用药

胆碱酯酶复活药有氯解磷定、碘解磷定、双复磷等。以氯解磷定为首选药。氯解磷定与磷酰化胆碱酯酶接触，生成磷酰化氯解磷定，使胆碱酯酶游离出来而恢复其水解 Ach 的活性。

第四单元　抗胆碱药

考点1★★★　阿托品的作用、应用、不良反应、禁忌证

1. 作用

（1）松弛平滑肌　可抑制胃肠道平滑肌的强烈痉挛。

（2）抑制腺体分泌　对汗腺和唾液腺分泌抑制作用强。

（3）扩瞳、升高眼内压和调节麻痹

（4）**兴奋心脏** 可加快心率；扩张小血管，尤以皮肤血管的扩张最显著，表现为皮肤潮红和温热。

（5）**兴奋中枢**

2. 应用 ①内脏绞痛。②腺体分泌过多。③眼科。④缓慢型心律失常。⑤休克。

3. 不良反应 口干、心悸、视物模糊、皮肤潮红等。严重中毒可由中枢兴奋转入抑制而出现昏迷及呼吸麻痹而致死。

4. 禁忌证 青光眼及前列腺肥大患者禁用。

考点2★★ 东莨菪碱的作用、应用

1. 作用 中枢镇静和抑制腺体分泌作用强于阿托品，有中枢抗胆碱作用，防晕防吐。

2. 应用 麻醉前给药、帕金森病、晕动病。

考点3★★★ 山莨菪碱的作用、应用

目前常用其人工合成品654-2。

1. 作用 解痉作用选择性高，可改善微循环，抑制唾液分泌、扩瞳作用较阿托品弱。

2. 应用 感染性休克、内脏平滑肌绞痛、血管神经性头痛、眩晕症。

第五单元　拟肾上腺素药

考点1★★★　去甲肾上腺素的作用、应用、不良反应

1. 作用　①收缩血管，主要是小动脉和小静脉收缩。②兴奋心脏，由于血压升高，可使心率减慢。③升高血压，作用强。

2. 应用　①休克，忌长期大量应用。②药物中毒性低血压。③上消化道出血。

3. 不良反应　①局部组织缺血坏死。②急性肾功能衰竭。③停药后的血压下降。

考点2★★　间羟胺的作用、应用

1. 作用　主要兴奋 α 受体，对 β_1 受体作用较弱。

2. 应用　临床上可代替 NA 用于各种休克早期。

考点3★★★　肾上腺素的作用、应用

1. 作用　激动 α、β 受体。①兴奋心脏。作用于心脏的 β_1 受体。②收缩血管。激动 α 受体：皮肤黏膜血管收缩最为强烈。激动 β_2 受体：骨骼肌和肝脏血管则明显舒张。③升高血压。④舒张平滑肌，由于兴奋 β_2 受体，支气管平滑肌舒张。⑤促进代谢。

2. 应用 ①心跳骤停。②过敏性休克，首选药。③支气管哮喘。④与局麻药配伍及局部止血。

考点4★★★ 异丙肾上腺素的作用、应用、不良反应

异丙肾上腺素为典型的 β 受体激动药，对 β_1、β_2 受体均有作用，对 α 受体基本无作用。

1. 作用 ①兴奋心脏，能兴奋心脏的 β_1 受体，较肾上腺素不易引起心律失常。②影响血压，激动 β_2 受体，主要扩张骨骼肌血管。③舒张支气管，兴奋 β_2 受体而舒张支气管平滑肌。④促进代谢。

2. 应用 ①支气管哮喘。②房室传导阻滞。③心脏骤停。

3. 不良反应 以心悸、头晕、皮肤潮红等常见。

考点5★★★ 多巴胺的作用、应用

1. 作用 激动 α、β 及多巴胺（DA）受体。①兴奋心脏。②影响血管，外周血管收缩，内脏血管舒张。③影响肾脏，扩张肾血管，肾血流量和肾小球滤过率增加。

2. 应用 ①治疗各种休克。②与利尿剂合用治疗急性肾功能衰竭。

第六单元　抗肾上腺素药

考点1★★★　酚妥拉明的作用、应用

1. 作用　①舒张血管、兴奋心脏。②拟胆碱及拟组胺样作用。

2. 应用　①外周血管痉挛性疾病。②静滴NA药液外漏。③急性心肌梗死和顽固性充血性心力衰竭。④休克。⑤诊断嗜铬细胞瘤。

考点2★★　β受体阻滞药的分类、作用、应用、不良反应

1. 分类　根据对β_1和β_2受体选择性的不同，可分为非选择性（β_1、β_2受体阻滞药）和选择性（β_1受体阻滞药）两类。有些药物除具有β受体阻断作用外，还具有一定的内在拟交感活性，因此又可将药物分为有内在拟交感活性和无内在拟交感活性两类。

2. 作用

（1）β受体阻断作用：①抑制心脏。②收缩支气管。③减慢代谢。④抑制肾素释放。

（2）内在拟交感活性

（3）膜稳定作用

3. 应用 ①心律失常。②心绞痛和心肌梗死。③高血压。④充血性心力衰竭。⑤其他。

4. 不良反应 ①心血管反应。②诱发或加重支气管哮喘。③反跳现象（突然停药后病情加重）。

第七单元 镇静催眠药

考点1★ 苯二氮䓬类药物的分类及常用药

苯二氮䓬类（benzodiazepines，BDZ）根据作用时间的长短分为三类：

长效类：地西泮（diazepam）、氟西泮（flurazepam）。

中效类：硝西泮（nitrazepam）、艾司唑仑（estazolam）、劳拉西泮（lorazepam）。

短效类：三唑仑（triazolam）、奥沙西泮（oxazcpam）。

考点2★★★ 地西泮的作用、应用、不良反应

1. 作用 ①抗焦虑。②镇静催眠。③抗惊厥和抗癫痫。④中枢性肌松弛。

2. 应用 ①焦虑症。②失眠。③麻醉前给药。④惊厥和癫痫。地西泮起效快，安全性大，静脉注射用于癫痫持续状态为首选药物。⑤肌痉挛。

3. 不良反应 常见有服药次日出现头昏、嗜睡、乏力等"宿醉"现象。长期使用可产生耐受性和依赖性，突然停药可出现反跳或戒断症状，如失眠、焦虑、震颤等。过量中毒时的特效拮抗药为氟马西尼。

第八单元　抗癫痫药

考点1★★　苯妥英钠的作用、应用

1. 作用 ①抗癫痫。②镇痛作用。③抗心律失常。

2. 应用 ①癫痫。治疗癫痫强直－阵挛性发作。②外周神经痛。三叉神经、舌咽神经和坐骨神经等疼痛。③室性心律失常。对强心苷中毒所致室性心律失常疗效显著。

考点2★★★　常见抗癫痫药的应用

1 苯巴比妥　是催眠镇静药。对陈失神性发

作以外的各型癫痫，包括癫痫持续状态都有效。因中枢抑制作用明显，一般不作首选。

2. 卡马西平 是一种有效的广谱抗癫痫药，对复杂部分性发作疗效较好，对强直－阵挛性发作和单纯部分性发作也有效。对失神性发作效果较差。卡马西平对外周神经痛的疗效优于苯妥英钠。

3. 乙琥胺 是治疗失神性发作的首选药。

4. 丙戊酸钠 为广谱抗癫痫药，对各种类型的癫痫都有一定疗效。对失神性发作疗效优于乙琥胺，由于肝毒性，一般不作首选药。

5. 苯二氮䓬类 地西泮是治疗癫痫持续状态的首选药，静脉注射显效快，且较他药安全。

第九单元　抗精神失常药

考点1★　抗精神分裂症药物的分类及常用药

1. 吩噻嗪类 氯丙嗪（冬眠灵）、硫利达嗪（甲硫达嗪）、三氟拉嗪、氟奋乃静、奋乃静。

2. 硫杂蒽类 氯普噻吨（泰尔登）。

3. 丁酰苯类 氟哌啶醇。

4. 其他类 舒必利、氯氮平。

考点2★★★　氯丙嗪的作用、应用、不良反应

1. 作用

（1）对中枢神经系统的作用　①镇静。②抗精神病。③镇吐。④调节体温。⑤加强中枢抑制药的作用。

（2）对自主神经系统的作用　①α受体阻断。可使肾上腺素的升压作用翻转。能抑制血管运动中枢或直接舒张血管平滑肌，使血管扩张、外周阻力降低而产生降压作用。②阿托品样作用。大剂量可阻断 M 受体，出现口干、视力模糊、尿潴留及便秘等副作用。

（3）内分泌　能阻断结节 - 漏斗通路的 D_2 样受体，使垂体内分泌的调节受到抑制。

2. 应用　①精神分裂症。②呕吐。对晕动性呕吐无效。③低温麻醉及人工冬眠。配合物理降温或与哌替啶、异丙嗪等配伍组成冬眠合剂。

3. 不良反应

（1）一般反应　困倦、嗜睡、口干、视物模糊、鼻塞、便秘等。少数可出现体位性低血压。

（2）锥体外系反应　长期大量使用治疗精神分裂症时最常见的副作用。表现为帕金森综合征、急性肌张力障碍、静坐不能、迟发性运动障碍等。

（3）内分泌　长期用药可致乳房肿大及泌乳、排卵延迟、闭经及生长减慢等。

考点3★　抗抑郁药物的分类、常用药

1. 三环类抗抑郁药　丙咪嗪、阿米替林。

2. 选择性 NA 再摄取抑制剂　马普替林。

3. 选择性 5－HT 再摄取抑制剂　氟西汀（百忧解）、帕罗西汀、舍曲林等。

4. 单胺氧化酶抑制剂　吗氯贝胺。

考点4★★★　氟西汀、丙咪嗪的应用、不良反应

1. 氟西汀　应用：①抑郁症。②强迫症和贪食症。

2. 丙咪嗪

（1）应用　内源性抑郁症，伴有躁狂状态的抑郁症。也可用于反应性抑郁症、酒精依赖症、慢性疼痛、遗尿症等，但对精神分裂症的抑郁状态疗效较差。

（2）不良反应　某些患者用药后可自抑郁状态转为躁狂，剂量过大时尤易发生，应予以注意。

第十单元　抗帕金森病药

考点1★★★　左旋多巴的作用、应用

1. **作用**　左旋多巴在脑内多巴胺脱羧酶的作用下生成多巴胺（DA），补充纹状体 DA 不足，产生抗帕金森病作用。

2. **应用**　临床用于帕金森病。对轻症及年轻患者疗效较好；对肌肉强直及运动困难者疗效较好。还可用于急性肝功能衰竭所致的肝昏迷辅助治疗。

考点2★★　卡比多巴的作用、应用

卡比多巴有较强的脱羧酶抑制作用，和左旋多巴合用，可减少左旋多巴在外周组织的脱羧作用，使较多的左旋多巴进入中枢而发挥作用；单独应用则无治疗作用。

考点3★★　苯海索的作用、应用

苯海索又称安坦。阻断胆碱受体而减弱黑质 – 纹状体通路中 Ach 的作用。抗震颤效果好。

第十一单元 镇痛药

考点1★★★ 吗啡的作用、应用、不良反应、禁忌证

吗啡是阿片类镇痛药的经典代表。

1. 作用

（1）**中枢神经系统** ①镇痛、镇静。②抑制呼吸。③其他作用。镇咳、缩瞳、催吐等。

（2）**外周神经系统** ①胃肠道：可引起便秘；甚至诱发或加重胆绞痛，阿托品可部分缓解。②心血管：扩张全身血管，引起体位性低血压、增高颅内压。③其他：导致尿潴留、延长产程。

2. 应用 ①疼痛。②心源性哮喘。

3. 不良反应

（1）**一般反应** 治疗量可有恶心、呕吐、呼吸抑制、眩晕、便秘、排尿困难等副作用。

（2）**耐受性及依赖性** 戒断症状。

（3）**急性中毒** 表现为昏迷、针尖样瞳孔、呼吸高度抑制、血压下降，甚至休克。阿片受体拮抗剂纳络酮为最常用的抢救药物。

4. 禁忌证 分娩止痛及哺乳妇女止痛禁用；

支气管哮喘及肺心病患者禁用；颅脑损伤患者禁用；肝功能严重减退患者禁用。

考点 2★★　哌替啶的作用特点、应用

哌替啶又名度冷丁，药理作用与吗啡基本相同，有镇痛、镇静、欣快、呼吸抑制、扩张血管和免疫抑制作用。可代替吗啡用于剧痛和心源性哮喘，还可用于麻醉前给药和人工冬眠。

第十二单元　解热镇痛抗炎药

考点 1★★★　阿司匹林的作用、应用、不良反应

1. 作用

（1）解热、镇痛　有较强的解热、镇痛作用，能有效降低发热患者的体温。

（2）抗炎　作用较强，且随剂量增加而增强。

（3）抗血栓形成　小剂量阿司匹林抑制环氧酶活性，从而减少血小板中血栓素 A_2 的生成，有抗血小板聚集和抗血栓形成作用。但较大剂量的阿司匹林可抑制血管内皮细胞中环氧酶活性，减少 PGI_2 的合成，但可能促进血栓形成。

2. 应用 ①钝痛，伴有炎症者效果较好。②发热。③风湿性、类风湿关节炎。④防止血栓形成。

3. 不良反应

（1）胃肠道反应 最为常见，因抑制胃黏膜PG合成，增加胃酸分泌，可诱发或加重胃溃疡。

（2）凝血障碍 小剂量可抑制血小板聚集，延长出血时间。

（3）水杨酸反应 剂量过大（5g/d以上）时，可出现头痛、眩晕、恶心、呕吐、耳鸣以及听、视力减退等，总称为水杨酸反应，是水杨酸类中毒的表现。

（4）过敏反应 诱发的哮喘称为"阿司匹林哮喘"。

（5）雷耶（Reye）综合征

考点2★★ 对乙酰氨基酚、布洛芬、塞来昔布的作用特点、应用

1. 对乙酰氨基酚（扑热息痛） 解热镇痛作用缓和持久，抗炎作用很弱，最常用于感冒发热等。

2. 布洛芬（异丁苯丙酸） 用于风湿性及类风湿关节炎，疼痛，发热。

3. 塞来昔布 主要用于风湿性、类风湿关节炎和骨关节炎。

第十三单元　抗组胺药

考点1★★★　常用 H$_1$受体阻滞药的作用、应用

常用药物：苯海拉明、异丙嗪、阿司咪唑、西替利嗪、氯雷他定等。

1. 作用　①抗 H$_1$受体。②抑制中枢，阿司咪唑无中枢抑制作用。③其他，多数具有较弱的阿托品样抗胆碱作用；某些有较弱的局部麻醉作用。

2. 应用　①皮肤黏膜变态反应性疾病，对荨麻疹、花粉症、过敏性鼻炎等疗效较好。②晕动病和呕吐，常用苯海拉明、异丙嗪。

考点2★★　常用 H$_2$受体阻滞药的作用、应用

常用药物：西咪替丁、雷尼替丁、法莫替丁、尼扎替丁和罗沙替丁等。

1. 作用　①抑制胃酸分泌。②心血管系统，拮抗组胺对离体心脏的正性肌力和正性频率作用。③调节免疫。

2. 应用　用于治疗胃和十二指肠溃疡，胃肠道出血，特别是胃肠黏膜糜烂引起的出血。

第十四单元 利尿药、脱水药

考点1★ 利尿药的分类和常用药

1. 高效利尿药 呋塞米、依他尼酸、布美他尼、托拉塞米等。

2. 中效利尿药 氢氯噻嗪、氢氟噻嗪等。

3. 低效利尿药 乙酰唑胺、螺内酯和氨苯蝶啶。

考点2★★ 呋塞米的作用、应用、不良反应

1. 作用 ①利尿。②扩张血管。

2. 应用

（1）**严重水肿** 对心、肝、肾性各类水肿均有效，主要用于其他利尿药无效的顽固性水肿和严重水肿。

（2）**急性肺水肿及脑水肿** 是急性肺水肿的快速有效的治疗药物。对脑水肿合并心衰者尤为适用。

（3）**急慢性肾功能衰竭**

（4）**药物中毒**

（5）**高血钾症和高血钙症**

3. 不良反应 ①水与电解质紊乱，常见低血钾。②耳毒性。③胃肠道反应。④高尿酸血症。⑤其他，高氮质血症忌用。

考点3★★　氢氯噻嗪的作用、应用、不良反应

1. 作用 ①利尿。②抗利尿。③降压。

2. 应用 ①轻、中度水肿。②轻、中度高血压。③尿崩症。④特发性高钙尿症和肾结石。

3. 不良反应 ①电解质紊乱，多见低血钾。②代谢异常，可引发血糖升高、高脂血症。③高尿酸血症。④加重肾功能不良。⑤过敏。

考点4★★　螺内酯的作用、应用、不良反应

1. 作用 具有排钠留钾的利尿作用。结构与醛固酮相似，竞争醛固酮受体，产生相反的作用。

2. 应用 配伍中、高效利尿剂，治疗肝硬化、充血性心衰、肾病综合征。

3. 不良反应 长期服用可致高血钾；具性激素样副作用，可引起男性乳房发育和性功能障碍，女性月经不调和多毛症等，停药后可消失。

考点5★★　氨苯蝶啶的作用、应用、不良反应

1. 作用 具有排钠留钾的利尿作用。氨苯蝶啶通过抑制远曲小管和集合管的 Na^+ 通道，其保钾利尿作用不受醛固酮水平影响，对肾上腺切除

的动物仍有作用。

2. 应用 常与排钾利尿药合用治疗顽固性水肿。

3. 不良反应 长期服用可致高血钾；引起叶酸缺乏，肝硬化者可发生巨幼红细胞性贫血，与吲哚美辛合用可能引起急性肾衰。

考点6★★ 脱水药的特点及常用药

特点：①静脉注射后不易透过毛细血管，迅速提高血浆渗透压，对机体无毒性作用和过敏反应。②易经肾小球滤过，但不易被肾小管重吸收。③在体内不易被代谢。④不易从血管透入组织液中。

临床常用药为甘露醇、山梨醇、高渗葡萄糖等。

考点7★★ 甘露醇作用、应用

临床常用20%高渗溶液静脉注射。

1. 作用 ①脱水。②利尿。

2. 应用 ①脑水肿及青光眼，是治疗脑水肿的首选药。②预防急性肾功能衰竭。

第十五单元 抗高血压药

考点1★★ 氢氯噻嗪的降压作用、应用、不良反应

1. **应用** 单用于Ⅰ级（轻度）高血压，或与其他降压药合用治疗各型高血压，联合用药可增强降压作用，并防止其他药物引起的水钠潴留。

2. **不良反应** 长期大剂量使用可致低血钾，引起血脂、血糖及尿酸升高等。

考点2★★ 肾素-血管紧张素系统（RAS）抑制药的种类及常用药

1. **血管紧张素转化酶抑制剂** 卡托普利、依那普利、赖诺普利、喹那普利等。

2. **血管紧张素Ⅱ受体拮抗剂** 氯沙坦、缬沙坦、伊白沙坦等。

3. **肾素抑制药** 瑞米吉仑等。

考点3★★★ 卡托普利作用、应用、不良反应

1. **作用** 降低血压。

2. **应用** ①各型高血压，如原发性高血压及

肾性高血压，对血浆肾素活性高者疗效更好；Ⅱ、Ⅲ级高血压需合用利尿药。②充血性心力衰竭基础药物。

3. 不良反应 高血钾、低血压。引起咳嗽及血管神经性水肿；久用降低血锌而出现皮疹、味觉及嗅觉改变、脱发等。高血钾者和妊娠初期禁用。

考点 4 ★★★　普萘洛尔的降压作用、应用

1. 作用 降低血压。机制：①减少心输出量。②抑制肾素分泌。③降低外周交感神经活性。④中枢性降压。⑤促进具有扩血管作用的前列环素生成。

2. 应用 适用于Ⅰ、Ⅱ级高血压，对伴有心输出量偏高或血浆肾素活性增高者以及伴有冠心病、脑血管病变者更适宜。

考点 5 ★　钙通道阻滞药的种类及常用药

钙通道阻滞药主要为 L 型钙通道阻滞剂，其中 L 型钙通道阻滞剂又分为二氢吡啶类和非二氢吡啶类。

二氢吡啶类的常用药有：硝苯地平、尼卡地平、尼莫地平、拉西地平等。

非二氢吡啶类的常用药有：维拉帕米、地尔硫草等。

考点 6 ★ 硝苯地平的降压作用、应用

降低血压，尤以低肾素性高血压疗效好。降压时伴有反射性心率加快，心输出量增加，血浆肾素活性增高。

考点 7 ★★ 哌唑嗪的降压作用、不良反应

1. 作用 降低血压。通过选择性阻断 α_1 受体，舒张小动脉和静脉血管平滑肌，使外周阻力下降，回心血量减少，产生中等偏强的降压作用。

2. 不良反应 眩晕、疲乏、鼻塞、口干、尿频、头痛、嗜睡及胃肠道反应等。约 50% 患者发生"首剂现象"，长期用药能致水钠潴留，可加用利尿药。

考点 8 ★ 利血平的降压作用、应用

降压，缓慢而持久。不单独使用，常与其他降压药一起合用于高血压。

考点 9 ★★ 可乐定的应用、不良反应

较少单独使用，常用于其他降压药无效的中度高血压，对兼有溃疡病的高血压及肾性高血压尤为适宜，与利尿剂合用有协同作用。还可作为吗啡类镇痛药成瘾者的戒毒药。

考点 10 ★★　肼屈嗪、硝普钠的应用、不良反应

肼屈嗪

1. 应用　常与抗去甲肾上腺素神经药或利尿药合用于中度高血压。

2. 不良反应　①由血管扩张及反射性反应引起，产生头痛、面红、黏膜充血、心动过速，并可诱发心绞痛和心力衰竭。②由免疫反应引起，大剂量长期应用可产生红斑狼疮样综合征。

硝普钠

1. 应用　用于高血压急症、充血性心力衰竭；全麻时使用，使血压降低以减少手术中出血。

2. 不良反应　由过度扩张血管所致，出现头胀痛、面部潮红、恶心、呕吐、出汗和心悸等。

考点 11 ★★　抗高血压药物的选药、联合用药

1. 伴有心绞痛者宜用硝苯地平。

2. 伴有心力衰竭者宜用利尿药、ACEI、哌唑嗪等，不宜用 β 受体阻滞药。

3. 伴有肾功能不全者宜用卡托普利、硝苯地平、α 甲基多巴等。

4. 伴有消化性溃疡者，宜用可乐定，禁用利血平。

5. 伴有心动过速者宜用美托洛尔等 β 受体阻滞药。

6. 伴有支气管哮喘者不宜用 β 受体阻滞药。

7. 伴有糖尿病及痛风者不宜用噻嗪类利尿药。

8. 伴有精神抑郁者，不宜用利血平。

第十六单元　抗心律失常药

考点1★★　奎尼丁的作用、应用

1. 作用　抗心律失常，与心肌细胞膜的钠通道蛋白结合而阻滞钠通道，适度抑制 Na^+ 内流，对 K^+ 外流和 Ca^{2+} 内流也有抑制作用。①降低自律性。②减慢传导。③延长有效不应期。④其他。

2. 应用　心房颤动、心房扑动、室上性及室性早搏和心动过速。

考点2★★★　利多卡因的作用、应用

1. 作用　抗心律失常。①降低自律性。②对传导的影响。③相对延长有效不应期。

2. 应用　室性心律失常，特别适用于危急病例，是治疗急性心肌梗死引起的室性心律失常的首选药，对强心苷中毒所致者也有效。

考点 3★★★　苯妥英钠的应用

室性心律失常，对强心苷中毒所致室性心律失常疗效显著；治疗癫痫强直－阵挛发作和局限性发作的首选药；还用于周围神经痛。

考点 4★★★　维拉帕米的应用

①阵发性室上性心动过速，特别是房室交界区心动过速，常在静脉注射数分钟内停止发作。②强心苷中毒引起的室性早搏。③对冠心病、高血压伴发心律失常者尤其适用。

第十七单元　抗慢性心功能不全药

考点 1★★★　强心苷类的常用药物、作用、应用、不良反应及其防治

强心苷类药物又称洋地黄类药物，以地高辛最为常用。

1. 作用

（1）心肌　①正性肌力：直接作用于心脏，增强心肌收缩力。②负性频率：减慢窦性频率。

③对心肌电生理特性的影响：主要是负性传导、缩短心房不应期、提高浦肯野纤维的自律性等。④对心电图的影响：T波幅度变小、低平甚至倒置，此变化出现最早；S－T段降低呈鱼钩状，此为临床上判断是否应用强心苷的依据之一。

（2）其他　①影响神经系统。②抑制肾素－血管紧张素－醛固酮系统（RAAS）。③利尿。

2. 应用

（1）慢性心功能不全　对高血压、心脏瓣膜病、先天性心脏病所致者疗效好。

（2）某些心律失常　①心房颤动。②心房扑动。③阵发性室上性心动过速。

3. 不良反应　安全范围小，易中毒，一般治疗量已接近中毒量的60%。

（1）胃肠道症状　较常见，亦是中毒时的早期反应。

（2）中枢反应

（3）视觉障碍　此为强心苷中毒的特征。

（4）心脏反应　是强心苷中毒最严重的反应。

4. 防治

（1）使用排钾利尿药，应适当补钾。对肾功能不全者应减少剂量。

（2）密切观察中毒先兆和心电图变化，如出现一定数目的室性早搏、窦性心动过缓及视觉障碍，应及时停用强心苷及排钾利尿药和糖皮质激素。

（3）轻度中毒停用强心苷和排钾利尿药等即可。对于快速型心律失常，应及时补钾。对于缓慢型心律失常，可用阿托品治疗。

考点 2★　血管扩张药的作用特点、常用药物

1. **硝酸甘油**　适用于前负荷加重为主，肺淤血明显者。

2. **肼屈嗪**　适用于后负荷加重为主，心输出量明显减少者。

3. **硝普钠**　适用于前后负荷均加重者，常用于急性心肌梗死及高血压时的 CHF。

4. **哌唑嗪**　适用于前后负荷均加重者。

考点 3★　ACEI 制剂和 AT₁ 阻滞药的作用特点

临床疗效表现为缓解或消除症状、提高患者运动耐力、改进生活质量、显著降低病死率。

目前是治疗 CHF 的一线药物。常用药物有卡托普利等。

考点 4★★　常用的 β 受体阻滞剂

常用药物为美托洛尔、卡维地洛等。

第十八单元 抗心绞痛药

考点 1 ★★ 硝酸酯类药物的常用药

常用药物包括硝酸甘油、硝酸异山梨酯、单硝酸异山梨酯、戊四硝酯。

考点 2 ★★★ 硝酸甘油的作用、应用、不良反应

1. **作用** 抗心绞痛。①降低心肌耗氧量。②改善缺血区心肌供血。③硝酸酯类本身以及释放出的 NO 还能抑制血小板聚集和黏附，具有抗血栓形成的作用，有利于心绞痛的治疗。

2. **应用** ①心绞痛：为稳定型心绞痛的首选药。②急性心肌梗死。③心功能不全。

本类药物与 β 受体阻滞药比较，无加重心衰和诱发哮喘的危险；与钙通道阻滞药比较，无心脏抑制作用。

3. **不良反应** 常见由血管扩张所继发的搏动性头痛、皮肤潮红、眼内压升高和颅内压增高。颅脑外伤、颅内出血者禁用，青光眼患者慎用。大剂量可见体位性低血压，低血容量者禁用。剂

量过大使血压过度下降，使心率加快，心肌收缩力增加而增加心肌耗氧量，导致心绞痛加重。超剂量可引起高铁血红蛋白症。长期应用可出现耐受性。

考点3★★★　β受体阻滞药抗心绞痛的作用、应用、常用药物

1. 作用　①降低心肌耗氧量，可使心率减慢，心脏舒张期延长而增加冠脉灌流时间；抑制心肌收缩力，减少心脏做功，降低心肌耗氧量而发挥抗心绞痛作用。②改善心肌代谢。③增加缺血区血液供应，减慢心率而延长心脏的舒张期，增加冠脉的灌注时间，有利于血液向缺血区流动。④促进氧合血红蛋白解离。

2. 应用　用于稳定型心绞痛和不稳定型心绞痛，可减少发作次数，对伴有高血压和快速性心律失常者效果更好。对变异型心绞痛，不宜应用。心动过缓、低血压、严重心功能不全、哮喘或慢性阻塞性肺疾病患者禁用。

3. 常用药物　普萘洛尔、美托洛尔、阿替洛尔。

考点4★★　钙通道阻滞药的抗心绞痛作用、应用、常用药物

1. 作用　①降低心肌耗氧量。②增加心肌供血。③保护缺血心肌。

2. 常用药物与应用

（1）硝苯地平　对变异型心绞痛最有效，对稳定型心绞痛也有效。

（2）维拉帕米　对变异型心绞痛和稳定型心绞痛都有较好的疗效。

（3）地尔硫䓬　适用于变异型、不稳定型、稳定型心绞痛，也用于心律失常、高血压、心肌梗死。

（4）普尼拉明　适用于各型心绞痛，也用于室性早搏、室性心动过速等。

（5）哌克昔林　有一定的利尿和扩张支气管作用，适用于伴有心衰或支气管哮喘的心绞痛。

第十九单元　血液系统药

考点1★　铁制剂的应用

临床用于预防和治疗缺铁性贫血，尤其用于生长发育期需求增加和慢性失血而引起的贫血。

考点2★★　叶酸、维生素 B_{12} 的作用、应用

叶酸

1. 作用　促进红细胞的生成。促进蛋白质的合成，与维生素 B_{12} 共同促进红细胞的生成和成

熟，是制造红细胞不可缺少的物质。

2. 应用 ①临床用于各种原因所致的巨幼红细胞性贫血。②对叶酸拮抗剂甲氨蝶呤、肝脏因素等所致巨幼红细胞性贫血，应用一般叶酸制剂无效，需直接选用亚叶酸钙治疗。③对恶性贫血、维生素 B_{12} 缺乏所致的巨幼红细胞性贫血，应用叶酸治疗可改善血象，但不能减轻甚至可能加重神经症状。

维生素 B_{12}

1. 作用 ①促进红细胞的发育和成熟，使机体造血机能处于正常状态。②以辅酶的形式存在，促进四氢叶酸的循环利用，增加叶酸的利用率，改善叶酸代谢障碍。③保持神经系统功能健全，可消除 B_{12} 缺乏时合成的异常脂肪酸，维持正常神经鞘磷脂的合成，改善神经症状。

2. 应用 主要用于治疗恶性贫血及巨幼红细胞性贫血；神经炎、神经萎缩等神经系统疾病。

考点3★　维生素 K 的作用、应用

维生素 K 是肝脏中羧化酶的辅酶，在肝脏合成的凝血因子的前体物质。用于维生素 K 缺乏所致的出血。

考点4★★★　肝素的作用、应用、不良反应

1. 作用 ①抗凝：体内外均具有抗凝作用，

作用迅速。②其他：抗血小板聚集。可通过调血脂、保护动脉内皮和抗血管平滑肌细胞增殖等作用而产生抗 AS 作用。

2. 应用 ①血栓栓塞性疾病。②缺血性心脏病。③弥散性血管内凝血。④体外抗凝。

3. 不良反应

（1）自发性出血　严重出血需缓慢静脉注射硫酸鱼精蛋白解救。

（2）其他　可引起皮疹、药热等过敏反应，孕妇使用可引起早产和胎儿死亡，长期使用可引起脱发、骨质疏松等。

考点 5 ★★　香豆素类药物的作用、应用、不良反应

包括华法林、双香豆素和醋硝香豆素等。

1. 作用　抗凝，为维生素 K 的拮抗剂。

2. 应用　血栓性疾病。

3. 不良反应　过量可发生自发性出血，可予维生素 K 治疗。

考点 6 ★★★　常用纤维蛋白溶解药的作用、应用

1. 链激酶（SK）　具有促进体内纤维蛋白溶解系统活性作用。能使纤维蛋白溶酶原激活因子前体物转变为激活因子，后者再使纤维蛋白原转变为有活性的纤维蛋白溶酶，使血栓溶解。用于治疗血栓栓塞性疾病，如深静脉栓塞、周围动脉栓塞、急性肺栓塞、血管外科手术后的血栓形成、导管给药所致血栓形成等。

2. 尿激酶（UK） 用于急性心肌梗死、肺栓塞、脑血管栓塞、周围动脉或静脉栓塞等。

3. 组织型纤溶酶原激活剂（t－PA） 用于心肌梗死、肺栓塞。

考点7★★ 常用抗血小板药的作用、应用

1. 阿司匹林

（1）作用 抑制环氧酶，减少TXA_2生成，抑制血小板聚集而防止血栓形成。

（2）应用 小剂量用于防治心脑血栓形成、心绞痛、心肌梗死、一过性脑缺血发作等。

2. 氯吡格雷

（1）作用 血小板聚集抑制剂。

（2）应用 用于防治心肌梗死、缺血性脑血栓、闭塞性脉管炎和动脉粥样硬化及血栓栓塞引起的并发症。

3. 双嘧达莫（潘生丁）

（1）作用 抗血栓形成及扩张冠脉作用。

（2）应用 与口服抗凝药合用治疗血栓栓塞性疾病，如防止心瓣膜置换术血栓形成。

4. 依前列醇

（1）作用 具有抗血小板和舒张血管作用。

（2）应用　用于治疗某些心血管疾病以防高凝状态，防止血栓形成，也用于严重外周血管性疾病、缺血性心脏病、原发性肺动脉高压、血小板消耗性疾病等。

第二十单元　消化系统药

考点 1 ★★★　抗酸药的种类及常用药物

常用抗酸药的作用特点表：

药物	抗酸强度	显效时间	持续时间	收敛作用	产生CO_2	碱血症	保护溃疡	排便情况
氢氧化镁	强	快	持久	–		–		轻泻
氧化镁	强	慢	持久	–				轻泻
氢氧化铝	中等	慢	持久	+			+	便秘
碳酸钙	较强	较快	较久	+	+			便秘
碳酸氢钠	较弱	最快	短暂	–	+	+		–
三硅酸镁	弱	慢	持久	–			+	轻泻

考点 2 ★★★　H₂受体阻滞药的作用、应用

常用药物有西咪替丁（甲氰咪胍）、雷尼替丁、法莫替丁、尼扎替丁、罗沙替丁等。

1. 作用 ①抑制胃酸分泌。②调节免疫。③其他，西咪替丁有抗雄性激素和药酶抑制作用。

2. 应用 消化性溃疡、胃肠道出血、胃酸分泌过多症和食管炎等与胃酸分泌相关的疾病。

考点3★★★ 常用质子泵抑制药的作用、应用

常用药物：奥美拉唑、兰索拉唑、泮托拉唑和雷贝拉唑等。

1. 作用 ①抑制胃酸分泌。②抗 HP，在体内有弱的抗幽门螺杆菌作用。

2. 应用 用于胃、十二指肠溃疡，反流性食管炎等。

考点4★ 抗幽门螺杆菌药的分类及常用药

1. 抗菌药 阿莫西林、庆大霉素、甲硝唑、四环素、罗红霉素、克拉霉素和呋喃唑酮等在体内有抗 HP 作用。

2. 抗溃疡病药 质子泵抑制药、铋制剂、硫糖铝等有弱的抗 HP 作用。

临床常用2~3种抗菌药与1种质子泵抑制药或铋制剂联合组成三联或四联疗法，以增强疗效。

考点5★★ 止吐药分类和常用药物

1. 抗胆碱药 东莨菪碱。

2. 抗组胺药 苯海拉明、茶苯海明、异丙

嗪、美克洛嗪、羟嗪和布克利嗪等。

3. 吩噻嗪类药物 氯丙嗪、硫乙拉嗪。

4. 胃肠促动力药 多潘立酮、甲氧氯普胺、西沙必利等。

5. 5 – HT_3 受体阻断药 昂丹司琼、格拉司琼、托烷司琼等。

第二十一单元　呼吸系统药

考点1★★　镇咳药分类、常用药

1. 可待因 中枢性镇咳药，用于各种原因引起的剧烈干咳，尤其是其他药物无效者、胸膜炎干咳伴胸痛者。多痰者禁用，久用成瘾。

2. 喷托维林（咳必清） 中枢性镇咳药，用于呼吸道炎症引起的干咳、阵咳，尤宜小儿百日咳。有轻度阿托品样作用，青光眼禁用。

3. 右美沙芬 中枢性镇咳药，与可待因相当，临床应用最广的镇咳药，用于干咳，常与抗组胺药合用。

4. 苯佐那酯（退嗽） 外周性镇咳药，有较强的局麻作用，抑制牵张感受器及感觉神经末梢。用于干咳、阵咳、支气管镜检查。

考点2★★　祛痰药分类、常用药

常用祛痰药按其作用机制可分为两类：

1. 促进黏液分泌药　常用药物有氯化铵、愈创甘油醚、碘化钾、酒石酸锑钾等。本类药物口服后能刺激胃黏膜引起轻度恶心，反射性地促进支气管腺体分泌。另外，碘离子还可以由呼吸道腺体排出，直接刺激呼吸道腺体分泌增加，使痰液稀释，易于咳出。由于剂量大可引起呕吐，故宜空腹服用。

2. 溶解黏痰药　常用药物有溴己新、糜蛋白酶、乙酰半胱氨酸、氨溴索、羧甲司坦、泰洛沙泊等。本类药物具有改变痰中黏性成分、降低痰的黏滞度使之易于咳出的作用，主要用于促进黏液分泌药无效者，如急、慢性呼吸系统疾病所致痰液稠厚或手术后咳痰困难等。

考点3★★★　常用 β_2 受体激动药、平喘作用特点、应用

β_2 受体激动药分为选择性和非选择性两类，前者常用药物有沙丁胺醇、特布他林、氯丙那林、丙卡特罗等，能选择性地刺激呼吸道 β_2 受体，用于支气管哮喘、喘息型支气管炎和伴有支气管痉挛的呼吸道疾病。后者有肾上腺素、异丙肾上腺素和麻黄碱，除激动 β_2 受体外还能激动 α、β_1 受体，不良反应较多。

考点4★★　氨茶碱的作用、应用、不良反应

1. 作用　①松弛支气管平滑肌。②其他，利尿、强心、兴奋中枢及促进胃酸分泌等。

2. 应用　各型哮喘以及急性心功能不全、肾性水肿、胆绞痛等。

3. 不良反应　常见有兴奋不安、失眠和消化道刺激反应，剂量过大可致心悸、心律失常等。

考点5★★　常用抗过敏平喘药的作用、应用

1. 作用　①与敏感的肥大细胞膜外侧的钙通道结合，阻止钙内流，抑制肥大细胞脱颗粒，减少组胺、慢反应物质、白三烯等多种炎症介质的释放。②直接抑制引起支气管痉挛的某些反射。③降低病人过高的支气管反应性。④抑制感觉神经末梢释放的 P 物质、神经激肽 A 和 B 等诱导的气管平滑肌痉挛和黏膜水肿。

2. 应用

（1）**色甘酸钠**　对外源性哮喘疗效好，对内源性哮喘次之，需预防性给药，发作后给药无效。

（2）**扎普司特**　对过敏性哮喘疗效较好，对过敏性鼻炎和皮炎有效。

（3）**酮替芬**　疗效优于色甘酸钠，对儿童哮喘效果好。

第二十二单元　糖皮质激素

考点1★　糖皮质激素的分类及常用药物

短效类：可的松和氢化可的松。

中效类：泼尼松、泼尼松龙、甲泼尼龙、曲安西龙等。

长效类：地塞米松、倍他米松等。

此外还有外用糖皮质激素制剂：氟氢可的松、氟轻松、倍氯米松等。

考点2★★★　糖皮质激素的药理作用、应用、不良反应

1. 作用

（1）物质代谢的影响　①升高血糖。②负氮平衡。③促进脂肪分解及重新分布，使脂肪重新分布形成向心性肥胖。④核酸代谢。⑤水钠潴留及低 K^+、Ca^{2+}，若与噻嗪类合用，易引起低钾血症。

（2）抗炎　有强的非特异性的抗炎作用，能抑制感染性炎症和非感染性炎症。

（3）抑制免疫　对免疫过程的许多环节都有

抑制作用。

（4）抗内毒素　能提高机体对细菌内毒素的耐受力，对细菌外毒素无效。

（5）抗休克　超大剂量可用于抢救严重休克，对中毒性休克疗效最好。

（6）影响血液与造血系统　刺激骨髓造血功能，使血液中红细胞和血红蛋白含量增加，大剂量亦使血小板和纤维蛋白原增多，缩短凝血时间。

（7）其他　①解热作用。②兴奋中枢。③促进消化。

2. 应用

（1）肾上腺皮质功能不全　小剂量替代疗法适用于腺垂体功能减退症、肾上腺皮质功能减退症、肾上腺危象和肾上腺次全切除术后。

（2）严重感染

（3）休克

（4）防止某些炎症的后遗症

（5）免疫性疾病、过敏性疾病和器官移植

（6）血液病　可用于治疗急性淋巴细胞性白血病、再生障碍性贫血、粒细胞减少症、血小板减少症和过敏性紫癜等。能改善症状，但停药后易复发。

（7）皮肤病　局部应用可治疗接触性皮炎、湿疹、银屑病、肛门瘙痒等，但对天疱疮及剥脱性皮炎等严重的皮肤病仍需全身用药。

3. 不良反应

（1）**医源性肾上腺皮质功能亢进症（库欣综合征）** 物质代谢和水盐代谢紊乱所致。表现为满月脸、水牛背、向心性肥胖、浮肿、血钾降低、高血压、高血脂、高血糖等。高血压、动脉硬化、水肿、糖尿病、心及肾功能不全者禁用或慎用。

（2）**诱发或加重感染** 因其抗炎不抗菌，且降低机体防御功能，常可诱发感染或促使体内原有病灶扩散恶化，必要时应合用抗菌药。

（3）**消化系统反应** 刺激胃酸和胃蛋白酶的分泌，抑制胃黏液分泌，降低胃肠黏膜对胃酸的抵抗力，可诱发或加重胃、十二指肠溃疡，甚至引起出血或穿孔。

（4）**骨质疏松、延缓伤口愈合**

（5）**肾上腺皮质萎缩和功能不全（停药反应）** 长期用药通过负反馈抑制下丘脑－垂体－肾上腺皮质轴，使 ACTH 分泌减少，引起肾上腺皮质萎缩和功能不全。

（6）**反跳现象** 突然停药或减量过快，致病情复发或恶化，注意逐渐减量，直至停药。

（7）**其他** 影响儿童生长发育。对孕妇偶可引起畸胎。可诱发精神病或癫痫。儿童大量应用可致惊厥。可诱发青光眼、白内障。

第二十三单元　抗甲状腺药

考点★★　常用硫脲类药物作用、应用、不良反应

1. **常用的硫脲类药物**

（1）硫氧嘧啶类　包括甲硫氧嘧啶、丙硫氧嘧啶。

（2）咪唑类　包括甲巯咪唑、卡比马唑。

2. **作用**　①抗甲状腺。②抑制免疫。

3. **应用**　①甲状腺功能亢进症。②甲状腺手术前准备。③甲状腺危象的辅助治疗。

4. **不良反应**　①过敏反应。②消化道反应。③粒细胞减少。④甲状腺肿及甲状腺功能减退。

第二十四单元　降血糖药

考点1★★　胰岛素的作用、应用、不良反应

1. **作用**　①降血糖。②脂肪代谢：促进脂肪合成并抑制其分解。③正氮平衡：促进蛋白质的合成并抑制蛋白质的分解。④促钾转运：有利于纠正细胞缺钾症状。⑤促生长。

2. 应用

（1）**糖尿病** 是治疗糖尿病的最主要药物，对各型糖尿病均有效。主要用于：①1 型糖尿病。②糖尿病发生急性并发症者。③合并有严重感染、高热、甲亢、妊娠、分娩、创伤及手术的各型糖尿病。④2 型糖尿病经饮食控制、口服降糖药治疗效果不佳或对口服降糖药有禁忌而不耐受者，需合用。

（2）**其他** 防治心肌梗死后的心律失常；用于心、肝、肾等疾病的辅助治疗。

3. 不良反应 ①低血糖。②过敏反应。③胰岛素耐受性。④局部反应。

考点2★★★ 常用磺酰脲类药物的作用、应用、不良反应

第一代的磺酰脲类药物有甲苯磺丁脲、氯磺丙脲。

第二代药物有格列本脲（优降糖）、格列吡嗪（美吡达）、格列喹酮（糖适平）、格列齐特（达美康）、格列波脲等。

1. 作用 ①降血糖，直接作用于胰岛 B 细胞，刺激内源性胰岛素释放；提高靶细胞对胰岛

素的敏感性。②抗利尿。③影响凝血功能。

2. 应用　①糖尿病，用于胰岛功能尚存的 2
型糖尿病单用饮食控制无效者。②尿崩症。

3. 不良反应　①胃肠道反应。②过敏反应。
③低血糖。

考点 3 ★★　二甲双胍的作用、应用、不良反应

1. 作用　①增加肌肉组织中无氧糖酵解。
②促进组织对葡萄糖的摄取。③减少肝细胞糖异
生。④减慢葡萄糖在肠道的吸收。⑤增加胰岛素
与其受体结合。⑥降低血中胰高血糖素水平。

2. 应用　用于单用饮食控制无效的轻、中度
2 型糖尿病，尤宜肥胖且伴胰岛素抵抗者。常与
磺酰脲类或胰岛素合用。

3. 不良反应　厌食、口苦、口腔金属味、胃
肠刺激等胃肠道反应。低血糖症、维生素 B_{12} 和叶
酸缺乏、乳酸血症及酮血症。慢性心、肝、肾疾
病患者及孕妇禁用。

考点 4 ★★★　常用 α‑葡萄糖苷酶抑制药的作用、应用、不良反应

α‑葡萄糖苷酶抑制药有阿卡波糖（拜糖平）
及伏格列波糖。

1. 作用　在小肠竞争性抑制 α‑葡萄糖苷酶，
使碳水化合物水解产生葡萄糖速度减慢，从而延

缓葡萄糖的吸收，降低餐后血糖峰值。

2. 应用 用于轻、中度 2 型糖尿病病人。可明显降低餐后血糖。

3. 不良反应 胃肠道反应，出现腹胀、嗳气、排气增多甚至腹泻，溃疡病、肠炎患者慎用。

考点 5★★ 常用胰岛素增效药的作用、应用

本类药物主要通过增加肌肉和脂肪组织对胰岛素的敏感性而发挥降低血糖功能。常用药物有罗格列酮、环格列酮、吡格列酮、恩格列酮等。用于 2 型糖尿病，特别是有胰岛素抵抗者。

第二十五单元　合成抗菌药

考点 1★★★ 常用氟喹诺酮类药物抗菌作用、应用、不良反应

1. 作用 氟喹诺酮类药物为广谱杀菌药。机制是抑制细菌的 DNA 回旋酶，阻碍 DNA 复制而达到杀菌作用。

2. 应用

（1）**呼吸系统感染** 左氧氟沙星、莫西沙星与万古霉素合用，首选用于治疗青霉素高度耐药

的肺炎链球菌感染。

（2）**泌尿生殖道感染** 环丙沙星、氧氟沙星与β内酰胺类同为首选药。环丙沙星是铜绿假单胞菌性尿道炎的首选药。氟喹诺酮类对敏感菌所致的急、慢性前列腺炎以及复杂性前列腺炎，均有较好疗效。

（3）**肠道感染与伤寒** 首选用于治疗志贺菌引起的急、慢性菌痢和中毒性菌痢，以及鼠伤寒沙门菌、猪霍乱沙门菌、肠炎沙门菌引起的胃肠炎。对沙门菌引起的伤寒或副伤寒，应首选氟喹诺酮或头孢曲松。

（4）**对脑膜炎奈瑟菌** 具有强大的杀菌作用，可用于鼻咽部带菌者的根除治疗。

3. 不良反应 ①胃肠道反应。②中枢神经系统毒性。③光敏反应（光毒性）。④心脏毒性。⑤软骨损害。⑥其他不良反应。

考点2★★　甲氧苄啶的抗菌增效作用、复方制剂

甲氧苄啶（TMP）又称抗菌增效剂。主要是抑制细菌二氢叶酸还原酶，阻碍四氢叶酸的合成。

TMP常与SMZ和/或SD合用，治疗呼吸道、泌尿道、软组织感染，败血症，脑膜炎以及伤寒、副伤寒，菌痢等肠道感染。

复方制剂如：增效联磺片（TMP + SMZ + SD）、复方甲噁唑片（复方新诺明、TMP + SMZ）、双嘧啶片（TMP＋SD）等。

考点 3 ★　甲硝唑、替硝唑的应用

1. 甲硝唑（灭滴灵）　是目前临床治疗各种厌氧菌感染的重要药物之一。广泛用于敏感厌氧菌所致腹腔、盆腔感染，牙周脓肿，骨髓炎等，还可用于治疗阴道滴虫病、肠内外阿米巴病、幽门螺杆菌所致消化性溃疡等。

2. 替硝唑　抗厌氧菌和原虫的活性较甲硝唑强，临床应用与甲硝唑相同。

考点 4 ★　呋喃唑酮、呋喃妥因的应用

1. 呋喃妥因（呋喃坦啶）　酸性尿中抗菌活性增强，尿中浓度高，用于泌尿道感染，如肾盂肾炎、膀胱炎、前列腺炎和尿道炎等。

2. 呋喃唑酮（痢特灵）　口服很少吸收，主治菌痢、肠炎等消化道感染，阴道滴虫病，溃疡病。

第二十六单元　抗生素

考点 1 ★ ★ ★　青霉素 G 的抗菌作用、应用、不良反应及过敏性休克的防治

1. 抗菌作用　对敏感病菌有强大的杀菌作用，

对宿主无明显毒性。抗菌谱为：①革兰阳性球菌。②革兰阳性杆菌。③革兰阴性球菌。④其他。

2. 应用 首选治疗用于敏感的革兰阳性球菌、阴性球菌、螺旋体感染。如溶血性链球菌引起的咽炎、扁桃体炎、猩红热、蜂窝组织炎、败血症等；肺炎链球菌所致大叶性肺炎、中耳炎等；脑膜炎球菌引起的流行性脑脊髓膜炎；还可作为治疗放线菌病、钩端螺旋体病、梅毒、回归热等的首选药。

3. 不良反应

（1）变态反应 在各种药物中，发生变态反应居首位，以皮肤过敏（荨麻疹、药疹等）和血清病样反应多见。最严重的是过敏性休克。

（2）赫氏反应 治疗梅毒或钩端螺旋体病时，可有症状加剧，称"赫氏反应"。

（3）水、电解质紊乱 钾、钠盐大量静脉注射易引起高血钾、高血钠症。

（4）其他 肌注局部可发生周围神经炎等。

4. 过敏性休克的防治 注射后观察30分钟；一旦发生休克，立即皮下或肌内注射肾上腺素0.5～1.0mg，严重者静脉注射或心腔内注射，必要时可加用糖皮质激素和抗组胺药。

考点2★★ 阿奇霉素的抗菌作用、应用

阿奇霉素（azithromycin，阿奇红霉素）为第二代半合成大环内酯类抗生素。

1. 抗菌作用 抗菌谱较红霉素广，而对 G$^-$ 菌明显强于红霉素，对某些细菌表现为快速杀菌作用。

2. 应用 主要用于化脓性链球菌引起的急性咽炎、急性扁桃体炎，以及敏感菌引起的急性支气管炎、慢性支气管炎急性发作；用于肺炎链球菌、流感杆菌以及肺炎支原体所致的肺炎；用于衣原体引起的泌尿道感染和宫颈炎；也用于敏感菌所致皮肤软组织的感染。

考点 3 ★ 林可霉素与克林霉素的抗菌作用、应用、不良反应

1. 作用 两者的抗菌谱与红霉素类似，克林霉素作用更强。对各类厌氧菌有强大的抗菌作用。对需氧革兰阳性菌有显著活性，对部分需氧革兰阴性球菌、人型支原体和沙眼衣原体也有抑制作用。

2. 应用 主要用于厌氧菌。治疗需氧革兰阳性球菌引起的呼吸道、骨及软组织、胆道感染及败血症、心内膜炎等。对金黄色葡萄球菌引起的骨髓炎为首选药。

3. 不良反应 ①胃肠道反应：表现为恶心、呕吐、腹泻。长期给药也可引起二重感染、伪膜性肠炎。②过敏反应：轻度皮疹、瘙痒或药热。③其他：偶见黄疸及肝损伤。

考点4★★　常用氨基糖苷类的抗菌作用、应用、不良反应

1. 抗菌作用　对各种需氧革兰阴性杆菌具有强大的抗菌活性；部分品种对分枝杆菌属等也有一定的抗菌作用；对革兰阴性球菌作用较差；对革兰阳性球菌中各组链球菌作用微弱，对厌氧菌不敏感。机制为抑制细菌蛋白质合成，并能破坏细菌胞浆膜的完整性，为静止期杀菌剂。

2. 应用　用于敏感需氧革兰阴性杆菌所致的全身感染。

3. 不良反应　①耳毒性。②肾毒性。③过敏反应。④神经肌肉阻断作用。

考点5★★　四环素、氯霉素抗菌作用特点

1. 四环素　为广谱抗生素，能抑制敏感细菌的蛋白质合成。对革兰阳性菌的抑制作用强于阴性菌。极高浓度时具有杀菌作用。

2. 氯霉素　为广谱抗菌药，对革兰阴性菌的抑制作用强于革兰阳性菌，一般为抑菌药。对伤寒杆菌、流感杆菌、副流感杆菌和百日咳杆菌的作用比其他抗生素强。

第二十七单元 抗真菌药与抗病毒药

考点1★★★ 常用抗真菌药作用特点及应用

两性霉素B为广谱抗真菌药，对各种深部真菌，如念珠菌、新隐球菌、荚膜组织胞浆菌及皮炎芽生菌等有强大抑制作用。高浓度有杀菌作用。两性霉素B可选择性地与真菌细胞膜上固醇类结合，在细胞膜上形成孔道，增加细胞膜通透性，导致细胞内核苷酸、氨基酸等重要物质外漏，使真菌死亡。对细菌无效。

制霉菌素对白色念珠菌及隐球菌有抑制作用。

咪康唑为咪唑类广谱抗真菌药。主要局部应用治疗五官、皮肤、阴道的念珠菌感染。

特比萘芬为丙烯类广谱抗真菌药。对皮肤癣菌有杀菌作用，对念珠菌有抑菌作用。

氟胞嘧啶为人工合成抗真菌药，抗菌谱窄，仅对酵母菌（新型隐球菌属）和酵母样菌（念珠菌属）有较强的抑制活性。主要用于敏感菌引起的深部感染。

考点2★★　阿昔洛韦、利巴韦林的作用、应用

1. 阿昔洛韦（无环鸟苷）

（1）作用　为核苷类抗 DNA 病毒药物。属广谱高效抗病毒药，对单纯疱疹病毒（HSV）的作用最强，对乙型肝炎病毒也有一定作用。对 RNA 病毒无效。

（2）应用　治疗 HSV 感染的首选药。

2. 利巴韦林（病毒唑）

（1）作用　属广谱抗病毒药，对多种 DNA、RNA 病毒有效。

（2）应用　用于治疗流感病毒引起的呼吸道感染、疱疹病毒性角膜炎、结膜炎、口腔炎、小儿病毒性肺炎等。对甲型肝炎也有一定疗效。

第二十八单元　抗菌药物的耐药性

考点1★　抗菌药耐药性产生的原因和危害

耐药性又称抗药性，是指细菌与抗菌药物反复接触后对药物的敏感性降低甚至消失。

1. 产生灭活酶　通过产生灭活酶将药物灭活

是微生物产生耐药性的重要机制。

2. 靶位的修饰和变化　抗菌药物影响细菌生化代谢过程的某环节、某部位，从而抑制或杀灭细菌。该环节或部位即为抗菌药作用的靶位。

3. 降低外膜的通透性　耐药菌的这种改变使药物不易进入靶部位。

4. 加强主动流出系统　流出系统可将药物泵出细菌体外。

考点2★　降低抗菌药耐药性的措施

严格控制抗菌药物的使用，合理使用抗菌药物；可用一种抗菌药物控制的感染绝不使用多种抗菌药联合；窄谱抗菌药可控制的感染不用广谱抗菌药物；严格控制抗菌药物预防应用、局部使用的适应证，避免滥用；医院内应对耐药菌感染的患者采取相应的消毒隔离措施，防止细菌的院内交叉感染；对抗菌药物要加强管理，使用或购买抗菌药物必须凭医生处方。

第二十九单元　抗结核病药

考点1★★　抗结核病药物的分类及常用药物

一线抗结核药包括异烟肼、利福平、链霉素、乙胺丁醇、吡嗪酰胺，以及近年开发的喹诺酮类的环丙沙星、氧氟沙星、利福喷汀、利福定和司帕沙星等；其抗结核疗效高、不良反应较少，在治疗中首选。

二线抗结核药包括氨基水杨酸、乙硫异烟胺、卡那霉素、卷曲霉素、阿米卡星等药物。其毒性较大或疗效较低，主要用于对一线抗结核药产生耐药性时的替换治疗。

抗结核病药也可按作用机制的不同分为：

（1）阻碍细菌细胞壁合成的药物，如环丝氨酸、乙硫异烟胺。

（2）干扰结核杆菌代谢的药物，如对氨基水杨酸钠。

（3）抑制 RNA 合成药，如利福平。

（4）抑制结核杆菌蛋白合成药，如链霉素和紫霉素等。

（5）多种机制共存或机制未明的药物，如异烟肼、乙胺丁醇。

考点 2 ★★★ 异烟肼的药动学特点、应用、不良反应

异烟肼，又名雷米封。是治疗结核病的主要药物。

1. 药动学特点 口服吸收快且完全，易透过血脑屏障。主要在肝内代谢为乙酰化异烟肼和异烟酸，代谢产物与少量原形药物由肾脏排出。

2. 应用 治疗各种类型结核病的首选药。

3. 不良反应 ①神经系统反应：常见周围神经炎，同服维生素 B_6 可以防治。②肝脏毒性：用药时应定期检查肝功能。③其他：易发生胃肠反应。

考点 3 ★ 利福平的抗菌作用、应用

1. 抗菌作用 特异性抑制细菌依赖于 DNA 的 RNA 多聚酶，阻碍 mRNA 合成。

2. 应用 与其他抗结核药合用治疗各种结核病及重症患者；对耐药金黄色葡萄球菌及其他敏感细菌所致感染亦有效。还可用于治疗麻风病。

考点 4 ★ 链霉素的抗结核病作用特点

链霉素是第一个有效的抗结核药物，常与其他抗结核药合用，对急性渗出型病灶疗效好。易

产生耐药性和严重的耳毒性，目前已大为减少用于结核治疗。

考点5★★　乙胺丁醇的应用、不良反应

乙胺丁醇为人工合成的一线抗结核病药，对异烟肼或链霉素耐药的结核杆菌也有效，对其他细菌无效。不单独使用，常与异烟肼或利福平合用治疗各型结核。不良反应较少。长期大量应用可致球后视神经炎，偶见胃肠道反应、过敏反应和肝损伤。

传染病学

传染病学复习攻略

第一单元　传染病学总论

考点1★　感染过程的表现形式

1. 病原体被清除　病原体在入侵部位即被消灭，或从鼻咽部、肠道、尿道及汗腺等通道排出体外，不出现病理损害和疾病的临床表现。

2. 隐性感染　又称亚临床感染，指病原体只引起特异性免疫应答，不引起或只引起轻微的组织损伤，无临床症状，只有通过免疫学检查发现。

3. 显性感染　又称临床感染，感染后不但引起机体免疫应答，还导致组织损伤，引起病理改变和临床表现。

4. 病原携带状态　病原体侵入机体后，存在于机体的一定部位，并生长、繁殖，虽可有轻度的病理损害，但不出现疾病的临床症状，能排出病原体。包括带病毒者、带菌者和带虫者。

5. 潜伏性感染　指病原体侵入人体某些部位后，机体免疫系统将病原体局限化，但又不能清除病原体，机体免疫功能下降时潜伏的病原体才引起显性感染。

一般来说，隐性感染最多见，病原携带状态

次之，显性感染比率最低，但最易识别。

考点2★★　感染过程中病原体的作用

病原体侵入人体能否发病，取决于病原体的致病作用、宿主的免疫功能和外环境三个因素。病原体的致病能力与下列因素有关：侵袭力；毒力；数量；变异性。

考点3★★★　流行过程的基本条件

1. 传染源　是指体内有病原体生长、繁殖并能排出体外的人和动物。

包括：①患者。②隐性感染者。③病原携带者。④受感染的动物。

2. 传播途径　病原体离开传染源，到达另一个易感者所经过的途径称为传播途径。

包括：①消化道传播。②呼吸道传播。③虫媒传播。④接触传播。⑤血液、体液、血制品传播。⑥土壤传播。⑦母婴传播。

3. 易感人群　人群易感性是指人群对某种传染病病原体的易感程度或免疫水平。对某一传染病缺乏特异性免疫力的人称为易感者。

考点4★★★　传染病的基本特征

1. 病原体　每一种传染病都是由特异性病原体所引起的，病原学检查是传染病的确诊依据。

2. 传染性 传染性是传染病与非传染性疾病的最主要区别。传染病病人有传染性的时期称为传染期。每种传染病都有相对固定的传染期，是确定传染病患者隔离期的主要依据。

3. 流行病学特征 主要指传染病的流行性、季节性和地方性，还包括在不同人群（年龄、性别、职业等）中的分布特点。

4. 感染后免疫

考点5★　流行病学资料

包括患者的年龄、职业、流行季节与地区、免疫接种史与既往患传染病史，与传染病患者接触史、有无传染病病例等。

考点6★　传染病的治疗原则

即治疗、护理与隔离、消毒并重，一般治疗、对症治疗与特效治疗结合。

考点7★★★　管理传染源

要求对患者做到早发现，早诊断，早报告，早隔离，早治疗。

《中华人民共和国传染病防治法》将传染病分为甲、乙、丙三类，实行分类管理。甲类为强制管理传染病，包括鼠疫和霍乱，乙类为严格管理传染病，丙类属监测管理传染病。

考点8★　切断传播途径

切断传播途径通常是起主导作用的预防措施。对消化道传染病应搞好个人及环境卫生，加强饮食、水源及粪便管理。

考点9★　保护易感人群

1. 提高非特异性免疫力　改善营养、锻炼身体等。在流行期间应避免同易感人群接触，必要时可进行潜伏期预防性服药。

2. 提高特异性免疫力　接种疫苗、菌苗、类毒素等可提高人群的主动性特异性免疫，接种抗毒素、丙种球蛋白或高效价免疫球蛋白可使机体获得被动特异性免疫。儿童计划免疫对传染病预防起关键性的作用。

第二单元　病毒感染

考点1★★　病毒性肝炎的病原学

病毒性肝炎按病原学分类，目前有甲型、乙型、丙型、丁型和戊型肝炎。乙型肝炎病毒（HBV）为 DNA 病毒（亦称 Dane 颗粒），其他四种都为 RNA 病毒。

考点 2 ★★★　病毒性肝炎的流行病学

	传染源	传播途径	流行特征
甲型肝炎	急性期患者和亚临床感染者	粪－口途径	成人感染相对增多
乙型肝炎			男性多于女性
丙型肝炎	急、慢性患者及病毒携带者	①输血及血制品以及使用污染的注射器或针刺器具等传播。②母婴传播。③性接触传播。④其他，密切接触传播	多见于成人，尤以输血与使用血制品者、静脉药瘾者、血液透析者、肾移植者、同性恋者等
丁型肝炎			我国属 HDV 低地方性流行区
戊型肝炎	急性期患者和亚临床感染者	粪－口途径	青壮年为主，男性多于女性

考点 3 ★★　病毒性肝炎的潜伏期

　　各型肝炎潜伏期不同，甲型肝炎为 2 ~ 6 周（平均为 4 周），乙型肝炎 4 ~ 24 周（平均为 3 个月），丙型肝炎 2 ~ 26 周（平均为 7.4 周），丁型

传染病学

肝炎为 4 ~ 20 周，戊型肝炎为 2 ~ 9 周（平均为 6 周）。

考点4★★★　病毒性肝炎的临床表现

1. 急性肝炎

（1）急性黄疸型肝炎

1）黄疸前期：突出症状为全身乏力及食欲不振、恶心、呕吐、腹胀、便溏等消化系统症状。本期末尿色逐渐加深，似浓茶色，体征可有右上腹叩击痛。本期持续数日至 2 周，平均 1 周。

2）黄疸期：首先出现巩膜黄染，尚有肝大、触痛及肝区叩击痛，脾可轻度肿大。本期持续 2 ~ 6 周。

3）恢复期：黄疸消退，症状消失，本期约需数周至 4 个月，平均 1 个月。

（2）急性无黄疸型肝炎　主要表现为乏力，食欲不振，腹胀，肝区疼痛，有的患者可有恶心、呕吐、便溏或低热。体征可有肝大、压痛、脾也可轻度增大。

2. 慢性肝炎

（1）轻度　临床症状、体征轻微或缺如，肝功能指标仅 1 或 2 项轻度异常

（2）中度　症状、体征、实验室检查居于轻度和重度之间。

（3）重度　有明显或持续的肝炎症状，如乏

力、食欲不振、腹胀、尿黄、便溏等，有肝病面容、肝掌、蜘蛛痣、脾大等体征，且无门脉高压表现者。

3. 重型肝炎

（1）急性重型肝炎　2周内出现极度乏力，明显消化道症状，常有高热，迅速出现神经、精神症状，肝浊音界进行性缩小，黄疸急剧加深，血白细胞计数及中性粒细胞增高，血小板减少。凝血酶原时间延长，PTA≤40%。

（2）亚急性重型肝炎　急性起病，15天～24周出现重型肝炎表现，凝血酶原时间明显延长，PTA≤40%，黄疸迅速加深，每日上升≥17.1μmol/L或血清胆红素大于正常值上限的10倍。

脑病型：首先出现神经、精神症状等肝性脑病表现者。

腹水型：首先出现腹水及相关表现者。

（3）慢性重型肝炎　在慢性肝病的基础上发病，临床表现与亚急性重型肝炎相似。随病情发展而加重，并达到重型肝炎诊断标准（PTA≤40%，血清胆红素大于正常值上限的10倍）。

考点5★★★　病毒性肝炎的病原学检查

1. 甲型肝炎（HAV）　抗-HAV IgM，出现较早，为HAV早期诊断最常用而简便的可靠指标。

2. 乙型肝炎（HBV） HBsAg/抗 – HBs，HBeAg/抗 – HBe，抗 – HBc，HBV DNA。

（1）HBsAg 是感染 HBV 后最早出现的血清学标志，也是现症感染指标之一。

（2）抗 – HBs 是感染 HBV 后产生的唯一保护性抗体。

（3）HBcAg 血液中一般无游离的 HBcAg，若血清 HBcAg 阳性表示血液内含有 HBV，传染性强，HBV 复制活跃。

（4）抗 – HBc 为感染 HBV 后最早出现的抗体，是 HBV 感染的标志。可能为现症感染或既往感染。高滴度的抗 – HBc IgM 阳性或抗 – HBc IgM 阳性而抗 – HBc IgG 阴性为 HBV 急性或近期感染的标志。

（5）HBeAg 和抗 – HBe

（6）HBV DNA 是 HBV 存在和复制最可靠的直接证据。

3. 丙型肝炎（HCV）

（1）抗 – HCV 一般认为抗 – HCV 是感染的标志。

（2）HCV RNA 可用于 HCV 感染的早期诊断及疗效评估。

考点6★ 病毒性肝炎的诊断

病毒性肝炎诊断主要通过流行病学、病原学诊断以及肝穿刺活检及各型肝炎的临床诊断标准等方法进行诊断。

考点7★★★ 慢性肝炎的抗病毒治疗

1. 慢性乙型肝炎 目前常用抗 HBV 药物干扰素和核苷类似物。其中干扰素常用的是 IFN，包括普通干扰素和聚乙二醇干扰素（Peg – IFN）。IFN 一般皮下注射给药。HBeAg 阳性的慢性乙型肝炎疗程 6 个月，HBeAg 阴性的慢性乙型肝炎疗程至少 12 个月。延长疗程可提高疗效，降低停药后复发率。

2. 丙型肝炎 目前 IFN 是抗 HCV 最有效的药物，包括普通 IFN 和 Peg – IFN 等。

治疗慢性丙型肝炎的最佳方案是 Peg – IFN 与利巴韦林联合应用。

考点8★★ 病毒性肝炎的预防

1. 甲型肝炎 甲肝减毒活疫苗及灭活死疫苗均有较好的预防效果。

2. 乙型肝炎

（1）乙肝免疫球蛋白（HBIG） 主要用于阻断 HBV 的母婴传播及意外暴露的被动免疫，应

传
染
病
学

在出生后或暴露后的 24 小时内（时间越早越好）注射。

（2）乙肝疫苗　主要用于新生儿和高危人群的乙肝预防，对 HBeAg 阳性产妇所生婴儿，与乙肝免疫球蛋白联合使用可提高保护率。

考点 9 ★　流行性感冒的病原学

根据病毒 NP 和 MI 抗原性的不同，流感病毒分为甲（A）、乙（B）、丙（C）三型。甲型流感病毒根据 HA 和 NA 的抗原性不同分为若干亚型，人类流感主要与 H1、H2、H3 和 N1、N2 亚型有关。甲型流感病毒的变异，主要形式有两种：

（1）抗原漂移　变异幅度小，属于量变，不会引起流感的大规模流行，出现频率较高，且有逐渐积累效应。

（2）抗原转换　变异幅度大，属于质变，形成新的病毒亚型，由于人群对抗原转换后出现的新亚型缺少免疫力，往往会引起流感的全球性大流行，发生频率较低，且缓慢。

考点 10 ★★　流行性感冒的流行病学

1. 传染源　主要为流感患者和隐性感染者。潜伏期即有传染性，发病 3 日内传染性最强。

2. 传播途径　经呼吸道 - 空气飞沫传播，也可通过直接接触或病毒污染物品间接接触传播。

3. 易感人群　普遍易感，感染后获得对同型病毒免疫力，但维持时间短，各型及亚型之间无交叉免疫。

4. 流行特征　流感在流行病学上最显著的特点为：突然暴发，迅速蔓延，波及面广，具有一定的季节性，一般流行 3~4 周后会自然停止，流行过后人群获得一定的免疫力。

甲型流感常引起暴发流行；乙型流感呈局部流行或散发，亦可大流行；丙型以散发为主。

考点 11★★　流行性感冒的临床表现

潜伏期通常为 1~3 日。起病多急骤，主要以全身中毒症状为主，呼吸道症状轻微或不明显。发热通常持续 3~4 日。

1. 单纯型流感　最常见，骤起畏寒、发热，体温可达 39℃~40℃，头痛、全身酸痛、咽干、乏力及食欲减退等全身症状明显；咳嗽、流涕、鼻塞、咽痛等呼吸道症状较轻；少数患者有恶心、呕吐、腹痛、腹泻等消化道症状。

2. 肺炎型流感　较少见，多发生在 2 岁以下的小儿，或原有慢性基础疾病者。

特点是在发病后 24 小时内出现高热、烦躁、呼吸困难、咳血痰和明显发绀，可进行性加重，抗菌治疗无效，可因呼吸循环衰竭在 5~10 日内死亡。

考点 12 ★ ★　流行性感冒的治疗

1. 治疗原则

（1）隔离患者　流行期间对公共场所加强通风和空气消毒。

（2）早期治疗　起病 1～2 日内应用抗流感病毒药物治疗。

（3）加强支持治疗和防治并发症　卧床休息，多饮水，饮食要易于消化。密切观察和监测并发症，抗菌药物仅在有继发细菌感染时才考虑应用。

（4）合理应用对症治疗药物　应用解热药、缓解鼻黏膜充血药物、止咳祛痰药物等对症治疗。儿童忌用阿司匹林制剂，以免诱发致命的雷耶（Reye）综合征。

2. 抗流感病毒药物治疗

（1）离子通道 M2 阻滞剂　只对甲型流感病毒有效。金刚烷胺和甲基金刚烷胺可阻断病毒吸附于宿主细胞，抑制病毒复制，早期应用可减少病毒的排毒量，缩短排毒期。

（2）神经氨酸酶抑制剂　奥司他韦是目前最为理想的抗病毒药物，能特异性抑制甲、乙型流感病毒的神经氨酸酶，从而抑制病毒的释放。

考点 13 ★　流行性感冒的预防

1. 控制传染源　早发现、早报告、早隔离、早治疗，隔离时间为 1 周或至主要症状消失。

2. 切断传播途径

3. 保护易感人群

（1）接种流感疫苗　在流感好发季节，给易感的高危人群和医务人员接种疫苗。

（2）应用抗流感病毒药物预防　明确或怀疑某部门流感暴发时，对所有非流感患者和未进行疫苗接种的医务人员给予金刚烷胺、金刚乙胺或奥司他韦进行预防性治疗。

考点 14 ★★　人感染高致病性禽流感的病原学

人感染高致病性禽流感病毒可以直接感染人类。其病毒亚型主要有 H5N1、H9N2、H7N7，其中感染 H5N1 亚型者病情重。

考点 15 ★★★　人感染高致病性禽流感的流行病学

1. 传染源　主要为患禽流感或携带禽流感病毒的鸡、鸭、鹅等家禽，特别是鸡。

2. 传播途径　主要经呼吸道传播。

3. 易感人群　人对禽流感病毒不易感。12 岁以下的儿童病情较重。

4. 发病季节 禽流感一年四季均可发生，但冬、春季节多暴发流行。

考点 16 ★★ 人感染高致病性禽流感的临床表现

潜伏期一般为 1~3 日，通常在 7 日以内。急性起病，早期表现类似流感，主要为发热，体温大多持续在 39℃ 以上，可伴有眼结膜炎、流涕、鼻塞、咳嗽、咽痛、头痛和全身不适。部分患者可有恶心、腹痛、腹泻、稀水样便等消化道症状。重症患者可出现肺炎、急性呼吸窘迫综合征（ARDS）、肺出血、胸腔积液，全血细胞减少、肾衰竭、休克及雷耶（Reye）综合征等多种并发症。体征可见眼结膜轻度充血，咽部充血，肺部有干啰音，半数患者有肺实变体征。

考点 17 ★★★ 人感染高致病性禽流感的诊断

根据流行病学资料、临床症状和病原分离而确诊。

1. 医学观察病例 1 周内有流行病学接触史者，出现流感样症状，对其进行 7 日医学观察。

2. 疑似病例 有流行病学史和临床表现，患者呼吸道分泌物标本采用甲型流感病毒和 H5 型单克隆抗体抗原检测阳性者。

3. 临床诊断病例 被诊断为疑似病例，且与其有共同暴露史的人被诊断为确诊病例者。

4. 确诊病例　临床诊断病例呼吸道分泌物标本中分离出特定病毒或采用 RT－PCR 检测到禽流感病毒基因，且发病初期和恢复期双份血清抗禽流感病毒抗体滴度 4 倍或以上升高。

考点 18 ★　传染性非典型肺炎的病原学

SARS 冠状病毒（SARS－CoV）属冠状病毒科冠状病毒属，为有包膜的 RNA 病毒。

考点 19 ★★★　传染性非典型肺炎的流行病学

1. 传染源　SARS 患者是最主要的传染源。在发病的第 2 周传染性最强。

2. 传播途径　近距离呼吸道飞沫传播是主要传播途径。

3. 易感人群　普遍易感。

4. 流行特征　主要发生于人口密度较大的都市。

考点 20 ★★★　传染性非典型肺炎的临床表现

SARS 的潜伏期通常限于 2 周之内，一般 2～10 天。

1. 症状

（1）发热等全身症状　发热为首发和主要症状，体温≥38℃，常呈持续性高热，伴畏寒、肌肉及关节酸痛、头痛、乏力。

（2）**呼吸系统表现** 可有咳嗽，多为干咳，少痰。重者出现呼吸加速、气促，甚至呼吸窘迫，常无上呼吸道卡他症状。

（3）**其他** 部分患者出现腹泻、恶心、呕吐等消化道症状。

2. 重症 SARS

少数患者可迅速进展为重症 SARS，表现为：

（1）呼吸困难，成人休息状态下呼吸频率≥30 次/分，且伴有：①X 线胸片显示多叶病变或病灶总面积在正位胸片上占双肺总面积的 1/3 以上。②病情进展，48 小时内病灶面积增大超过 50%，且在正位胸片上占双肺总面积的 1/4 以上。

（2）出现低氧血症，氧合指数低于 300mmHg。

（3）出现休克或多器官功能障碍综合征（MODS）。

考点 21★★　传染性非典型肺炎的诊断

对于有 SARS 流行病学依据，有临床症状和肺部 X 线影像改变，是诊断 SARS 的基本条件。若分泌物 SARS – CoV RNA 检测阳性，或血清 SARS – CoV 抗体阳转，则可作出确定诊断。

考点 22★★　艾滋病的病原学

引起艾滋病（AIDS）的病原体是人免疫缺陷病毒（HIV），为 RNA 病毒，主要感染 CD_4^+T 细胞。

考点 23 ★★　　艾滋病的流行病学

1. 传染源　艾滋病患者和无症状 HIV 感染者都是传染源。

2. 传播途径　①性接触传播是主要传播途径。②血源传播。③母婴传播。

3. 易感人群　普遍易感。静脉注射吸毒者、性工作者、同性恋、性乱者、血友病病人、多次接受输血或血制品者是感染的高危人群。

4. 流行特征　目前世界各大洲均有本病流行。

考点 24 ★★★　　艾滋病的临床表现

1. 急性 HIV 感染期　感染后平均 2~4 周有临床症状，以发热最为常见，可伴有头痛、咽痛、恶心、呕吐、腹泻、皮疹、关节痛、淋巴结肿大以及神经系统症状。

2. 无症状感染期　无症状感染，但血中可检出病毒及抗体，有传染性。持续时间一般为 6~8 年，短可数月，长可达 15 年。

3. 艾滋病期　为感染 HIV 后的最终阶段。此期主要表现为持续 1 个月以上的发热、盗汗、腹泻，体重减轻 10% 以上，部分患者可表现为精神神经症状，还可出现持续性全身淋巴结肿大。

考点 25 ★★★　艾滋病的诊断

1. 急性感染期　有流行病学史和相关临床表现，结合实验室 HIV 抗体由阴性转为阳性即可诊断，或仅实验室检查 HIV 抗体由阴性转为阳性即可诊断。

2. 无症状感染期　有流行病学史，HIV 抗体阳性，或仅实验室检查 HIV 抗体阳性即可诊断。

3. 艾滋病期　有流行病学史，实验室检查 HIV 抗体阳性，加下述各项中的任何一项即可诊断：①原因不明的不规则发热，体温高于 38℃ 持续 1 个月以上。②慢性腹泻（每日 >3 次）持续 1 个月以上。③体重在 6 个月内下降 10% 以上。④反复发作的口腔念珠菌感染。⑤反复发作的单纯疱疹病毒、带状疱疹病毒感染。⑥卡氏肺孢子菌肺炎。⑦反复发生的细菌性肺炎。⑧活动性结核或非结核分枝杆菌病。⑨深部真菌感染。⑩中枢神经系统占位性病变。⑪中青年人出现痴呆。⑫活动性巨细胞病毒感染。⑬弓形体病。⑭马尔尼菲青霉菌感染。⑮反复发生的败血症。⑯皮肤黏膜或内脏的卡波西肉瘤、淋巴瘤。另外，$CD4^+T$ 淋巴细胞计数 <200/μL 也可帮助诊断。

考点 26 ★　流行性出血热的病原学

流行性出血热（EHF）病毒属汉坦病毒属

（HV），为 RNA 病毒。

考点 27 ★★　流行性出血热的流行病学

1. 传染源　啮齿类动物鼠（黑线姬鼠、褐家鼠等）为主要的传染源。

2. 传播途径　病毒能通过宿主动物的血及唾液、尿、便等排出体外。其传播途径有：①呼吸道传播。②消化道传播。③接触传播。④母婴传播。⑤虫媒传播。

3. 易感人群　人群普遍易感，感染后可获持久免疫。

4. 流行特征　①地区性。②季节性为全年散发，但有明显季节性。其季节性与鼠类繁殖、活动有关。③人群分布，各年龄组均可发病，以青壮年为主。

考点 28 ★★★　流行性出血热的临床表现

潜伏期为 4~46 天，一般为 1~2 周。

典型五期经过：发热期、低血压休克期、少尿期、多尿期与恢复期。非典型和轻型病例可出现越期或不典型表现，而重症患者则可出现发热期、休克期和少尿期之间的重叠。

发热期：起病急骤，发热39℃以上，稽留热和弛张热多见；热程多为3~7日	全身中毒症状	头痛、腰痛和眼眶痛，称为"三痛"
	毛细血管损害	颜面、颈、胸等部位潮红称为"三红"，呈酒醉貌。
		黏膜充血见于眼结膜、口腔软腭和咽部。
		皮肤出血多见于腋下和胸背部，条索状、抓痕样或点状瘀斑
	肾脏损害	蛋白尿、血尿和少尿倾向

考点29★★★　流行性出血热的治疗

以综合疗法为主。其原则是"三早一少"，即早发现、早休息、早治疗及少搬动，把好休克、出血、肾衰竭和继发感染四关。

1. 低血压休克期　主要是抗休克，力争稳定血压，预防重要脏器衰竭。

（1）补充血容量　宜早期、快速和适量。争取4小时内血压稳定。常用低分子右旋糖酐、甘露醇、血浆和白蛋白。

（2）纠正酸中毒　主要用5%碳酸氢钠。

（3）使用血管活性药　经补液、纠酸后，血压仍不稳定者，可应用血管活性药物，如多巴胺等。

（4）应用糖皮质激素　地塞米松。

（5）强心

2. 少尿期　治疗以稳定机体内环境，促进利尿，导泻和透析治疗为主。

（1）**稳定内环境平衡** 严格限制入液量，每日入量以前 1 日出量加 500 ~ 700mL 为宜，必要时加用适量胰岛素。维持水、电解质和酸碱平衡。

（2）**促进利尿** 少尿初期可酌用 20% 甘露醇，用后利尿效果明显可重复应用 1 次，常用利尿剂如呋塞米，从小量开始，可逐渐加至每次 100 ~ 300mg。

（3）**导泻和放血疗法** 常用甘露醇。出现高血容量综合征者可紧急放血。

（4）**透析疗法** 常用腹膜透析和血液透析，以血液透析效果更佳。

考点 30 ★　狂犬病的流行病学

1. 传染源 带狂犬病病毒的动物是主要传染源，主要是狗，其次为猫和狼。

2. 传播途径 本病主要通过被患病动物咬伤传播。黏膜也是病毒的重要侵入门户。

考点 31 ★★　狂犬病的发病机制与病理

1. 发病机制 狂犬病病毒经皮肤或黏膜破损处进入机体后，对神经组织有很强的亲和力，沿末梢神经和神经周围间隙的体液进入与咬伤部位相当的背根节和脊髓段，然后沿脊髓上行至脑，并在脑组织中繁殖。

2. 病理变化 主要为急性弥漫性脑脊髓炎，镜下可见到嗜酸性包涵体，即内基小体（Negri body），是本病特异且具有诊断价值的病变。

考点 32 ★★　狂犬病的临床表现

潜伏期长短不一，短的 5 日，最长可达 10 年以上，一般 1~3 个月。

（1）前驱期　咽喉紧缩感。本期持续 2~4 日。

（2）兴奋期　恐水是本病的特殊症状，典型表现在饮水、见水、听流水声或谈及饮水时，可引起严重咽喉肌痉挛。患者渴极而怕饮水，饮而不能下咽，常伴有声嘶和脱水。怕风亦是本病常见的症状。多在发作中死于呼吸或循环衰竭。本期持续 1~3 日。

（3）麻痹期　出现弛缓性瘫痪，尤以肢体软瘫为多见。多因呼吸麻痹和循环衰竭而死亡。本期持续 6~18 小时。

考点 33 ★　狂犬病的诊断

确诊有赖于病原学检测或尸检发现脑组织内基小体。

考点 34 ★★　狂犬病的预防

1. 伤口处理　在咬伤的当时，先局部挤压、针刺使其尽量出血，再用 20% 肥皂水充分冲洗伤口，后用 5% 碘酊反复涂拭。伤口一般不予缝合或包扎，以便排血引流。如有抗狂犬病免疫球蛋白或免疫血清，则在伤口底部和周围行局部浸润注射。此外，要注意预防破伤风及细菌感染。

2. 疫苗接种 可用于暴露后预防，也可用于暴露前预防。凡是被犬咬伤或被其他动物咬伤、抓伤者，或医务人员的皮肤破损处被狂犬病患者唾液沾染时，均需行暴露后预防接种。暴露前预防主要用于高危人群，即兽医、山洞探险者、从事狂犬病病毒的研究人员和动物管理人员。国内主要采用 VERO 细胞疫苗和地鼠肾细胞疫苗。

考点 35 ★ 流行性乙型脑炎的病原学

乙型脑炎病毒（arborvirus）属虫媒病毒乙组的黄病毒科，为单股正链 RNA。

考点 36 ★★ 流行性乙型脑炎的流行病学

1. 传染源 猪为本病主要传染源。

2. 传播途径 乙脑主要通过蚊虫叮咬而传播，国内主要为三带喙库蚊。

3. 易感人群 普遍易感。

4. 流行特征 东南亚和西太平洋地区是乙脑的主要流行区。发病人群以 10 岁以下儿童为主，尤以 2～6 岁儿童发病率为高。

考点 37 ★★★   **流行性乙型脑炎的临床表现**

1. 初期   头痛是乙脑最常见和最早出现的症状。

2. 极期   高热、抽搐和呼吸衰竭是乙脑极期的严重表现。

3. 恢复期

4. 后遗症期

5. 临床分型

（1）**轻型**   体温 39℃ 以下，神志始终清楚。

（2）**普通型**   体温 39℃～40℃，嗜睡或浅昏迷。

（3）**重型**   体温 40℃ 以上，昏迷，反复或持续性抽搐。

（4）**极重型（暴发型）**   起病急骤，体温于 1～2 日内升至 40℃ 以上，常反复或持续性抽搐，深度昏迷，迅速出现脑疝及中枢性呼吸衰竭等。多于 3～5 日内死亡，幸存者多有严重后遗症。

考点 38 ★★   **流行性乙型脑炎的诊断**

1. 流行病学资料   严格的季节性（7～9 月），10 岁以下儿童多见。

2. 临床特征   起病急、高热、头痛、呕吐、意识障碍、抽搐、病理征及脑膜刺激征阳性等。

3. 实验室检查   外周血白细胞及中性粒细胞均增高；脑脊液压力高，细胞数轻度增高，蛋白稍高，糖及氯化物正常；血清特异性 IgM 或脑脊液抗原检测阳性可作出早期诊断。

第三单元　细菌感染

考点1★　流行性脑脊髓膜炎的病原学

脑膜炎奈瑟菌属奈瑟菌属，是革兰染色阴性双球菌。

考点2★★　流行性脑脊髓膜炎的流行病学

1. 传染源　带菌者和患者为传染源。

2. 传播途径　主要经呼吸道（飞沫）传播。

3. 易感人群　人群普遍易感，6 个月至 2 岁婴幼儿发病率最高。

4. 流行特征　冬春季发病较多。

考点3★★★　流行性脑脊髓膜炎的临床表现

1. 普通型　占全部病例的 90% 以上。

（1）前驱期（上呼吸道感染期）

（2）败血症期　此期重要的体征是皮疹，常于 1~2 天内发展为脑膜炎期。

（3）脑膜炎期　此期高热及毒血症持续，中枢神经系统症状加重，患者头痛欲裂，呕吐频繁，血压增高，脉搏减慢，烦躁或谵妄，脑膜刺激征阳性。严重者可出现呼吸或循环衰竭。持续 2~5 日。

（4）**恢复期**　体温下降至正常，症状好转。

2. 暴发型　多见于儿童，起病更急，病情凶险，如抢救不及时常于 24 小时内危及生命。分为：

（1）休克型

（2）脑膜脑炎型

（3）混合型

3. 轻型

4. 慢性败血症型

考点4★★★　流行性脑脊髓膜炎的实验室检查

1. 血象　白细胞总数多在 $20 \times 10^9/L$，中性粒细胞比例 80%~90%。

2. 脑脊液检查　此为明确诊断的重要方法。脑脊液外观混浊，压力升高，白细胞明显增高，蛋白质增高，糖明显降低，氯化物降低。

3. 细菌学检查

（1）**涂片**　脑脊液沉淀物或皮肤瘀点涂片染色，可见革兰染色阴性双球菌。此为早期诊断本病的重要方法。

（2）**细菌培养**　脑脊液或血培养阳性可确诊。

4. 血清学检查　检测细菌荚膜多糖抗原及抗体，较细菌培养阳性率高，特异性强。

5. 分子生物学检查

考点5★★　流行性脑脊髓膜炎的诊断

1. 流行病学资料　冬春季发病。

2. 临床表现　突起高热，头痛，呕吐，皮肤黏膜瘀点或瘀斑，脑膜刺激征阳性等。

3. 实验室检查　白细胞及中性粒细胞明显升高，脑脊液呈化脓性改变，尤其是细菌培养阳性及流脑特异性血清免疫检测阳性为诊断的主要依据。

考点6★★　流行性脑脊髓膜炎的治疗

青霉素为首选药物。

考点7★★★　伤寒的病原学

伤寒杆菌，属于 D 群沙门菌，革兰染色阴性。含有菌体"O"、鞭毛"H"、表面 Vi 抗原。检测血清"O"抗原和"H"抗原相应的抗体即肥达反应，有助于诊断。Vi 抗原主要用于调查伤寒带菌者。伤寒杆菌释放内毒素，起重要致病作用。伤寒杆菌在自然环境中生命力较强，对光、热、干燥抵抗力较弱。

考点8★　伤寒的流行病学

1. 传染源　患者和带菌者为传染源。

2. 传播途径　经粪－口途径传播。

考点9★★★ 伤寒的临床表现

1. 典型伤寒

（1）初期（侵袭期） 病程第1周，起病缓慢。发热是最早出现的症状。

（2）极期 病程第2~3周。持续性高热，体温39℃~40℃，呈稽留热型；特殊的中毒面容；相对缓脉或重脉；玫瑰疹；肝脾大。此期易并发肠出血及肠穿孔。

（3）缓解期

（4）恢复期

2. 不典型伤寒

（1）轻型 一般症状较轻，体温多在38℃左右，病程短，1~2周即可痊愈。

（2）暴发型 起病急，中毒症状重，可有超高热或体温不升，血压降低，出现中毒性心肌炎、肠麻痹、休克等，预后凶险。

（3）迁延型 起病与典型伤寒相似，由于人体免疫功能低下，发热持续不退，热程可达5周以上。

（4）逍遥型 毒血症状轻微，部分患者可因肠出血或肠穿孔而就医始被发现。

（5）顿挫型 起病较急，开始症状典型，但病程极短。

3. 复发与再燃

复发：进入恢复期后，体温正常1~3周后，发热等临床症状再度出现。

再燃：病程进入缓解期，体温开始下降，但未达到正常时，又再度升高。

4. 并发症　常见的并发症有肠出血、肠穿孔等。

考点 10 ★★　伤寒的实验室检查与其他检查

1. 肥达反应（伤寒血清凝集反应）　测定患者血清中相应抗体的凝集效价，对伤寒有辅助诊断价值。常在病程第 1 周末出现阳性，通常抗体"O"的效价在 1∶80 以上，"H"效价在 1∶160 以上，才有诊断价值。

2. 病原学检查　细菌培养是确诊伤寒的主要手段。

（1）血培养　病程第 1 周阳性率最高，以后逐渐下降。

（2）骨髓培养　较血培养阳性率更高，可达90%，其阳性率受病程及使用抗菌药物的影响较小，已开始抗菌治疗者仍可获阳性结果。

（3）粪便培养　整个病程中均可阳性，第 3~4周阳性率最高。粪便培养阳性表示大便排菌，有传染性，除外慢性胆囊带菌者，对伤寒有诊断意义。

（4）尿培养　病程第 3~4 周阳性率约 25%。

考点 11 ★★★　伤寒的诊断

1. 临床依据　见持续性发热、特殊中毒面容、相对缓脉、玫瑰疹、肝脾大等典型表现，出现肠出血和肠穿孔等并发症，均可高度提示伤寒的可能。

2. 实验室依据 血和骨髓培养阳性有确诊意义。肥达反应阳性有辅助诊断意义。

考点 12 ★★ 伤寒的病原治疗

1. 氟喹诺酮类 首选。

2. 头孢菌素类 第三代头孢菌素在体外对伤寒杆菌有强大抗菌活性，体内分布广，胆汁浓度高，不良反应少，适用于孕妇、儿童等。

考点 13 ★ 伤寒的预防

1. 控制传染源 及时发现、早期诊断、隔离并治疗患者和带菌者，隔离期应自发病日起至临床症状完全消失、体温恢复正常后 15 日为止，或停药后连续大便培养 2 次（每周 1 次）阴性方可解除隔离。对带菌者应彻底治疗。

2. 切断传播途径 搞好"三管一灭"（管理饮食、水源、粪便，消灭苍蝇），做到饭前便后洗手，不进食生水和不洁食物。

3. 保护易感人群 流行区内的易感人群可接种伤寒菌苗。

考点 14 ★★　细菌性痢疾的病原学

痢疾杆菌属肠杆菌科志贺菌属，为革兰阴性杆菌，有菌毛。痢疾杆菌分为四群：A 群（痢疾志贺菌群）、B 群（福氏志贺菌群）、C 群（鲍氏志贺菌群）和 D 群（宋内志贺菌群）。痢疾志贺菌感染病情较重，福氏志贺菌感染易转为慢性，宋内志贺菌感染病情较轻。

宋内志贺菌抵抗力最强，福氏志贺菌次之，痢疾志贺菌最弱。

痢疾志贺菌产生外毒素的能力最强。

考点 15 ★★　细菌性痢疾的流行病学

1. 传染源　主要是急、慢性菌痢患者及带菌者。

2. 传播途径　粪 – 口途径传播。

3. 人群易感性　人群普遍易感，病后可获得一定的免疫力，持续时间短，且不同菌群及血清型之间无交叉免疫，故易复发或重复感染。

考点 16 ★★　细菌性痢疾的发病机制与病理

志贺菌经口进入体内，在结肠黏膜上皮细胞和固有层中繁殖、释放毒素，引起炎症反应和小血管循环障碍。主要致病物质是内毒素。病变主要部位为乙状结肠和直肠。

考点 17 ★★★　　细菌性痢疾的临床表现

1. 典型菌痢　黏液或脓血样便，伴里急后重。

2. 中毒型细菌性痢疾

（1）多见于 2～7 岁儿童。

（2）**特点**为起病急骤，突起畏寒、高热，病势凶险，全身中毒症状重，可有烦躁或嗜睡、昏迷等，数小时内迅速出现循环衰竭或呼吸衰竭。肠道症状常不明显或缺如。

（3）可分以下 3 型：①休克型（周围循环衰竭型），以感染性休克为主。②脑型（呼吸衰竭型），以中枢神经系统表现为主。③混合型。

考点 18 ★★★　　细菌性痢疾的诊断

1. 流行病学资料　夏秋季进食不洁食物或与菌痢患者有接触史。

2. 临床表现

（1）急性期有发热、腹痛、腹泻、里急后重及黏液或脓血便。

（2）慢性菌痢患者有急性菌痢史，病程超过 2 个月。

（3）中毒型菌痢以儿童多见。起病时肠道症状轻微或无，常需盐水灌肠或肛拭子取便行粪便检查方可诊断。

3. 实验室检查　粪便镜检有大量白细胞（≥

15个/高倍视野）或脓细胞，可见红细胞；确诊需粪便培养志贺菌阳性。

考点 19★★★　细菌性痢疾的治疗

1. 急性细菌性痢疾　病因治疗首选氟喹诺酮类。

2. 中毒型细菌性痢疾

（1）对症治疗　降温止惊，采取物理降温，惊厥者地西泮肌注。脑型要减轻脑水肿，给予甘露醇。

（2）抗菌治疗　宜采用静脉给药。

考点 20★★　霍乱的病原学

霍乱是由霍乱弧菌引起的烈性肠道传染病。为我国甲类传染病，属国际检疫传染病。霍乱弧菌属弧菌科弧菌属，革兰染色阴性，无芽孢，菌体有一较长之鞭毛，运动极活跃。目前我国流行的霍乱弧菌以埃尔托生物型、小川型为主。

考点 21★　霍乱的流行病学

1. 传染源　患者和带菌者是传染源。

2. 传播途径　经粪－口途径传播。

3. 易感人群　普遍易感。

4. 流行特征　以沿海地带为主；夏秋季高发。

考点 22 ★★ 霍乱的发病机制与病理

1. 发病机制

（1）霍乱弧菌进入肠道，产生外毒素——霍乱肠毒素，是霍乱的主要致病物质。

（2）霍乱肠毒素与宿主肠黏膜上皮细胞受体结合，刺激细胞过度分泌水、氯化物和碳酸盐等，形成霍乱特征性的剧烈水样腹泻。腹泻导致的失水使胆汁分泌减少，所以吐泻物呈"米泔水"样。

2. 病理 本病病理特点主要是严重脱水导致的一系列功能性改变，而组织器官器质性损害轻微。

考点 23 ★★★ 霍乱的临床表现

1. 泻吐期 多以剧烈腹泻开始，迅速成为黄色水样便或米泔水样便。呕吐多在腹泻数次后出现，呈喷射状。

2. 脱水期 由于严重而频繁的泻吐，大量水及电解质丧失，患者可迅速出现脱水、循环衰竭。表现为烦躁不安，表情淡漠，声音嘶哑，眼窝下陷，口唇干燥，皮肤弹性差或消失，脉搏细数等。如钠盐大量丢失可出现肌肉痉挛，以腹直肌、腓肠肌最为明显。此期一般为数小时至 1～2 天。

3. 恢复期 脱水纠正后，多数症状迅速消失。少数患者有反应性发热，一般持续 1～3 天后自行消退。

考点 24 ★★　霍乱的诊断

具有下列三项之一者可诊断为霍乱：

（1）有腹泻症状，粪便培养霍乱弧菌阳性者。

（2）在流行期间的疫区内有腹泻症状，做双份血清抗体效价测定，如血清凝集试验呈 4 倍以上或杀弧菌抗体呈 8 倍以上增长者。

（3）在疫区检查中，首次粪便培养阳性，前后各 5 天内有腹泻症状者。

考点 25 ★★★　霍乱的治疗

1. 补液疗法　及时足量补液是治疗的关键。补液原则是早期、快速、足量，先盐后糖，先快后慢，纠酸补钙，见尿补钾。

2. 抗菌治疗　常用药物为氟喹诺酮类，如多西环素、环丙沙星等，连服 3 日，也可采用四环素、氨苄西林、红霉素或阿奇霉素、复方磺胺甲噁唑等。

考点 26 ★★★　霍乱的预防

隔离治疗至症状消失。停用抗菌药物后大便培养每日 1 次，连续 3 次阴性，方可解除隔离。接触者应严密检疫 5 日。

传染病学

第四单元　消毒与隔离

考点1★★　消毒的种类

1. 疫源地消毒　指对有传染源存在的地区进行消毒。

（1）**随时消毒**　对传染源的排泄物、分泌物及其污染过的物品进行及时性消毒处理。

（2）**终末消毒**　传染源离开疫源地，对其原居地点进行的最后一次彻底消毒，以期完全杀灭和清除患者所播散遗留的病原体。

2. 预防性消毒　在未发现传染源情况下，对可能被病原体污染的物品、场所和人体进行的消毒措施。如公共场所消毒、运输工具消毒、饮水及餐具消毒、饭前便后洗手均属之。医护人员手的消毒及手术室消毒，免疫缺陷患者如骨髓移植患者预防性隔离及消毒措施亦为预防性消毒。

考点2★★　隔离的概念

把传染期内的患者或病原携带者置于不能传染给他人的条件之下，防止病原体向外扩散，便于管理、消毒和治疗。

考点 3 ★★　隔离的期限

传染病患者的隔离期限是根据传染病的最长传染期而确定的，同时尚应根据临床表现和微生物检验结果来决定是否可以解除隔离。

考点 4 ★　医院感染的概念

1. 广义概念　是指任何人员在医院活动期间遭受病原体侵袭而引起的感染。

2. 狭义概念　医院感染的对象主要是住院患者和医院工作人员。

考点 5 ★★★　医院感染的诊断标准

1. 无明显潜伏期的感染，规定入院 48 小时后发生的感染为医院感染；有明确潜伏期的感染，自入院起超过平均潜伏期后发生的感染为医院感染。

2. 本次感染直接与上次住院有关。

3. 在原有感染基础上出现其他部位新的感染（除外脓毒血症迁徙灶），或在原感染已知病原体基础上又分离出新的病原体（排除污染和原来的混合感染）的感染。

4. 新生儿在分娩过程中和产后获得的感染。

5. 由于诊疗措施激活的潜在性感染，如疱疹病毒、结核杆菌等的感染。

6. 医务人员在医院工作期间获得的感染。

医学伦理学

医学伦理学复习攻略

第一单元　医学伦理学概述

考点1★★　道德的概念

1. 道德的基础是经济基础。道德的评价标准是善恶。

2. 影响道德标准的是社会舆论、内心信念、传统习俗。

3. 道德的作用是调节人与人的关系，调节人与自然的关系。

考点2★　伦理与道德的区别

道德表达的是最高意志，是一种精神和最高原则。道德更侧重于个体，更强调主体的德性和德行。伦理表述的是社会规范的性质，更侧重于社会，更强调客观方面。

考点3★　医学伦理学的概念和医学道德的作用

1. **医学伦理学**　是研究医学道德的一门科学，是运用伦理学的理论、方法研究医学领域中人与人、人与社会、人与自然关系的道德问题的一门学科。

医学伦理学

2. 医学道德意义 医学道德对医院人际关系具有调节作用；对医疗质量具有保证作用；对医学科学具有促进作用；对社会文明具有推动作用。

考点4★★★ 医学伦理学的研究对象

医学伦理学的研究对象为医学领域中的医学道德现象和医学道德关系。

1. 医学道德现象 包括医德意识现象、医德规范现象和医德活动现象。

2. 医学道德关系 医务人员与患者（包括患者的家属）的关系；医务人员相互之间的关系；医务人员与社会之间的关系；医务人员与医学科学发展之间的关系。

考点5★★ 医学模式的类型

①神灵主义医学模式。②自然哲学医学模式。③机械论医学模式。④生物医学模式。⑤生物－心理－社会医学模式：既要考虑生物学因素，又要重视心理、社会因素的影响。是未来医学模式的发展方向。

考点6★★ 医学目的

"救死扶伤""克服疾病""延长生命""避免死亡"。

第二单元　医学伦理学的历史发展

考点1★★★　中国古代医学道德的发展

1. 东汉医学家张仲景的巨著《伤寒杂病论》是两汉和南北朝时期医德发展的标志。在这部著作中，他痛斥了当时医界中的因循守旧，敷衍塞责，"不留神医药"而"竞逐荣势"的医疗作风。

2. 唐代的孙思邈编著《备急千金要方》。其中在《大医精诚》和《大医习业》中对医德进行了较系统而全面的论述，进一步发展了我国古代医德思想，使之更系统化，形成了较完整的体系。

3. 明代陈实功的《外科正宗·医家五戒十要》就医生的专业学习、思想修养、举止言行、服务态度，以及病患和医家之间的关系，均提出了十分具体详尽的医德规范，被美国1978年出版的《生命伦理学百科全书》列为世界古典医德文献之一。

4. 1932年6月上海出版了由宋国宾主编的《医学伦理学》，这是我国第一部比较系统的医学伦理学专著。这本书的出版，表明了中国由传统

医学伦理学

医德学进入到现代医学伦理学阶段。

考点2★★　中国医学道德的优良传统

1. 仁爱救人，赤诚济世的行医宗旨。
2. 不图名利，清廉正直的道德品质。
3. 普同一等，一心赴救的服务态度。
4. 尊重同道，谦和不矜的医疗作风。
5. 注重自律，忠于医业的献身精神。

考点3★★★　国外医学道德思想

1. 西方医德最早最著名的代表人物是被称为西医学之父的希波克拉底，他是西方医德的奠基人。《希波克拉底誓言》以遵守"为病家谋利益"为信条，提出了许多宝贵的和卓越的医德观点。

2. 古罗马医德思想的主要代表人物是盖伦。在医德方面，他坚持"作为医生，不可能一方面赚钱，一方面从事伟大的艺术——医学"这一医德原则。

3. 古阿拉伯医学的代表人物是迈蒙尼提斯，《迈蒙尼提斯祷文》是医学道德史上的重要文献之一。祷文中提出："要有爱护医道之心，不因贪欲、虚荣、名利，而忘却为人类谋幸福之高尚目标，集中精力和时间使学业日进，见闻日广，要诚心为病人服务，善视世人之生死，以身殉职。"

4. 医学伦理学在近代西方成为一门独立的学

科以 1803 年英国托马斯·帕茨瓦尔的《医学伦理学》的出版为标志。

5. 近现代医学伦理学理论基础和规范体系较完善的标志是 1948 年《日内瓦宣言》和 1949 年《国际医德守则》的颁布。

考点4★★★　生命伦理学的基本理论原则和研究内容

1. **生命伦理学的基本理论原则**　不伤害原则、行善原则、公正原则和尊重原则。

2. **生命伦理学的具体内容**　临床决策和行为的伦理原则、病人及医生的权利与义务、医患及医际关系、医务人员的道德修养等。

第三单元　医学伦理学的理论基础

考点1★★★　医学伦理学的理论基础

医学伦理学的理论基础是生命论、人道论、美德论、功利论、道义论。

考点2★★★ 生命神圣论、生命质量论、生命价值论的概念

1. 生命神圣论 指人的生命是至高无上的，神圣不可侵犯的。

2. 生命质量论 指以人自然素质的高低和优劣为依据，衡量生命对自身、他人和社会存在价值的一种伦理观。

3. 生命价值论 指以人所具有的内在价值和外在价值的统一来判断、衡量人的生命意义的一种理论。生命的内在价值，即生命本身的质量（体力和智力），它是生命价值判断的基础和前提。生命的外在价值，主要是指某一生命对他人和社会的贡献。

考点3★★★ 医学人道主义的核心内容

1. 尊重病人的生命是医学人道主义的根本思想。

2. 尊重病人平等医疗与健康的权利。

3. 尊重病人的人格与尊严。

4. 注重对社会利益和人类健康利益的维护。

5. 社会及病人对医院、医务人员利益和价值的尊重。

考点4★★★　医德品质的内容

仁慈、诚挚、公正、严谨、奉献。

考点5★★　道义论的主要特征

1. 强调行为动机的重要性，认为只要行为的动机是善的，不管结果如何，这个行为都是道德的。

2. 强调原则的超验性，以人的理性为基础，而不进行感性经验的证明。

3. 立足于全体社会成员的普遍性，而不是从个体的利益出发提出准则。

第四单元　医学道德的规范体系

考点1★★　行善原则的含义、内容及意义

1. **含义**　要求医学界对服务对象实施有利的医学行为。

2. **内容**　善待生命；善待服务对象；树立"以病人为中心"的服务理念；善待社会，以社会公益为基础。

医学伦理学

3. 意义 行善原则是医学道德的根本原则和最高原则，当医学道德原则之间发生矛盾和冲突时，医务人员的医学道德行为选择以不违背行善原则为基准。

考点2★★ 尊重原则的内容

尊重患者的人格；尊重患者的自主决定权；尊重患者的隐私权。

考点3★★★ 无伤原则的含义、内容

1. 含义 指在诊治、护理过程中努力避免病人不应有的医疗伤害。无伤原则是善待服务对象的起码要求。

2. 内容 培养为病人利益和健康着想的动机和意向；尽力提供最佳的诊治、护理手段；不滥施辅助检查，不滥用药物，不滥施手术。

考点4★★ 医学道德规范的含义

指依据一定的医学道德原则和理论，从处理医疗过程中人们相互关系的实际和需要出发而制定的行为准则。

考点5★★★ 医学道德规范的内容

①救死扶伤，忠于医业。②钻研医术，精益求精。③一视同仁，平等待患。④慎言守密，礼

貌待人。⑤廉洁奉公，遵纪守法。⑥互学互尊，团结协作。

考点6★★★　医学道德范畴的含义

医学道德范畴就是指反映医学道德现象及其特征和关系等普遍本质的基本概念。主要包括权利与义务、情感与良心、审慎与保密、荣誉与幸福等。

考点7★★　医学道德情感的含义、内容

1. 含义　医学道德情感是医学工作者在心理上对自己的医学道德义务和医学道德行为的一种爱憎或好恶的情绪状态，是在长期工作实践中磨炼形成的。

2. 内容　①同情感。②责任感。③事业感。

考点8★★★　医学道德良心的含义及作用

1. 含义　医学道德良心是医务人员在履行医德义务的过程中形成的，是对自己行为应负道德责任的自我认识和自我评价能力。

2. 作用　①良心在行为前对动机的检查作用。②良心在行为进行过程中的监督作用。③良心在行为后的反思作用。

医学伦理学

考点 9 ★ ★　　医学道德审慎的含义、内容

1. 含义　　是指医务人员在行为之前的周密思考和在行为过程中的谨慎认真态度。它是一种道德作风，是良心的外在表现。

2. 内容　　①诊断治疗要审慎。②医疗语言要审慎。③要审慎地选择医疗技术。

考点 10 ★ ★　　医学道德保密的含义、内容

1. 含义　　是指医务人员在医护活动中应当具有对医疗和护理保守秘密的职业道德品质。

2. 内容　　①为病人保密。②对病人保密。

第五单元　　医患关系道德

考点 1 ★ ★ ★　　医患关系的模式

1976 年美国学者萨斯和荷伦德在《医学道德问题》上发表的题为《医生－病人关系的基本模型》的文章中提出了医生与病人关系的三种不同的模型：主动－被动型，指导－合作型，共同参与型。

考点 2 ★　影响医患关系的主要因素

影响医患关系的因素主要存在于医务人员、患者及其家属、医疗体制及法律等方面。

考点 3 ★　医患关系的发展趋势

①医患关系结构的"人机化"趋势。②医患交往的"经济化"趋势。③医患要求的"多元化"趋势。④医患关系调节方式上的"法制化"趋势。

考点 4 ★★★　医生的权利

在一些特定情况下，医生可以为保护病人、他人和社会的利益，对某些病人的行为和自由进行适当限制，即特殊干涉权。这是针对诸如精神病人、自杀未遂病人拒绝治疗，传染病人强制性隔离等情况而拥有的一种特殊权力。

考点 5 ★　医生的义务

《中华人民共和国执业医师法》的相关条款在法律上规定了医师的义务。

1. 遵守法律、法规，遵守技术操作规范。

2. 树立敬业精神，遵守职业道德，履行医师职责，尽职尽责为患者服务。

3. 关心、爱护、尊重患者，保护患者的

医学伦理学

隐私。

4. 努力钻研业务，更新知识，提高专业技术水平。

5. 从事科学研究，发展医学科学。

6. 宣传卫生保健知识，对患者进行健康教育等。

在职业活动中，医生还应履行下列职业道德义务：维护病人健康，减轻痛苦；解释说明与履行知情同意原则；保守秘密。

考点6★★   患者的权利

①基本医疗权。②疾病认知权。③知情同意权。④保护隐私权。⑤社会免责权。⑥经济索赔权。

考点7★★   患者的义务

①保持和恢复健康的义务。②积极配合诊疗的义务。③遵守医院各种规章制度的义务。④支持医学科学发展的义务。

考点8★★   医患冲突的原因

①服务态度问题：大量调查表明，医疗服务态度是导致医患冲突的主要原因。②医疗事故与医疗过失的原因。③满足病人需求方面的因素。④医疗体制与医院管理方面的因素。

考点9★　医患冲突的化解

不属于医疗事故的医疗纠纷应当通过医患沟通来化解。由医疗事故引发的医疗纠纷，应该依据相关的法律、法规和制度进行处理。处理这类纠纷，应遵循公开、公平、公正的原则。同时，还应该坚持实事求是的科学态度。

考点10★★★　医患关系道德的内容

①尊重病人，一视同仁。②举止端庄，文明礼貌。③言语谨慎，保守秘密。④钻研医术，精益求精。⑤廉洁奉公，尽职尽责。

第六单元　临床诊疗工作中的道德

考点1★★★　临床诊疗道德的原则

1. 以病人为中心的原则　是临床诊疗工作中的最基本原则。

2. 最优化原则　是指在诊治过程中以最小的代价获得最大效果的原则。要求在诊疗过程中采取的措施要使病人的痛苦最小、耗费最少、疗效

医学伦理学

最佳。

3. 身心统一原则　是指医务人员在诊疗过程中要把病人作为一个身心统一的整体，即生理、病理和心理的统一。

考点2★★★　药物治疗中的道德要求

①对症下药，剂量安全。②节约费用，公正分配。③合理配伍，细致观察。④严守法规，接受监督。

考点3★　手术治疗中的道德要求

①稳定病人情绪。②选择最佳方案。③争取家属配合。④爱人胜于爱病。⑤搞好相互配合。⑥加强术后观察。

考点4★　急诊科（室）的道德要求

①要争分夺秒、全力以赴抢救病人。②要有勇担风险、团结协作的使命感。③要加强业务学习、提高抢救成功率。

考点5★　传染科的道德要求

①要增强预防保健意识。②要严格执行消毒隔离制度。③要有勇于献身的高尚道德情操。

第七单元　医学科研工作的道德

考点1★　医学科研道德的意义

医学科研道德，是指在医学科研的实践活动中，调节科研人员与受试者、科研人员之间、科研人员与社会之间关系应遵循的行为规范和准则。

考点2★★　医学科研道德的基本要求

①动机明确，以人为本。②尊重科学，勇于创新。③谦虚谨慎，团结协作。

考点3★★★　人体实验的类型

1. 天然实验　是指那些不受实验者控制的，由天然条件提供的人体实验，如战争、水旱灾害、地震、瘟疫等。这种研究没有道德代价。

2. 自我实验　是指医者为了医学事业的发展，为了获得医学信息和探索反应，用自体来做实验。这反映了医生为医学事业献身的崇高道德精神。

3. 志愿实验　是指受试者在知情同意的情况

下，自愿接受医学实验。

4. 强迫实验 是指在某种政治、军事目的的压力下所做的实验。这种实验违背了医学伦理学原则，是不被允许的。

考点4★★★ 人体实验的道德原则

①医学目的的原则。②知情同意原则。③维护受试者利益的原则。④科学对照原则。⑤保密原则。

第八单元 医学道德的评价、教育和修养

考点1★★ 医学道德评价的标准和方式

1. 医学道德评价的标准 ①疗效标准。②社会标准。③科学标准。

2. 医学道德评价的方式 ①社会舆论。②内心信念。③传统习俗。

考点2★ 医学道德修养的含义

医学道德修养是指医务工作者为培养医德品质所进行的自我教育和自我提高的行为过程，以

及通过学习、实践所形成的道德情操和所达到的医学道德境界。

考点3★　医学道德修养的途径

①在医学实践中加强自身的学习。②坚持自觉地进行内省和外求。

第九单元　生命伦理学

考点1★★★　我国实施人工辅助生殖技术的伦理原则

①有利于患者的原则。②保护后代的原则。③知情同意的原则。④保密原则。⑤社会公益的原则。⑥严防商品化的原则。

考点2★★★　人体器官移植的伦理原则

①自愿原则。②公平原则。③效用原则。④尊重原则。⑤保密原则。⑥禁止商业化原则。

考点3★★★　死亡标准与安乐死的伦理问题

1. 传统的心肺死亡标准　呼吸、心跳、血液循环的完全停止。

2. 脑死亡 指包括脑干在内的全脑功能不可逆转的丧失，即死亡。

3. 脑死亡的诊断标准

（1）1968年，美国哈佛大学医学院特设委员会提出的脑死亡诊断标准。①对外部的刺激和内部的需要无接受性、无反应性。②自主的肌肉运动和自主呼吸消失。③诱导反射消失。④脑电波平直或等电位。同时规定，凡符合以上4条标准，持续24小时测定，每次不少于10分钟，反复检查多次结果一致者，就可宣告死亡。

（2）我国卫生部2009年发布了《脑死亡判定标准（成人）（修订稿）》和《脑死亡判定技术规范（成人）（修订稿）》，明确了判定的三步骤：脑死亡临床判定，脑死亡确认试验和脑死亡自主呼吸激发试验。三步骤均符合判定标准才能确认为脑死亡。

考点4★★★　生命伦理学重要文献

1. 贝尔蒙报告（保护人类受试者的伦理原则与准则）（1979年）

2. 赫尔辛基宣言（涉及人类受试者医学研究的伦理准则）（2008年修订）

3. 生命伦理学吉汉宣言（2000年）

4. 中华人民共和国卫生部《人类辅助生殖技术和人类精子库伦理原则》（2003年）

卫生法规

卫生法规复习攻略

第一单元　卫生法概述

考点1★★　卫生法的渊源

卫生法的渊源亦称卫生法的法源，是指卫生法来源于哪些法，其表现形式及效力是怎样的。

我国卫生法的渊源主要是宪法、法律、卫生行政法规、地方性卫生法规、自治条例、单行条例、卫生规章、卫生标准、卫生国际条约。

宪法是国家的根本大法，是所有立法的依据，也是卫生法律法规的立法依据。

考点2★★★　卫生法的基本原则

1. 卫生保护原则

2. 预防为主原则　无病防病，有病治病，防治结合，是预防为主原则总的要求。

3. 公平原则　公平原则的基本要求是合理配置可使用的卫生资源。

4. 保护社会健康原则

5. 患者自主原则　患者自主原则是患者权利的核心。患者自主原则包括患者有权自主选择医疗机构、医生及其医疗服务的方式；除法律、法规另有规定外，有权自主决定接受或者不接受某一项医疗服务；有权拒绝非医疗性服务等。

第二单元 卫生法律责任

考点1★★★ 民事责任的概念及其特征

1. 卫生民事责任的概念 主要是指医疗机构、医药卫生工作人员或从事与医药卫生事业有关的机构，违反法律规定，侵害公民的健康权利时，应对受害人承担的损害赔偿责任。

2. 卫生民事责任的特征 ①主要是财产责任。②是一方当事人对另一方的责任。③是补偿当事人的损失。④在法律允许的条件下，民事责任可以由当事人协商解决。

考点2★★★ 承担民事责任的方式

《民法通则》规定承担民事责任的方式有：停止侵害；排除妨碍；消除危险；返还财产；恢复原状；修理、重作、更换；赔偿损失；支付违约金；消除影响、恢复名誉；赔礼道歉。以赔偿损失为主要形式。

考点3★　卫生行政责任的概念

卫生行政责任是指卫生行政法律关系主体违反卫生行政法律规范，尚未构成犯罪所应承担的法律后果。包括行政处罚和行政处分两种。

考点4★★★　卫生行政处罚的种类

行政处罚的种类有警告、罚款、没收非法财物、没收违法所得、责令停产停业、暂扣或吊销有关许可证等。

考点5★★★　卫生行政处分的种类

行政处分的种类主要有警告、记过、记大过、降级、降职、撤职、留用察看、开除等形式。

考点6★　刑事责任的概念及特征

1. 刑事责任是行为人实施违反刑事法律的行为必须承担的法律责任。

2. 刑事责任具有以下特征：①是最严厉的一种法律责任。②只能由犯罪行为人承担，具有不可转移性。③只能由司法机关代表国家依法定程序予以追究。

考点7★★　实现刑事责任的方式

实现刑事责任的方法即刑罚，是由人民法院

代表国家，依照《刑法》的规定，剥夺犯罪人某种权益的强制方法。刑罚分主刑和附加刑。

1. 主刑的种类 管制；拘役；有期徒刑；无期徒刑；死刑。

2. 附加刑的种类 罚金；剥夺政治权利；没收财产。

第三单元 《中华人民共和国执业医师法》

考点1★ 执业医师法的实施时间和立法宗旨

1. 《中华人民共和国执业医师法》（以下简称《执业医师法》）经第九届全国人大常委会第三次会议于 1998 年 6 月 26 日通过并公布，自 1999 年 5 月 1 日起实施。

2. 《执业医师法》立法宗旨是加强医师队伍的建设，提高医师的职业道德和业务素质，保障医师的合法权益，保护人民健康。

考点2★★ 执业医师的概念和职责

1. 《执业医师法》所称医师，包括执业医师和执业助理医师。是指依法取得执业医师资格或者执业助理医师资格，经注册在医疗、预防、保健机构中执业的专业医务人员。计划生育技术服务机构中的医师也适用本法。

2. 医师应当具备良好的职业道德和医疗执业水平，发扬人道主义精神，履行防病治病、救死扶伤、保护人民健康的神圣职责。

考点3★★★　执业医师资格考试条件

基本要求：医学专业。

1. 中专、大专　工作 1 年准考执业助理医师。

2. 本科　工作 1 年准考执业医师。

3. 大专　已取得助理资格，工作 2 年准考执业医师。

4. 中专　已取得助理资格，工作 5 年准考执业医师。

考点4★★★　执业医师注册的条件及办理

国家实行医师执业注册制度。取得医师资格的，可以向所在地县级以上人民政府卫生行政部门申请注册。受理申请的卫生行政部门应当自收到申请之日起三十日内准予注册。未经医师注册取得执业证书，不得从事医师执业活动。有下列情形之一的，不予注册：

1. 不具有完全民事行为能力的。

2. 因受刑事处罚，自刑罚执行完毕之日起至申请注册之日止不满二年的。

3. 受吊销医师执业证书行政处罚，自处罚决定之日起至申请注册之日止不满二年的。

4. 有国务院卫生行政部门规定不宜从事医疗、预防、保健业务的其他情形的。

考点5★★ 医师的考核

县级以上人民政府卫生行政部门负责指导、检查和监督医师考核工作。受县级以上人民政府卫生行政部门委托的机构或者组织对医师的业务水平、工作成绩和职业道德状况进行定期考核。

对考核不合格的医师，可以责令其暂停执业活动三个月至六个月，并接受培训和继续医学教育。暂停执业活动期满，再次进行考核，对考核不合格的，由县级以上人民政府卫生行政部门注销注册，收回医师执业证书。

考点6★★ 执业医师法规定的法律责任

1. 民事责任 医师在医疗、预防、保健工作中造成事故的，依照法律或者国家有关规定处理，根据具体情况承担民事责任，给予一次性经济补偿。未经批准擅自开办医疗机构行医或者非医师行医给患者造成损害的，依法承担赔偿责任。

2. 行政责任 以不正当手段取得医师执业证

书的，由发给证书的卫生行政部门吊销执业证书；对负有直接责任的主管人员和其他直接责任人员，依法给予行政处分。

未经批准擅自开办医疗机构行医或者非医师行医的，由县级以上人民政府卫生行政部门予以取缔，没收其违法所得及其药品、器械，并处十万元以下的罚款；对医师吊销其执业证书。

卫生行政部门工作人员或者医疗、预防、保健机构工作人员违反本法有关规定，弄虚作假、玩忽职守、滥用职权、徇私舞弊，尚不构成犯罪的，依法给予行政处分。

3. 刑事责任　违反相关规定，并构成犯罪的，依法追究刑事责任。

第四单元　《中华人民共和国药品管理法》

考点1★★　药品的法定含义

药品指用于预防、治疗、诊断人的疾病，有目的地调节人的生理功能并规定有适应证或者功能主治、用法和用量的物质。包括中药材、中药饮片、中成药、化学原料药及其制剂、抗生素、生化药品、放射性药品、血清、疫苗、血液制品和诊断药品等。

考点2★★ 药品必须符合法定要求

1. 必须是《中华人民共和国药品管理法》（以下简称为《药品管理法》）明确规定的药品含义中所包括的内容。

2. 必须符合《药品管理法》有关规定要求。

（1）药品生产、经营企业是合法的生产、经营企业。药品生产企业、药品经营企业必须持有药品监督管理部门批准发给的《药品生产许可证》《药品经营许可证》和工商管理机关核发的《营业执照》。

（2）生产药品须经国务院药品监督管理部门批准并发给药品批准文号。

（3）药品必须符合国家药品标准。国务院药品监督管理部门颁布的《中华人民共和国药典》和药品标准为国家药品标准。

考点3★★★ 假药和按假药论处的情形

1. **假药** 指药品所含成分与国家药品标准规定的成分不符的，以非药品冒充药品或者以他种药品冒充此种药品的药品。

2. **有下列情形之一的为假药**

（1）药品所含成分与国家药品标准规定的成

分不符的。

（2）以非药品冒充药品或者以他种药品冒充此种药品的。

3. 有下列情形之一的药品，按假药论处

（1）国务院药品监督管理部门规定禁止使用的。

（2）依照本法必须批准而未经批准生产、进口，或者依照本法必须检验而未经检验即销售的。

（3）变质的。

（4）被污染的。

（5）使用依照本法必须取得批准文号而未取得批准文号的原料药生产的。

（6）所标明的适应证或者功能、主治超出规定范围的。

考点 4 ★★★ 劣药和按劣药论处的情形

1. 劣药 药品成分的含量不符合国家药品标准的为劣药。

2. 有下列情形之一的药品按劣药论处

（1）未标明有效期或者更改有效期的。

（2）不注明或者更改生产批号的。

（3）超过有效期的。

（4）直接接触药品的包装材料和容器未经批准的。

（5）擅自添加着色剂、防腐剂、香料、矫味

剂及辅料的。

（6）其他不符合药品标准规定的。

考点5★★　特殊药品的分类

特殊管理的药品包括麻醉药品、精神药品、医疗用毒性药品、放射性药品四类，通常简称为"毒、麻、精、放"。管理办法由国务院制定。

考点6★★★　特殊药品的处方量

1. 麻醉药品　注射剂每张处方为一次常用量；控缓释制剂，每张处方不得超过7日常用量；其他剂型，每张处方不得超过3日常用量。

2. 第一类精神药品　注射剂，每张处方为一次常用量；控缓释制剂，每张处方不得超过7日常用量；其他剂型，每张处方不得超过3日常用量。

3. 第二类精神药品　一般每张处方不得超过7日常用量。

为门（急）诊癌症疼痛患者和中、重度慢性疼痛患者开具的麻醉药品、第一类精神药品注射剂，每张处方不得超过3日常用量；控缓释制剂，每张处方不得超过15日常用量；其他剂型，每张处方不得超过7日常用量。

考点 7 ★★　医疗机构配制制剂的相关规定

《药品管理法》第二十五条规定：医疗机构配制的制剂，应当是本单位临床需要而市场上没有供应的品种，并须经所在地省、自治区、直辖市人民政府药品监督管理部门批准后方可配制。医疗机构配制的制剂不得在市场销售。

考点 8 ★★★　处方的相关管理规定

1. 处方是指由注册的执业医师和执业助理医师（以下简称医师）在诊疗活动中为患者开具的、由取得药学专业技术职务任职资格的药学专业技术人员（以下简称药师）审核、调配、核对，并作为患者用药凭证的医疗文书。

2. 医师开具处方和药师调剂处方应当遵循安全、有效、经济的原则。处方药应当凭医师处方销售、调剂和使用。

3. 处方一般不得超过 7 日用量；急诊处方一般不得超过 3 日用量。

4. 药师调剂处方时必须做到"四查十对"：查处方，对科别、姓名、年龄；查药品，对药名、剂型、规格、数量；查配伍禁忌，对药品性状、用法用量；查用药合理性，对临床诊断。

第五单元 《中华人民共和国传染病防治法》

考点1★★★ 我国对传染病防治实行的方针

国家对传染病防治实行预防为主的方针，防治结合、分类管理、依靠科学、依靠群众。

考点2★★★ 法定传染病的分类

《中华人民共和国传染病防治法》将37种急、慢性传染病列为法定管理的传染病，并根据其传播方式、速度及对人类危害程度的不同，分为甲类、乙类和丙类三类。

1. **甲类传染病** 是指鼠疫、霍乱。
2. **乙类传染病** 是指传染性非典型肺炎、艾滋病、病毒性肝炎、脊髓灰质炎、人感染高致病性禽流感、麻疹、流行性出血热、狂犬病、流行性乙型脑炎、登革热、炭疽、细菌性和阿米巴性痢疾、肺结核、伤寒和副伤寒、流行性脑脊髓膜炎、百日咳、白喉、新生儿破伤风、猩红热、布鲁菌病、淋病、梅毒、钩端螺旋体病、血吸虫病、疟疾。

3. 丙类传染病 是指流行性感冒、流行性腮腺炎、风疹、急性出血性结膜炎、麻风病、流行性和地方性斑疹伤寒、黑热病、包虫病、丝虫病，除霍乱、细菌性和阿米巴性痢疾、伤寒和副伤寒以外的感染性腹泻病。

对乙类传染病中的传染性非典型肺炎、炭疽中的肺炭疽和人感染高致病性禽流感，采取本法所称甲类传染病的预防、控制措施。

第六单元　《突发公共卫生事件应急条例》

考点1★★★　突发公共卫生事件的概念

《突发公共卫生事件应急条例》以中华人民共和国国务院第 376 号令的形式公布，自 2003 年 5 月 9 日起施行。

突发公共卫生事件（以下简称突发事件）指突然发生，造成或者可能造成社会公众健康严重损害的重大传染病疫情、群体性不明原因疾病、重大食物和职业中毒，以及其他严重影响公众健康的事件。

考点2★★★ 突发公共卫生事件应急工作的方针与原则

突发事件应急工作，应当遵循预防为主、常备不懈的方针，贯彻统一领导、分级负责、反应及时、措施果断、依靠科学、加强合作的原则。

考点3★ 突发公共卫生事件应急报告制度与报告情形

1. 国家建立突发事件应急报告制度 国务院卫生行政主管部门制定突发事件应急报告规范，建立重大、紧急疫情信息报告系统。

2. 突发事件的报告情形和报告时限要求 突发事件监测机构、医疗卫生机构和有关单位发现有下列情形之一的，应当在2小时内向所在地县级人民政府卫生行政主管部门报告，接到报告的卫生行政主管部门应当在2小时内向本级人民政府报告，并同时向上级人民政府卫生行政主管部门和国务院卫生行政主管部门报告：①发生或者可能发生传染病暴发、流行的。②发生或者发现不明原因的群体性疾病的。③发生传染病菌种、毒种丢失的。④发生或者可能发生重大食物和职业中毒事件的。

任何单位和个人对突发事件不得隐瞒、缓报、谎报或者授意他人隐瞒、缓报、谎报。

第七单元 《医疗事故处理条例》

考点1★ 《医疗事故处理条例》的实施时间和制定目的

《医疗事故处理条例》以中华人民共和国国务院令第 351 号公布，于 2002 年 9 月 1 日起施行。其制定目的是：正确处理医疗事故，保护患者和医疗机构及其医务人员的合法权益，维护医疗秩序，保障医疗安全，促进医学科学的发展。

考点 2★★ 医疗事故的概念和处理原则

1. 医疗事故指医疗机构及其医务人员在医疗活动中，违反医疗卫生管理法律、行政法规、部门规章和诊疗护理规范、常规，过失造成患者人身损害的事故。

2. 处理医疗事故，应当遵循公开、公平、公正、及时、便民的原则，坚持实事求是的科学态度，做到事实清楚、定性准确、责任明确、处理恰当。

考点3★★★　医疗事故的分级

根据给患者身体健康造成的损害程度将医疗事故分为四级：

1. 一级医疗事故　造成患者死亡、重度残疾的医疗事故。

2. 二级医疗事故　造成患者中度残疾、器官组织损伤导致严重功能障碍的医疗事故。

3. 三级医疗事故　造成患者轻度残疾、器官组织损伤导致一般功能障碍的医疗事故。

4. 四级医疗事故　造成患者明显人身损害的其他后果的医疗事故。

考点4★★　发生医疗事故后的报告程序

医生→科室负责人→本机构医疗服务质量监控部门→本机构负责人→当地卫生行政部门

考点5★　医疗事故处置中患者的权利

患者有权复印或者复制其门诊病历、住院志、体温单、医嘱单、化验单（检验报告）、医学影像检查资料、特殊检查同意书、手术同意书、手术及麻醉记录单、病理资料、护理记录，以及国务院卫生行政部门规定的其他病历资料。

考点 6★★ 《医疗事故处理条例》中规定不属于医疗事故的情形

1. 在紧急情况下为抢救垂危患者生命而采取紧急医学措施造成不良后果的。

2. 在医疗活动中由于患者病情异常或者患者体质特殊而发生医疗意外的。

3. 在现有医学科学技术条件下，发生无法预料或不能防范的不良后果的。

4. 无过错输血感染造成不良后果的。

5. 因患方原因延误诊疗导致不良后果的。

6. 因不可抗力造成不良后果的。

第八单元　《中华人民共和国中医药条例》

考点 1★ 《中华人民共和国中医药条例》的实施时间和制定目的

《中华人民共和国中医药条例》自 2003 年 10 月 1 日起施行，是国务院发布施行的我国第一部专门的中医药管理的行政法规。

考点 2 ★★★　国家发展中医药的方针

国家保护、扶持、发展中医药事业，实行中西医并重的方针，鼓励中西医相互学习、相互补充、共同提高，推动中医、西医两种医学体系的有机结合，全面发展我国中医药事业。

考点 3 ★　发展中医药事业的原则与中医药现代化

1. 发展中医药事业应当遵循继承与创新相结合的原则。

2. 保持和发扬中医药特色和优势。

3. 积极利用现代科学技术，促进中医药理论和实践的发展，推进中医药现代化。

考点 4 ★★　《中华人民共和国中医药条例》对中医药学术经验和技术专长继承工作的规定

1. 承担中医药专家学术经验和技术专长继承工作的指导老师应当具备下列条件：

（1）具有较高学术水平和丰富的实践经验、技术专长和良好的职业品德。

（2）从事中医药专业工作 30 年以上并担任高级专业技术职务 10 年以上。

2. 中医药专家学术经验和技术专长继承工作的继承人应当具备下列条件：

（1）具有大学本科以上学历和良好的职业品德。

（2）受聘于医疗卫生机构或者医学教育、科研机构从事中医药工作，并担任中级以上专业技术职务。

第九单元　《医疗机构从业人员行为规范》

考点1★★　《医疗机构从业人员行为规范》的适用范围

本规范适用于各级各类医疗机构内所有从业人员，包括：管理人员、医师、护士、医技人员、药学技术人员、其他人员。

考点2★★★　医疗机构从业人员基本行为规范

①以人为本，践行宗旨。坚持救死扶伤、防病治病的宗旨，以病人为中心，全心全意为人民健康服务。②遵纪守法，依法执业。③尊重患者，关爱生命。④优质服务，医患和谐。⑤廉洁自律，恪守医德。⑥严谨求实，精益求精。⑦爱岗敬业，团结协作。⑧乐于奉献，热心公益。

执业医师资格考试考点速记突破胜经丛书

中西医结合执业医师资格考试
考点速记突破胜经
（上册）

田磊◉编著

中国中医药出版社
·北京·

图书在版编目（CIP）数据

中西医结合执业医师资格考试考点速记突破胜经：全2册/
田磊编著 . —北京：中国中医药出版社，2018.12
（执业医师资格考试考点速记突破胜经丛书）
ISBN 978 - 7 - 5132 - 5366 - 6

Ⅰ. ①中⋯　Ⅱ. ①田⋯　Ⅲ. ①中西医结合 - 资格考试 - 自学
参考资料　Ⅳ. ①R2 - 031

中国版本图书馆 CIP 数据核字（2018）第 262898 号

中国中医药出版社出版

北京市朝阳区北三环东路 28 号易亨大厦 16 层
邮政编码　100013
传真　010 - 64405750
山东百润本色印刷有限公司印刷
各地新华书店经销

开本 787×1092　1/32　印张 26.75　字数 446 千字
2018 年 12 月第 1 版　2018 年 12 月第 1 次印刷
书号　ISBN 978 - 7 - 5132 - 5366 - 6

定价　79.00 元（含上、下册）
网址　www.cptcm.com

社 长 热 线　010 - 64405720
购 书 热 线　010 - 89535836
维 权 打 假　010 - 64405753

微信服务号　zgzyycbs
微商城网址　https://kdt.im/LIdUGr
官 方 微 博　http://e.weibo.com/cptcm
天猫旗舰店网址　https://zgzyycbs.tmall.com

如有印装质量问题请与本社出版部联系（010 - 64405510）

执业医师资格考试考点速记突破胜经丛书

编委会

主　编　田　磊

副主编　周明旺　左玉霞　田泾市

编　委　张　超　张　峦　郭琛英

　　　　曹粟满　刘　婷　胡丽鸽

　　执业医师资格考试是行业准入考试，是评价申请医师资格者是否具备从事医师工作所必需的专业知识与技能的考试。其考察知识面广，难度较高，每年总通过率多低于30%。因此，执业医师考试是所有医学生成为一名真正大夫之前都必须经过的一个严格的考验。

　　通过多年的执业医师考培经历，我发现很多考生之所以无法顺利通过执业医师资格考试，究其原因，并不一定是努力不足，更不存在智力缺陷。他们不能拿到执业医师证一个最重要的原因就是对执业医师考试缺乏必要的了解，不知道哪些知识是考试重点。

　　另外，就是考试科目多。以中西医结合执业医师考试为例，考试涉及的科目就有14门，涵盖了中医基础、中西医临床、西医基础、伦理法规等多个方面的内容，基本上医学生本科5年所学的主干课程都要考到，时间短，任务重，如果不了解考试的重点，眉毛胡子一把抓，想通过考试，比登天还难。

　　针对以上两个方面的原因，为了帮助广大考生顺利通过执业医师考试，我们特编写了这套

"执业医师资格考试考点速记突破胜经丛书"，本套丛书突出应试教育模式，具有如下特色：

精 内容精。笔者认真研究历年执业医师资格考试考题发现这样一个规律，重要的知识点总是反复地被考到，只是可能会变化一下形式。大约90%的考题出自60%的知识点，而剩余40%的知识点很少考到甚至从未考到过。根据这种情况，结合笔者多年执业医师资格考试辅导经验，我们将执业医师资格考试的全部知识点进行分类，去粗取精，去掉很少出考题的40%的知识点。而对于常出考题的60%的知识点，我们也尽可能用精炼的语言表达其知识内涵，省略与考试无关的语言。

准 考点选择准确。本书所载考点是笔者通过近十年执业医师资格考试辅导经验筛选出来的，均为执业医师资格考试常考点。并且，我根据其考题出现的频率，将筛选出来的考点分为三类，用"★"号进行标记：★★★表明本考点最为重要；★★表明重要性次之；★最次。只要将本书所载考点弄懂、记准80%以上，就一定能通过执业医师资格考试。

简 简化复习过程。执业医师资格考试涉及科目内容极多，绝大多数的医考辅导书籍页数在1000页以上，字数达200万，需要考生自己在厚厚的书籍里去搜寻考点，费时费力，且复习效果欠佳。本书将复杂的医考内容以考点形式呈现，考试会考什么，考生要学什么，一目了然。并且，本书字数较少，篇幅较小，仅相当于其他辅导书籍篇幅的1/10，而核心考点却能全部覆盖。用本书来备战执业医师资格考试，极大简化了执业医师资格考试的复习过程。

便 便有两层意思，一是方便记忆。本书将考试大纲中较杂乱的内容用表格的方式展现，对于考生头痛的记忆性内容，如中药、方剂、针灸等科目则配有记忆的口诀、歌诀，方便考生的学习和记忆。二是方便携带。本书内容精简，为小32开口袋书，可随身携带，考生可以在等公交车、排队等零碎的时间用本书学习，也许等公交车时记下的一个考点就能决定你今年是否能拿到执业医师资格证书。

我相信，只要考生认真学习，在本书的帮助下一定能够顺利通过执业医师资格考试，成为一名名副其实的医生！

田　磊

2018 年 10 月

目　录

中医基础理论

中医诊断学

中 药 学

方 剂 学

中西医结合内科学

诊断学基础

目 录

药 理 学

目 录

卫生法规

中医基础理论

中医基础理论复习攻略

第一单元 中医学理论体系的主要特点

第一节 整体观念

考点★★ 整体观念的内容

　　1. 人体是一个有机整体　主要体现在：①五脏一体观。②形神一体观。

　　2. 人与自然环境的统一性　这种人的生命活动规律与自然界的变化是息息相关的观点，即是"天人相应"的整体观。

　　3. 人与社会环境的统一性

第二节 辨证论治

考点1★★★ 病、证、症的概念

　　1. 病，即疾病，指致病邪气作用于人体，人体正气与之抗争而引起的机体阴阳失调、脏腑组织损伤、生理机能失常或心理活动障碍的一个完整的异常生命过程。

2. 证，即证候，是疾病过程中的某一阶段或某一类型的病理概括，一般由一组相对固定的、有内在联系的、能揭示疾病某一阶段或某一类型病变本质的症状和体征构成。证是病机的外在反映，病机是证的内在本质。

3. 症，即症状和体征的总称，是疾病过程中表现出的个别、孤立的现象。可以是病人异常的主观感觉或行为表现，也可以是医生检查病人时发现的异常征象。症是判断疾病、辨识证候的主要依据。

考点2★★★　辨证论治的概念

辨证，就是将四诊（望、闻、问、切）所收集的资料、症状、体征，通过分析、综合，辨清疾病的原因、性质、部位以及邪正之间的关系，概括判断为某种性质的证，以探求疾病的本质。

论治，则是根据辨证的结果，确定相应的治疗原则和方法。论治过程一般分为因证立法、随法选方、据方施治三个步骤。

辨证是决定治疗的前提和依据，论治则是解决疾病的手段和方法，辨证论治的过程实质就是认识疾病和治疗疾病的过程。

考点3★★★　同病异治和异病同治

1. "同病异治"是指同一种疾病，由于发病的时间、地域以及患者机体的反应性不同，或处于不同的发展阶段，所以表现的证不同，因而治法就各异。

2. "异病同治"是指不同的疾病，在其发展过程中，由于出现了相同的证，因而就采取同一方法治疗。

"同病异治"和"异病同治"，实质上即是"证异治异""证同治同"，亦是辨证论治原则的具体体现。

第二单元　精气学说

考点1★★　精的概念

精概念的产生，源于"水地说"。

考点2★★　气的概念

气的概念源于"云气说"。

考点3★★ 精气学说的基本内容

1. 精气是构成宇宙的本原
2. 精气的运动与变化
3. 精气是天地万物的中介
4. 天地精气化生为人

第三单元 阴阳学说

第一节 阴阳的概念

考点1★★★ 阴阳的含义

阴阳，是中国古代哲学的一对范畴，是对自然界相互关联的某些事物或现象对立双方属性的概括，并含有对立统一的内涵。

"阴阳者，一分为二也"，明确指出，阴阳具有矛盾对立统一的辩证观点。一般来说，凡是剧烈运动着的、外向的、上升的、温热的、明亮的、都属于阳；相对静止的、内守的、下降的、寒冷的、晦暗的，都属于阴，"水火者，阴阳之征兆也。"

考点 2 ★★★　阴阳无限可分性常考实例

一日分阴阳：上午为阳中之阳，下午为阳中之阴，上半夜为阴中之阴，下半夜为阴中之阳。

四季分阴阳：夏天属太阳（阳中之阳），秋天属少阴（阳中之阴），冬天属太阴（阴中之阴），春天属少阳（阴中之阳）。

第二节　阴阳学说的基本内容

考点 1 ★★　阴阳的对立制约

对立：相互斗争、相互排斥。

制约：相互制约。

1. 正常者（生理）"阴平阳秘，精神乃治""动极者镇之以静，阴亢者胜之以阳"。

2. 反常者（病理）"阴盛则阳病，阳盛则阴病""阳虚则阴盛""阴虚则阳亢"。

考点 2 ★★★　阴阳的互根互用

1. **互根**　相互依存，互为根本。

"阳根于阴，阴根于阳""阳生于阴，阴生于阳""孤阴不生，独阳不长"。

2. **互用**　相互资生、促进和助长。

"阴者，藏精而起亟也，阳者，卫外而为固也"

"阴在内，阳之守也，阳在外，阴之使也""无阴则阳无以生，无阳则阴无以化""阳生阴长，阳杀阴藏"。如果由于某些原因，阴和阳之间的互根关系遭到破坏，就会导致"阴阳离决，精气乃绝"。

考点3 ★★★　　阴阳的交感互藏

阴阳交感，是指阴阳二气在运动中处于相互感应而交合，亦即相互发生作用。阴阳交感是宇宙万物赖以生成和变化的根源。

阴阳互藏，是指相互对立的阴阳双方中的任何一方都含有另一方，即阴中有阳，阳中有阴。

阴阳互藏是阴阳双方交感合和的动力根源：阴中有阳则能升，阳中有阴则能降。阴阳互藏是阴阳消长与转化的内在根据。

考点4 ★★★　　阴阳的消长

对立、互根的阴阳双方不是一成不变的，而是处于不断增长和消减的变化之中。导致阴阳出现消长变化的根本原因在于阴阳之间存在着的对立制约与互根互用关系。体现在自然界可表现为气候的正常变化，在人体则表现为生命过程的协调而有序。

考点5 ★★★　　阴阳的转化

阴阳转化是指事物对立双方的总体属性，在

一定条件下可以向其相反的方向转化，即属阳的事物可以转化为属阴的事物，属阴的事物可转化为属阳的事物。阴阳的相互转化，一般都发生于事物发展的物极阶段，即"物极必反"。如果说阴阳消长是一个量变过程，阴阳转化则是在量变基础上的质变。

"重阴必阳，重阳必阴""寒极生热，热极生寒""寒甚则热，热甚则寒"。

第三节　阴阳学说在中医学中的应用

考点1★★★　在组织结构和生理功能方面的应用

根据人体的形态部位和功能特点分阴阳：背为阳，腹为阴；五脏阴，六腑阳；五脏再分阴阳：心为阳中之阳，肺为阳中之阴，肝为阴中之阳，肾为阴中之阴，脾为阴中之至阴。

考点2★★★　在疾病预防和治疗方面的应用

1. 指导养生

2. 确定治疗原则　阴阳偏盛者用"损其有余""实则泻之"的原则。阴偏盛之实寒证采用寒者热之，阳偏盛之实热证采用热者寒之。阴阳偏衰者，采用"补其不足""虚则补之"的原则。

阴偏衰导致的虚热证，采用阳病治阴"壮水之主，以制阳光"，阳偏衰导致的虚寒证，采用阴病治阳"益火之源，以消阴翳"。

3. 分析和归纳药物的性能

药物	阳		阴	
四性	温	热	寒	凉
四气	升	浮	降	沉
五味	辛	甘	淡	酸	苦	咸

第四单元　五行学说

第一节　五行学说的概念

考点 1★　五行的含义

五行即木、火、土、金、水五种物质及其运动变化。

考点 2★★★　五行的特性

1. 木曰曲直　引申为凡具有生长、升发、条达、舒畅等性质或作用的事物和现象。

2. 火曰炎上　引申为凡具有温热、升腾、明亮等性质或作用的事物和现象。

3. 土爱稼穑 引申为凡具有生化、承载、受纳等性质或作用的事物和现象。

4. 金曰从革 引申为凡具有肃杀、收敛、沉降等性质和作用的事物和现象。

5. 水曰润下 引申为凡具有滋润、下行、寒凉、闭藏等性质或作用的事物和现象。

考点3★★★　事物与现象的五行归类

事物与现象的五行归类表

自然界							五行	人体						
五音	五味	五色	五化	五气	五方	五季		五脏	五腑	五官	五体	五志	五液	五脉
角	酸	青	生	风	东	春	木	肝	胆	目	筋	怒	泪	弦
徵	苦	赤	长	暑	南	夏	火	心	小肠	舌	脉	喜	汗	洪
宫	甘	黄	化	湿	中	长夏	土	脾	胃	口	肉	思	涎	缓
商	辛	白	收	燥	西	秋	金	肺	大肠	鼻	皮	悲	涕	浮
羽	咸	黑	藏	寒	北	冬	水	肾	膀胱	耳	骨	恐	唾	沉

第二节　五行学说的基本内容

考点1★★★　　五行相生与相克

	相生	相克
含义	指五行中的一行对另一行具有促进、助长和资生作用	指五行中的一行对另一行具有抑制和制约作用
次序	木生火，火生土，土生金，金生水，水生木，依次相生，循环不已	木克土，土克水，水克火，火克金，金克木，依次相克，循环不已
关系	"生我"者为"母"，"我生"者为"子"。故五行相生关系又称"母子关系"	"克我"者为"所不胜"，"我克"者为"所胜"。故五行相克关系又称"所不胜"和"所胜"的关系

考点2★★★　　五行相乘与相侮

	相乘	相侮
含义	五行中的某一行对被克的一行克制太过，超过了正常制约的程度，称为相乘	五行中的某一行过于强盛，对原来"克我"的一行进行反向的制约，称相侮，或称反侮、反克

	相乘	相侮
次序	木乘土，土乘水，水乘火，火乘金，金乘木	木侮金，金侮火，火侮水，水侮土，土侮木
分类	①克方太过：五行中任何一行本身过于亢盛，造成对被克制的一行制约太过，虽然被克的一方原来处在正常水平，但已打破了两者之间的正常制约关系，出现过度克制的现象 ②被克方不及：五行中任何一行本身虚弱不足，使原来"克我"的一行克制太过，正常制约关系遭到破坏	①被克方太过：五行中任何一行本身过于亢盛，原来"克我"的一行已不能进行正常的制约，而对"克我"的一行进行反侮，使正常的相克关系遭到破坏 ②克方不及：五行中任何一行本身虚弱不足，不能对所胜的一行进行制约，而受到所胜一行的反向克制，使原来相克的关系遭到破坏，出现反侮

第三节　五行学说在中医学中的应用

考点1★★　根据五行相生规律确定的治则治法

　　根据相生规律确定治疗原则，"虚则补其母，实则泄其子"，又称补母与泻子。补母适用于母子关系失调的虚证。泻子适用于母子关系失调的实证。

依据五行相生规律确定的治法，常用的有<u>滋水涵木法、益火补土法、培土生金法、金水相生法</u>。

考点2★★　根据五行相克规律确定的治则治法

根据相克规律确定治疗原则，抑强扶弱。抑强适用于相克太过引起的相乘和相侮。扶弱适用于相克不及引起的相乘和相侮。

依据五行相克规律确定的治法，常用的有<u>抑木扶土法、培土制水法、佐金平木法、泻南补北法</u>。

第五单元　藏象学说

考点★★★　五脏、六腑、奇恒之腑的生理特点及临床意义

①五脏共同的生理特点是化生和贮藏精气。②六腑共同的生理特点是受盛和传化水谷。③奇恒之腑在形态上中空有腔与六腑相类，功能上贮藏精气与五脏相同，与五脏和六腑都有明显区别，故称之。如《素问·五脏别论》说："所谓五脏

者，藏精气而不泻也，故满而不能实；六腑者，传化物而不藏，故实而不能满也。"

五脏六腑的生理特点，对临床辨证论治有重要指导意义。一般说来，病理上"脏病多虚""腑病多实"，治疗上"五脏宜补""六腑宜泻"。

第六单元　五脏

第一节　五脏的生理功能与特性

考点1★★★　心的生理功能

1. 主血脉　指心气推动和调控血液在脉管中运行，流注全身，发挥营养和滋润作用。心脏的搏动是血液运行的主要动力，心脏的搏动，主要依赖心气的推动和调控。心气充沛、心血充盈、脉道通利是血液正常运行的前提条件。心脏的搏动是否正常，起着十分关键的作用。

2. 藏神　心所藏之神，既是主宰生命活动的广义之神，又包括精神、意识、思维、情志等狭义之神。故说心为"五脏六腑之大主""所以任物者谓之心"，心为"君主之官"。心主血脉是心藏神的物质基础。

考点2★　心的生理特性

心为阳脏而主通明。

考点3★★★　肺的生理功能

1. 主气司呼吸　包括主呼吸之气和主一身之气两方面。

（1）**肺主呼吸之气**　亦称"肺司呼吸"。肺是体内外气体交换的场所，通过肺的呼吸，吸入自然界的清气，呼出体内的浊气，以实现体内外气体的交换。

（2）**肺主一身之气**　指肺有主司一身之气的生成和运行的作用。体现在两个方面：一指宗气的生成。二指对全身气机的调节作用。

2. 主行水（肺主通调水道）　肺主行水，是指肺气的宣发、肃降作用，能够推动和调节全身水液的输布和排泄。

（1）通过肺气的宣发作用，将脾气转输至肺的水液和水谷精气中的轻清部分，向上向外布散，上至头面诸窍，外达皮毛肌腠，以濡润之，并在卫气的作用下化为汗液排出体外。

（2）通过肺气的肃降作用，将水液及水谷精微中的较稠厚部分，向内向下输送至各脏腑以濡润之，并将脏腑代谢所产生的浊液，下输至膀胱，成为尿液生成之源。故说"肺为水之上源"。

3. 朝百脉，主治节　"朝"，即聚会之意。

（1）**肺朝百脉**　即全身的血液都经过经脉聚会于肺。生理意义：①气体交换。通过肺的呼吸，吸入清气，呼出浊气。清气随血液运行至全身，维持人体的生命活动。②助心行血。血液的运行依靠气的推动，肺朝百脉，将肺气散布于血液当中，辅助心脏推动血液的运行。

（2）**主治节**　即治理和调节。肺的治节作用，主要体现于四方面：①治理和调节呼吸运动。②治理和调节全身气机。③治理和调节血液的运行。④治理和调节津液代谢。

考点4★★★　肺的生理特性

1. 肺为华盖、娇脏　肺为华盖，是说肺位于胸腔，位置最高，覆盖于五脏六腑之上，又能宣发卫气于体表，具有保护诸脏免受外邪侵袭的作用。肺为娇脏，是指肺为清虚之脏，轻清肃静，不容纤芥，不耐邪气之侵，故为娇嫩之脏。肺为邪侵，则应"治上焦如羽，非轻不举"，药以轻清、宣散为宜。

2. 主宣发与肃降　肺主宣发，是指肺气具有向上升宣和向外布散的作用；肺主肃降，是指肺气具有向内、向下清肃通降的作用。

考点5 ★★★　脾的生理功能

　　1. 主运化　"运"，即转输。"化"，即消化吸收。主运化，即消化吸收饮食物中的水谷精微并将其转输至全身的生理功能。

　　由于脾所吸收的成分中包括精微和水液两部分，所以亦常将脾主运化的功能分为两个方面：一为运化水谷，一为运化水液。

　　2. 主统血　"统"，即统摄、控制之意。脾主统血，是指脾有统摄血液在脉管之中流行，防止其逸出于脉外的功能。故说"心主血，肝藏血，脾能统摄于血""五脏六腑之血，全赖脾气统摄"。脾统血的机理，主要是脾气的固摄作用。

考点6 ★★　脾的生理特性

　　1. 脾气主升　是指脾气的运动，以上升为主，具体表现为升清和升举内脏两方面。清，指水谷精微。所谓"升清"，即是指脾对于水谷精微等营养物质的吸收和上输于心、肺、头目，通过心肺的作用化生气血，以营养全身（脾气散精，上归于肺）。故说"脾以升为健"。

　　2. 喜燥恶湿　与胃的喜润恶燥相对而言，此特性与脾主运化水液功能有关，脾气升运的条件，即在于脾体干燥而不为痰饮水湿所困。故说"脾燥则升"。

3. 脾为孤脏

考点7★★★　肝的生理功能

1. 主疏泄　疏，即疏通。泄，即发泄、升发。肝主疏泄，是指肝气具有疏通、畅达全身气机的功能。气机，即气的运动。肝的疏泄功能<u>最根本的体现就是疏通气机</u>，其主要表现在以下四个方面：①促进血液运行和津液代谢。②促进脾胃运化和胆汁分泌排泄。③调畅情志活动。④通调排精与排卵。

2. 主藏血　肝藏血，是指肝具有贮藏血液、调节血流量和防止出血的生理功能。其<u>藏血的生理意义</u>有涵养肝气、调节血量、濡养肝及筋目、化生和濡养魂、为经血之源及防止出血等六方面。

肝主疏泄，其用属阳，又主藏血，其体属阴，故有"肝体阴而用阳"之说。

考点8★★　肝的生理特性

1. 肝为刚脏　指肝气主升主动，具有刚强躁急的生理特性而言。肝气具有木的冲和条达、伸展舒畅之性能，并主疏泄，性喜条达而恶抑郁，以及肝内寄相火，主升易动等，均反映了肝为刚脏的特性。

2. 肝主升发　指肝气的向上升动和向外发散以调畅气机的生理特性。

考点9★★★　　肾的生理功能

1. 藏精　主生长发育、生殖与脏腑气化。

（1）**藏精**　指肾具有贮存、封藏精的生理功能。"肾者，主蛰，封藏之本，精之处也"。

（2）**主生长发育和生殖**　指肾精及其所化肾气的生理作用。

（3）**推动和调节脏腑气化**

2. 主水　肾主水，是指肾气具有主司和调节全身水液代谢的功能。主要体现在两方面：

（1）肾气对参与水液代谢的脏腑的促进作用。

（2）肾气的生尿和排尿作用。

3. 主纳气　肾主纳气，是指肾具有摄纳肺所吸入的自然界清气，保持吸气的深度，防止呼吸表浅的作用。故有"呼出心与肺，吸入肾与肝"，"肺为气之主，肾为气之根"等说法。

第二节　五脏之间的关系

考点1★★　　心与肺的关系

主要表现在血液运行与呼吸吐纳之间的协调关系。积于胸中的宗气是连接心之搏动和肺之呼吸的中心环节。

考点 2 ★★　心与脾的关系

主要表现在血液的生成和运行方面。

考点 3 ★★　心与肝的关系

心与肝的联系在于行血与藏血以及精神调节两个方面。

考点 4 ★★★　心与肾的关系

主要表现为"心肾相交"的生理关系，主要从水火既济、精神互用和君相安位来阐发。

1. 水火既济　心位居上，心火（阳）必须下降于肾而使肾水不寒；肾位居于下，肾水（阴）必须上济心阴，制约心阳，使心火不亢。心与肾之间的这种水火升降、互济互制，维持了两脏之间生理功能的协调平衡。

2. 精神互用　心藏神，肾藏精。精能化气生神，为气、神之源；神能控精驭气，为精、气之主。故积精可以全神，神清可以控精。

3. 君相相安　心为君火，肾为相火（命火）。命火秘藏，则心阳充足；心阳充盛，则相火亦旺。君相安位，则心肾上下交济，心阳、肾阳旺盛而正常。

考点5★★★　肺与脾的关系

主要表现在气的生成和水液代谢方面。

考点6★　肺与肝的关系

肺降而肝升，是全身气机调畅的重要环节。

考点7★★★　肺与肾的关系

主要表现在水液代谢、呼吸运动及阴阳相互资生等方面。

考点8★★★　脾与肝的关系

主要表现在饮食物消化过程中疏泄与运化的相互为用和血液运行中藏血与统血的相互协调方面。

考点9★★★　肝与肾的关系

肝藏血，肾藏精，精血互生，故肝肾之间关系极为密切，有"肝肾同源""乙癸同源"之称，主要表现在精血同源、藏泄互用、阴阳互滋互制等方面。

精血同源：肝藏血，肾藏精。精和血都是有水谷之精化生和充养。

藏泄互用：肝主疏泄，肾主封藏，二者相互为用，相互制约。

阴阳互滋互制：肝肾阴阳之间存在相互滋养和制约的关系。

考点 10 ★★　脾与肾的关系

主要体现于先后天的互促互助和水液代谢方面。脾为后天之本，肾为先天之本。脾阳根于肾阳，脾肾两脏在生理上相互资助，相互促进。

第三节　五脏与五体、五官九窍、五志、五液和季节的关系

考点 ★★★　五脏与五体、五官九窍、五志、五液和五时的关系

五脏与五体、五官九窍、五志、五液和五时的关系

	肝	心	脾	肺	肾
五体	筋	脉	肉	皮	骨
五华	爪	面	唇	毛	发
五官九窍	目	舌	口	鼻	耳和二阴
五志	怒	喜	思	悲忧	恐
五液	泪	汗	涎	涕	唾
五时	春	夏	长夏	秋	冬

第七单元 六腑

第一节 六腑的生理功能

考点1★★★ 胆的生理功能

胆既是六腑，又是奇恒之腑。胆的功能，贮藏和排泄胆汁及主决断。《灵枢·本输》称"胆者，中精之腑"；胆为"中正之官"。

考点2★★★ 胃的生理功能

胃的生理功能是受纳和腐熟水谷。"胃者，太仓也"。

考点3★★ 小肠的生理功能

一是受盛和化物，二是泌别清浊。"小肠主液"，为"受盛之官"。

考点4★★ 大肠的生理功能

传化糟粕和主津等方面。大肠为"传导之官""大肠主津"。

考点 5 ★ ★　　膀胱的生理功能

膀胱的生理功能是贮尿和排尿。"膀胱者，州都之官，津液藏焉，气化则能出矣"。

考点 6 ★ ★ ★　　三焦的概念和生理功能

三焦总体生理功能是通行诸气和运行津液。

三焦是诸气上下运行的通路，也是水液输布和排泄的通道。三焦为"决渎之官"。

三焦作为人体上、中、下部位的划分，已超出了实体六腑的概念，有的医家称其为"孤府"。

三焦的划分及其生理特点："上焦如雾"；"中焦如沤"；"下焦如渎"。

第二节　五脏与六腑之间的关系

考点 ★ ★　　五脏与六腑的表里关系

心与小肠相表里，肺与大肠相表里，脾与胃相表里，肝与胆相表里，肾与膀胱相表里。

脾胃：运纳相成，升降相因，燥湿相济。

肝胆：同司疏泄，共主勇怯。

第八单元　奇恒之腑

考点1★★★　脑的生理功能

脑，位于颅腔之内，为髓聚之处。《灵枢·海论》说："脑为髓之海。"《素问·五脏生成》亦说："诸髓者，皆属于脑。"

生理功能：①主宰生命活动。②主司感觉运动。③主司精神活动。

考点2★★　女子胞与脏腑经脉的关系

女子胞与冲脉和任脉联系最紧密，"冲为血海""任主胞胎"。

五脏之中，女子胞与心、肝、脾、肾的关系尤为密切。

第九单元　精、气、血、津液、神

第一节　精

考点1★★　人体之精的概念

人体之精，是指禀受于父母的生命物质与后天水谷精微相融合而形成的一种精华物质，是人体生命的本原，是构成人体和维持人体生命活动的最基本物质。

考点2★　人体之精的功能

①繁衍生命。②濡养作用。③化血作用。④化气作用。⑤化神作用。

考点3★　人体之精的分类

人体之精从构成成分上，分为先天之精与后天之精。

根据功能的不同，人体之精滋润濡养脏腑的称为脏腑之精，与人类生殖繁衍有关的称生殖之精。

第二节 气

考点1★ 人体之气的概念

气是人体内活力很强、运行不息的极精微物质。气是构成人体和维持人体生命活动的基本物质之一。

考点2★★★ 人体之气的生成

人体的气来源于禀受父母的先天之精气、饮食物中的营养物质（即"谷气"）和存在于自然界的清气。通过肺、脾、肾等器官生理功能的综合作用，将三者结合起来而生成。故称"肾为生气之根""脾胃为生气之源""肺为生气之主"。

考点3★★ 人体之气的运动与气化

1. 气机　气的运动，称作"气机"。气的运动形式可归纳为"升、降、出、入"四种形式。

2. 气化　气的运动而产生的各种变化称为气化。

考点4★★★ 人体之气的功能

①推动与调控作用。②温煦与凉润作用。③防御作用。④固摄作用。⑤中介作用。

考点 5 ★ 人体之气的分类

人体之气由于其生成过程、分布部位和功能特点的不同，分为：元气、宗气、营气、卫气。

考点 6 ★★ 元气的概念及其生理功能

1. 元气的概念 又名"原气""真气"，是人体的原始之气。由于来源于先天，禀受于父母的肾中精气，所以又称其为先天之气。

2. 元气的生理功能

（1）推动和调节人体的生长发育和生殖机能。

（2）推动和调控各脏腑、经络、形体和官窍的生理活动。

考点 7 ★★★ 宗气的概念及其生理功能

1. 宗气的概念 又名大气。宗气是人体后天的根本之气，积聚于胸中（心肺），故称胸中为"气海"，又名"膻中"。

宗气是由肺吸入的自然界清气和由脾吸收转输而来的水谷精气在胸中相结合而生成。因此，肺的呼吸功能与脾的运化功能正常与否，直接影响着宗气的盛衰。

2. 宗气的生理功能

（1）温养心脉，以维持其运行气血的功能。称为"贯心脉以行气血"。

（2）温养肺和呼吸道，以维持其呼吸和发声的功能。称为"出喉咙而司呼吸"。

考点8★★　营气的概念及其生理功能

1. 营气的概念　循行于脉内具有营养作用的气。

2. 营气的生理功能　化生血液，并营养周身。

考点9★★★　卫气的概念及其生理功能

1. 卫气的概念　循行于脉外具有保卫作用的气。

2. 卫气的生理功能　防御外邪、温养全身和调控腠理。所说"卫气者，所以温分肉，充皮肤，肥腠理，司开阖者也"，即是对卫气功能的概括。

第三节　血

考点1★　血的基本概念

血是循行于脉中而富有营养的红色液态物质，是构成人体和维持人体生命活动的基本物质之一，具有很高的营养和滋润作用。血在脉管中运行不息，流布于全身，脉管有"血府"之称。

考点2 ★★★　血的生成

1. 血液化生之源　①水谷之精化血。②肾精化血。

2. 与血生成相关的脏腑　①脾胃。②心肺。③肾。

考点3 ★★★　血的运行

血脉，又简称"脉"，脉为"血府"。

1. 影响血液运行的因素　①气的推动与宁静作用、温煦与凉润作用平衡可以使血液运行不息，并保持一定的速度。②气的固摄作用：控摄血液按一定轨道运行。③脉道通畅无阻。④血液的清浊及黏稠状态。⑤血液的寒热。⑥病邪的影响。

2. 影响血液运行的相关脏腑功能　①心主血脉：心气推动血液在脉中运行。②肝主疏泄：调节血量，维持血液循环及流量的平衡。③肝藏血：防止血溢脉外。④脾主统血：控制血在脉中运行，防止血溢脉外。⑤肺朝百脉：肺气宣发肃降，调节气机。

考点4 ★　血的功能

1. 濡养作用。
2. 化神作用。

第四节　津液

考点1★★★　津液的基本概念

津液是机体一切正常水液的总称，包括各脏腑组织器官的内在体液及正常的分泌物。一般来说，性质较清稀，流动性较大，散布于体表皮肤、肌肉和孔窍，并能渗注于血脉起滋润作用的，称为津。性质较稠厚，流动性较小，灌注于骨节、脏腑、脑、髓等组织，起濡养作用的称为液。

考点2★★★　津液的生成输布与排泄

津液的输布主要依靠脾、肺、肾、肝、三焦等脏腑生理机能的协调配合来完成：①脾气转输布散津液。②肺气宣降以行水。③肾气蒸腾气化水液。④肝气疏泄促水行。⑤三焦决渎利水道。

津液的排泄主要与肾、肺、脾的生理机能有关，其中肾在津液排泄中的地位最为重要。

考点3★　津液的功能

1. 滋润濡养。
2. 充养血脉——"津血同源"之说。

第五节　神

考点1★　人体之神的基本概念

神是人体生命活动的主宰及其外在总体表现的统称。

考点2★　神和五脏的对应关系

中医学把神分为神、魂、魄、意、志，分别归属五脏，即"心藏神、肺藏魄、肝藏魂、脾藏意、肾藏志"，并称为"五神脏"。"所以任物者谓之心，心有所忆谓之意，意之所存谓之志，因志而存变谓之思，因思而远慕谓之虑，因虑而处物谓之智"。

第六节　精、气、血、津液之间的关系

考点1★★★　气与血的关系

气与血的关系，通常概括为"气为血之帅、血为气之母"。

气为血之帅：①气能生血。②气能行血。③气能摄血。

血为气之母：①血能养气。②血能载气。

考点2★★★　气与津液的关系

①气能生津。②气能行津。③气能摄津。④津能生气，津液在其输布过程中，受到脏腑阳气的蒸腾温化，可以化生为气。⑤津能载气。

考点3★★★　精、血、津液之间的关系

1. 精血同源

2. 津血同源　①对于失血患者，不可采用汗法。《伤寒论》有"衄家不可发汗""亡血家不可发汗"。②对于大汗夺津或者津液大亏的患者，也不可轻易使用破血、逐血之峻剂。《灵枢·营卫生会》有"夺血者无汗，夺汗者无血"。

第十单元　经络

考点1★★　十二经脉的走向规律

十二经脉的走向规律：手之三阴，从脏走手；手之三阳，从手走头；足之三阳，从头走足；足之三阴，从足走腹。

考点2 ★★★　十二经脉的交接规律

1. 相为表里的阴经与阳经在四肢的末端衔接。

2. 同名的手足阳经在头面部相接（头为诸阳之会）。

3. 异名的手足阴经在胸腹内脏交接。

考点3 ★★★　十二经脉的分布规律

1. 四肢部位　阴经分布在内侧面，阳经分布在外侧面。内侧分三阴，外侧分三阳，其前后顺序是太阴、阳明在前缘；少阴、太阳在后缘；厥阴、少阳在中线。

2. 头面部位　阳明经行于面部、额部；太阳经行于面颊、头顶及后头部；少阳经行于头侧部。

考点4 ★★　十二经脉的表里关系

手足太阳与少阴为表里、手足少阳与厥阴为表里、手足阳明与太阴为表里。

考点5 ★★　十二经脉的流注次序

肺经→大肠经→胃经→脾经→心经→小肠经→膀胱经→肾经→心包经→三焦经→胆经→肝经

速记：肺大胃脾心小肠，膀肾包焦胆肝藏。

考点6★★　　经筋的生理功能

约束骨骼、主司关节运动。

考点7★★★　　督脉、任脉、冲脉、带脉、跷脉和维脉的基本功能

1. 督脉的基本功能　"阳脉之海"。

2. 任脉的基本功能　"阴脉之海""任主胞胎"。

3. 冲脉的基本功能　"十二经脉之海""血海"。

4. 带脉的基本功能　约束纵行诸经、固护胞胎、主司带下。

5. 跷脉的基本功能　一是主司下肢运动，可使下肢运动灵活矫捷。二是司眼睑的开阖。阴阳跷脉交会于目内眦，并分主一身左右之阴阳，故有司眼睑开阖之功能。

6. 维脉的基本功能　维系全身经脉。阳维能维系联络全身之阳经；阴维则维系联络全身之阴经。

第十一单元 体质

考点1★★ 体质与脏腑、精气血津液的关系

1. **体质与脏腑经络的关系** 脏腑经络的盛衰偏颇决定体质的差异。个体体质的差异必然以脏腑为中心，反映出构成身体诸要素的某些或全部的素质特征。

2. **体质与精气血津液的关系** 精气血津液是决定体质特征的重要物质基础，其中精的多少优劣是体质差异的根本。

考点2★★ 体质与用药宜忌

体质偏阳者，当慎用温热伤阴之剂，偏阴者，当慎用寒凉伤阳之药。

第十二单元　病因

第一节　六淫

考点1★★　六淫的概念

六淫即风、寒、暑、湿、燥、火（热）六种外感病邪的统称，又称六邪。

考点2★★★　六淫的共同致病特点

①外感性。②季节性。③地域性。④相兼性。

考点3★★★　风邪的致病特点

①风为阳邪，轻扬开泄，易袭阳位。②风性善行而数变。③风性主动。④风为百病之长。

考点4★★★　寒邪的致病特点

①寒为阴邪，易伤阳气。②寒性凝滞，故寒邪伤人多见疼痛。③寒性收引，"寒则气收"。

考点 5 ★★★　暑邪的致病特点

①暑为阳邪，其性炎热。②暑性升散，易扰心神，易伤津耗气。③暑多夹湿。

考点 6 ★★★　湿邪的致病特点

①湿为阴邪，易伤阳气。②湿性重浊。③湿性黏滞，易阻气机。④湿性趋下，易袭阴位。

考点 7 ★★★　燥邪的致病特点

①燥性干涩，易伤津液。②燥易伤肺。

考点 8 ★★★　火（热）邪的致病特点

①火为阳邪，其性燔灼趋上。②火热易扰心神。③火热易伤津耗气。④火热易生风动血。⑤火邪易致疮痈。

第二节　疠气

考点 1 ★　疠气的概念

疠气是一类具有很强传染性的病邪。

考点 2 ★★　疠气的致病特点

①发病急骤，病情危笃。②传染性强，易于

流行。③一气一病，症状相似。

第三节　七情内伤

考点1★　七情内伤的基本概念

七情即喜、怒、忧、思、悲、恐、惊七种情志变化，是人体对客观事物的不同反映。

考点2★★★　七情内伤的致病特点

1. 直接伤及内脏　情志内伤，最易损伤心肝脾三脏。

2. 影响脏腑气机　怒则气上；喜则气缓；悲则气消；恐则气下；惊则气乱；思则气结。

3. 多发为情志病

4. 影响病情变化

第四节　饮食失宜

考点★　饮食偏嗜

"味过于酸，肝气以津，脾气乃绝；味过于咸，大骨气劳，短肌，心气抑；味过于甘，心气喘满，色黑，肾气不衡；味过于苦，脾气不濡，胃气乃厚；味过于辛，筋脉沮弛，精神乃央"。

"多食咸，则脉凝泣而变色；多食苦，则皮槁而毛拔；多食辛，则筋急而爪枯；多食酸，则肉胝䐃而唇揭；多食甘，则骨痛而发落"。

第五节　劳逸失度

考点1★★★　过度劳累

过度劳累包括三个方面：①劳力过度。②劳神过度。③房劳过度。"劳则气耗""久立伤骨，久行伤筋"。

考点2★★　过度安逸

过度安逸："久卧伤气，久坐伤肉"。

第六节　痰饮

考点1★★　痰饮的概念

痰和饮都是水液代谢障碍所形成的病理产物，较稠浊的称为痰，清稀的称为饮。痰不仅包括咯吐出的痰液，即"有形之痰"，而且包括瘰疬、痰核和停滞在脏腑经络等组织中未被排出的痰液，即"无形之痰"。饮即水液停留于人体局部者，因部位及症状不同分为"痰饮""悬饮""溢饮"

"支饮"。

考点2★　痰饮的形成

多由外感六淫或饮食及七情内伤等，使肺、脾、肾及三焦等脏腑气化功能失常，水液代谢障碍而成。

考点3★★　痰饮的致病特点

①阻滞气血运行。②影响水液代谢。③易于蒙蔽神明。④致病广泛，变幻多端。

第七节　瘀血

考点1★　瘀血的概念

体内有血液停滞，包括离经之血积存体内，或血运行不畅，阻滞于经脉及脏腑内的血液均称之为瘀血。

考点2★　瘀血的形成

1. 血行不畅致瘀　气虚，气滞，血寒，血热等原因使血行不畅而凝滞。

2. 血出致瘀　由于内外伤、气虚失摄或血热妄行等原因造成血离经脉，积存于体内而形成瘀血。

考点3★★　瘀血的致病特点

①易于阻滞气机，即"血瘀必气滞"。②影响血脉运行。③影响新血生成，故有"瘀血不去，新血不生"之说。④病位固定，病证繁多。

考点4★★　瘀血致病的症状特点

1. 疼痛　多表现刺痛，固定不移，夜间尤甚，拒按。

2. 肿块　体表的瘀血多表现为局部的淤青，而体内的瘀血多为癥块或积块。

3. 出血　瘀血的出血为紫暗色，夹有血块。

4. 色紫暗　皮肤、面色、口唇、指甲颜色紫暗发绀。

5. 可出现肌肤甲错，脉涩或脉结代等

第十三单元　发病

考点1★　正气与邪气的概念

1. 正气　是一身之气相对邪气时的称谓，是指人体内具有抗病、祛邪、调节、修复等作用的一类细微物质。

2. 邪气 泛指各种致病因素，包括六淫、疫疠邪气、七情内伤、劳逸损伤及各种病理产物（如痰饮、水湿、瘀血、结石等）。

考点2★★ 发病基本原理

1. 正气不足是疾病发生的内在因素 "正气存内，邪不可干""邪之所凑，其气必虚"。正气在发病中起主导作用。

2. 邪气是发病的重要条件 邪气与发病关系至为密切，其重要作用主要体现在邪气是导致发病的重要原因，无邪则一般不病；病邪影响病情和病位；在某些情况下，邪气在发病中亦能起主导作用。故说"虚邪贼风，避之有时"。

3. 邪正相搏的胜负，决定发病与不发病 一般来讲，正胜邪却则不发病，邪胜正负则发病，并能决定发病的证候类型。

考点3★ 影响发病的主要因素

环境（气候因素、地域因素、生活工作环境及社会环境）、体质、精神状态。

考点4★★ 发病类型

1. 感邪即发 感邪即发又称猝发、顿发，指感邪后立即发病。

2. 徐发　又称缓发，即感邪后缓慢发病。此与致病因素的种类、性质以及体质因素等密切相关。

3. 伏而后发　伏而后发多见于"伏气温病"，如"夏伤于暑，秋为痎疟""冬伤于寒，春必病温"等。

4. 继发　指在原发疾病的基础上，继而发生新的疾病。

5. 合病　指外感病初起时两经同时受邪而发病。

6. 复发　引起病证复发的机理是余邪未尽，正气未复，同时更有诱因的作用。

复发的诱因：①外感致复。②食复。③劳复。④药复。⑤情志致复。⑥某些气候因素、地域因素也可成为复发的诱因。

第十四单元　病机

第一节　邪正盛衰

考点1★★★　邪正盛衰与虚实变化

1. 虚实病机　《素问·通评虚实论》说："邪气盛则实，精气夺则虚。"

实，指以邪气亢盛为主，而正气未衰，正邪激烈相争，临床上出现一系列以太过、亢奋、有余为特征的一种病理状态。

虚，以正气虚损为主，而邪气已退或不明显，正邪难以激烈相争，出现一系列以虚弱、衰退和不足为特征的一种病理变化。

2. 虚实变化

（1）虚实错杂

1）虚中夹实指病理变化以正气虚损为主，又兼夹实邪结滞，从而形成正虚邪实的虚实错杂病理状态。

2）实中夹虚指病理变化以邪实为主，又兼有正气虚损不足，从而形成邪实正虚的虚实错杂病理状态。

注：虚中夹实和实中夹虚反应的是以虚为主还是以实为主的问题，一般先提到的症状为主要的方面，后面提到的"兼见"的症状为次要方面。

（2）虚实真假

1）真实假虚：病机的本质为"实"，但表现出"虚"的临床假象，又称为"大实有羸状"。

2）真虚假实：病机的本质为"虚"，但表现出"实"的临床假象，又称为"至虚有盛候"。

考点2★★　邪正盛衰与疾病转归

①正盛邪退。②邪去正虚。③邪盛正衰。④邪正相持。⑤正虚邪恋。

第二节　阴阳失调

考点1★　阴阳偏盛

阴阴偏盛，是指人体阴阳双方中的某一方的病理性亢盛状态，属"邪气盛则实"的实证病机。

病机的主要特点：阴阳中的一方偏盛，而另一方不虚。阴阳具有相互制约的变化规律。即阳长则阴消，阴长则阳消。

阳偏盛必然会耗阴，导致阴不足，即"阳盛

则阴病"。

阴偏盛必然会损阳，导致阳气虚损，即"阴盛则阳病"。

考点2★　阴阳偏衰

阴阳偏衰，是指人体阴阳双方中的一方虚衰不足的病理状态，属"精气夺则虚"的虚证。

考点3★　阴阳互损

阴阳互损是指在阴或阳任何一方虚损的前提下，病变发展影响相对的一方，形成阴阳两虚的病理变化。

1. 阴损及阳　是指由于阴气亏损，累及阳气生化不足或无所依附而耗散，从而在阴虚的基础上又导致了阳虚，形成了以阴虚为主的阴阳两虚病理状态。

2. 阳损及阴　系指由于阳气虚损，无阳则阴无以生，从而在阳虚的基础上又导致了阴虚，形成以阳虚为主的阴阳两虚病理状态。

考点4★★★　阴阳格拒

1. 阴盛格阳　又称格阳。指阴气偏盛至极，壅闭于里，寒盛于内，逼迫阳气浮越于外的一种病理状态。由于格阳于外，可表现出某些假热之象，即为真寒假热证。

2. 阳盛格阴 又称格阴。指阳气偏盛至极，深伏于里，热盛于内，格阴于外的一种病理状态。由于格阴于外（实际是阳气不能外达），可表现出某些假寒之象，即为真热假寒证。

考点5★ 阴阳亡失

阴阳亡失，是指机体阴液或阳气突然大量亡失，导致生命垂危的一种病理状态。包括亡阴和亡阳两类：

1. 亡阳 多见大汗淋漓（稀而凉）、肌肤手足逆冷、蜷卧、神疲、脉微欲绝等危重证候。

2. 亡阴 多见喘渴烦躁、手足虽温而汗多（热而黏）欲脱的危重证候。

第三节 精、气、血失常

考点1★ 精的失常

1. 精虚 指肾精和水谷之精不足及其功能低下所产生的病理变化。

2. 精的施泄失常

（1）失精 指生殖之精和水谷之精大量丢失的病理变化。精脱为失精之重证。

（2）精瘀 指男子精滞精道，排精障碍而言。

考点2★★★　气的失常

气的失常包括气虚、气机失调（即气滞、气逆、气陷、气闭、气脱等）。

1. 气虚　指一身之气不足及其功能低下的病理变化。

2. 气滞　即气机郁滞，指气的流通不畅，郁滞不通的病理状态。由于肝升肺降、脾升胃降，在调整全身气机中起着极其重要的作用，故脏腑气滞以肺、肝、脾胃为多见。

3. 气逆　指气机升降失常，或气升之太过，或降之不及，脏腑之气上逆的病理状态。气逆多见于肺、肝、胃等脏腑。

4. 气陷　指在气虚病变基础上发生的，以气的上升不足或下降太过，气的升举无力而下陷为特征的病理状态。多因脾气虚损所致。

5. 气闭　指气机闭阻，失于外达，以致清窍闭塞，出现昏厥等的病理状态。

6. 气脱　即气不内守，大量向外亡失，以致机能突然衰竭的病理状态。

考点3★　血的失常

1. 血虚　指血液亏少，濡养功能减退的病理变化。以心、肝两脏多见。

2. 血运失常

（1）血瘀　血瘀病机的形成，多与气虚、气滞、痰浊、瘀血、血寒、血热、津亏等所致血行不畅有关。

（2）出血　出血病机的形成多与血热、气虚、外伤及瘀血内阻等有关。

考点4★★★　精、气、血关系失调

1. 精与气血失调　主要表现为精气两虚、精血不足、气滞精瘀和血瘀精阻等病理变化。

2. 气滞血瘀　指因气的运行不畅，以致血液运行障碍，继而出现血瘀的病理状态。

3. 气虚血瘀　指因气对血的推动无力而致血行不畅，甚至瘀阻不行的病理状态。

4. 气不摄血　指因气虚不足，统摄血行的生理功能减弱，血不循经而逸出脉外，导致各种出血的病理状态。

5. 气随血脱　指在大量出血的同时，气随血液的突然流失而急剧脱散，从而形成气血并脱的危重病理状态。

6. 气血两虚　指气虚和血虚同时存在，组织器官失养，而致机能减退的病理状态。

第四节　津液代谢失常

考点1★　津液不足

津液不足，是指津液亏损，脏腑组织失于濡养，表现一系列干燥枯涩特征的病理状态。

考点2★★　津液与气血关系失调

1. 水停气阻　指津液代谢障碍，水湿痰饮停留，导致气机阻滞的病理状态。

2. 气随津脱　指津液大量丢失，气失其依附而随津液外泄，以致暴脱亡失的病理状态。

3. 津枯血燥　指津液亏乏枯竭，导致血燥而虚热内生或血燥生风的病理状态。

4. 津亏血瘀　指津液耗损，导致血行瘀滞不畅的病理状态。

5. 血瘀水停　指因血脉瘀阻，血行不畅导致津液输布障碍，而致水液停聚的病理状态。

第五节　内生"五邪"

考点1★★★　风气内动

1. 风气内动　又称"内风"，即肝风内动。

指在疾病过程中，或因阳盛，或因阴虚，或血虚，或热极伤及营血，以致阴虚不能制阳，阳升无制，或筋脉失其濡养，从而出现动风的病理状态。故说"内风乃身中阳气之变动"。

2. 内风形成及表现 ①肝阳化风。②热极生风。③阴虚风动。④血虚生风。⑤血燥生风。

考点2★★★　寒从中生

寒从中生又称"内寒"。指机体阳气虚衰，温煦气化功能减退，虚寒内生，或阴寒之邪弥漫积滞的病理状态。内寒病机多见于心、脾、肾。

考点3★　湿浊内生

湿浊内生又称"内湿"，指由于脾的运化功能和输布津液的功能障碍，从而引起水湿痰浊停滞的病理状态。其联系最密切的脏腑是脾、肾。

考点4★　津伤化燥

津伤化燥又称"内燥"。指机体津液不足，人体各组织器官和孔窍失其濡润而出现干燥枯涩的病理状态。内燥以肺、胃及大肠为多见。

考点5▲▲▲　火热内生

1. 实火 ①阳气过盛化火的壮火。②外感六淫病邪，郁而从阳化火。③病理产物和食积、虫积等邪郁化火。④五志过极化火。

2. 虚火 阴精亏虚，不能制阳，虚热内生。

第六节 疾病传变

考点1★★ 疾病传变的形式

1. 病位传变 包括表里之间与内脏之间的传变。

2. 外感病传变 包括六经传变、三焦传变、卫气营血传变。

3. 内伤病传变 脏与脏传变、脏与腑传变、腑与腑传变、形脏内外传变。

考点2★★ 病性转化

1. 寒热转化 由寒化热，由热转寒。

2. 虚实转化 由实转虚，因虚致实。

第十五单元　防治原则

考点1★★　正治与反治的判断原则

正治与反治指所用药物性质的寒热、补泻效用与疾病本质和现象之间的逆从关系而言。故说"逆者正治，从者反治"。

考点2★　正治

正治指采用与其疾病证候性质相反的方药进行治疗的原则，又称"逆治"。包括寒者热之、热者寒之、虚则补之、实则泻之等原则。

考点3★★★　反治

反治指顺从病证的外在假象而治的原则，又称"从治"。但究其实质仍是在治病求本原则指导下针对疾病本质而进行的治疗。主要包括如下四种：

1. 热因热用　即以热治热，是指用热性药物来治疗具有假热征象的病证。适用于阴盛格阳的真寒假热证。

2. 寒因寒用　即以寒治寒，是指用寒性药物来治疗具有假寒征象的病证。适用于阳盛格阴的真热假寒证。

3. 塞因塞用 即以补开塞，指用补益方药来治疗具有闭塞不通症状的病证。适用于体质虚弱，脏腑精气功能减退而出现闭塞症状的真虚假实证。

4. 通因通用 即以通治通，指用通利之方药治疗具有实性通泄症状的病证。适用于因实邪内阻出现通泄症状的真实假虚证。

考点4★★ 治标与治本

1. "本"和"标"的概念 本和标是一个相对的概念，有多种含义，主要是用以说明病变过程中各种矛盾的主次关系。如从邪正双方来说，则正气是本，邪气是标；从病因与症状来说，则病因是本，症状是标；从疾病先后来说，则旧疾、原发病是本，新病、继发病是标。

2. 缓则治本 指在病情缓和、病势迁延、暂无急重病状情况下，即应着眼于疾病本质的治疗。

3. 急则治标 指标病急重，甚则影响本病的治疗，则当先治，故急治其标病。如病因明确的剧痛，应先止痛；如肝病基础上的鼓胀腹水，则肝血瘀阻为本，腹水为标，则当先治标病腹水；又如大出血而危及生命，不论何种原因所形成，均应紧急止血以治标，待血止再缓治其本。

4. **标本兼治**　指标病本病并重，或标本均不太急时，则当标本兼顾，予以治疗。

考点5★　扶正与祛邪的概念

1. **扶正**　即扶助正气，增强体质，提高机体的抗邪及康复能力。扶正多用补虚方法，适用于各种虚证。

2. **祛邪**　即祛除病邪，使邪去而正安。祛邪多用泻实的方法，适用于各种实证。

考点6★★★　扶正祛邪的运用

1. **单纯扶正**　适用于以正气虚为主要矛盾，而邪气亦不盛的虚性病证或真虚假实证。

2. **单纯祛邪**　适用于以邪实为主要矛盾，而正气未衰的实性病证或真实假虚证。

3. **扶正与祛邪兼用**　适用于正虚邪实，虚实夹杂病证。但在具体应用时，亦应分清是以正虚为主，还是以邪实为主，以便确定其治法是扶正为主而兼顾祛邪，还是祛邪为主而兼顾扶正。

4. **先祛邪后扶正**　适用于虽然邪盛而正虚不甚，尚耐攻伐的病证，或邪盛为主，两者同时兼顾，则扶正反会助邪的病证，均应先祛邪而后扶正。

5. **先扶正后祛邪**　即先补后攻，适用于正虚邪实，以正虚为主的病证。因正气过于虚弱，若同时兼以攻邪，则更伤正气，故应先扶正而后祛邪。

考点7★★★　调整阴阳

1. 损其有余　即"实则泻之"。适用于阴阳中任何一方偏盛有余的实证。"阳盛则热"的实热则"热者寒之"；"阴盛则寒"的实寒则"寒者热之"。

2. 补其不足　即"虚则补之"。适用于阴阳中任何一方虚损不足的虚证。

阴阳互制之调补阴阳：阴虚则热的虚热证，治宜滋阴以抑阳，即王冰所谓"壮水之主，以制阳光"，《内经》所谓"阳病治阴"。阳虚则寒的虚寒证，治宜扶阳以抑阴，即王冰所谓"益火之源，以消阴翳"，《内经》所谓"阴病治阳"。

阴阳互济之调补阴阳：对于虚热证与虚寒证，可用阴中求阳与阳中求阴的治法。此即阴阳互济的方法。阴中求阳：即补阳时适当佐以补阴药；阳中求阴：即补阴时适当佐以补阳药。

3. 阴阳并补（阴阳互损）　对阴阳两虚则可采用阴阳并补之法治疗。

考点8★★★　三因制宜

三因制宜，即指因时、因地、因人制宜，而制定其适宜的治法和方药。

1. 因时制宜 "用寒远寒，用凉远凉，用温远温，用热远热，食宜同法"。

2. 因地制宜 "西北之气，散而寒之；东南之气，收而温之。所谓同病异治也"。

3. 因人制宜

第十六单元　养生与寿夭

考点★★★　养生的原则

养生的原则包括：①顺应自然。②形神兼养。③调养脾肾。④因人而异。

中医诊断学

中医诊断学复习攻略

第一单元　望诊

考点1★★★　得神、失神、少神、假神的临床表现和意义

1. 得神

（1）意义　虽病而正气未伤，预后良好。

（2）表现　神志清楚，语言清晰，面色荣润含蓄，表情丰富自然；目光明亮，精彩内含；反应灵敏，动作灵活，体态自如；呼吸平稳，肌肉不削。

2. 失神

（1）意义　精气大伤，脏腑功能衰败，预后不良。

（2）表现　精神萎靡，言语不清，或神昏谵语，循衣摸床，撮空理线，或猝倒而目闭口开；面色晦暗，表情淡漠或呆板；目暗睛迷，神情呆滞；反应迟钝，动作失灵，强迫体位；呼吸气微或喘；周身大肉已脱。

3. 少神

（1）意义　精气轻度损伤，脏腑功能减弱，常见于虚证患者，或病后恢复期患者。

（2）表现　精神不振，两目乏神，面色少

华，肌肉松软，倦怠乏力，少气懒言，动作迟缓。

4. 假神

（1）**意义** 假神是垂危病人出现精神暂时好转的假象。说明阴阳即将离决，属病危，多为临终表现。

（2）**表现** 久病重病之人，本已失神，但突然精神转佳，目光转亮，言语不休，想见亲人；或病至语声低微断续，忽而声音响亮起来；或原来面色晦暗，突然颧赤如妆；或本来毫无食欲，忽然食欲增强。

考点 2 ★★★ 五色主病的临床表现及其意义

五色	常见病证	意义
青色	主寒证、气滞、血瘀、疼痛、惊风	①面色青黑或淡青为阴寒内盛。②面色青灰，口唇青紫，为心阳不振，血脉瘀阻。③面色青黄，见于肝郁脾虚，胁下有癥积。④小儿发热，眉间、鼻柱、唇周色青，为热极生风
白色	主虚证（血虚、气虚、阳虚）、寒证、失血证	①面色淡白无华主营血亏虚。②口唇面色白而无华，主失血证或血虚证。③白而虚浮多为阳气不足。④苍白为阴寒内盛之腹痛或阳气暴脱
黄色	主脾虚、湿证	①面色萎黄主脾虚生化不足而失养。②黄胖主脾虚湿困。③黄疸为湿蕴中焦，肝失疏泄，胆汁外溢肌肤
红色	主热证，格阳证	①满面通红，为外感发热或脏腑阳盛。②午后颧红，多为阴虚内热。③面色苍白时有泛红如妆，为虚阳上越（格阳）

五色	常见病证	意义
黑色	主肾虚、水饮、血瘀	①黑而晦暗为肾阳虚。②黑而浅淡为肾虚水泛。③黑而焦干，为肾精亏耗。④黑而肌肤甲错为瘀血。⑤眼眶周围发黑为肾阳不足，水饮内停，或寒湿下注之带下病

考点3★★★　目部的脏腑分属

古人将目的不同部位分属于五脏，归纳为"五轮学说"。

1. 血络——血轮——心

2. 白珠——气轮——肺

3. 黑珠——风轮——肝

4. 瞳仁——水轮——肾

5. 眼胞——肉轮——脾

考点4★　望目色、目形、目态的主要内容及临床意义

1. **目形主病**　①目窠微肿如蚕新卧起之状，为水肿病初起之征。②目睛下陷窠内，多属五脏六腑精气已衰，病重难治。③眼睛突起而喘是肺胀。④颈肿眼突是瘿肿。

2. **目态主病**　①横目斜视，是肝风内动。②目睛微定，是痰热内闭。③胞睑下垂称睑废，多见于先天不足，脾肾亏虚。④昏睡露睛，多由于脾虚清阳之气不升。⑤瞳仁扩大多属肾精耗竭，为濒死危象，也可见于肝胆风火上扰的绿风内障。⑥瞳仁缩小多属肝胆火炽，或劳损肝肾，虚火上扰，或为中毒。

考点5★★ 望口之形色和口之动态的主要内容及临床意义

1. 口之形色

（1）**口角流涎**　小儿见之多属脾虚湿盛；成人见之多为中风口㖞不能收摄。

（2）**口疮**　唇内和口腔肌膜出现灰白色小溃疡，周围红晕，局部疼痛，多由心脾二经积热上熏所致。

（3）**口糜**　口腔肌膜糜烂成片，口气臭秽，多由湿热内郁，上蒸口腔而成。

（4）**鹅口疮**　小儿口腔、舌上出现片状白屑，状如鹅口者，多因感受邪毒，心脾积热，上熏口舌所致。

2. 口之动态

（1）**口张**　口开而不闭，属虚证。若状如鱼口，但出不入，则为肺气将绝。

（2）**口噤**　口闭而难开，牙关紧急，属实证，多因筋脉拘急所致，可见于中风、痫病、惊风、破伤风等。

（3）**口撮**　上下口唇紧聚，不能吸吮，可见于小儿脐风。

（4）口㖞　口角向一侧㖞斜，见于风邪中络，或中风病的中经络。

考点6★★★　望齿的主要内容及临床意义

1. 牙齿色泽　①牙齿干燥：热伤津液。②燥如石：胃热炽盛。③燥如枯骨：肾阴枯涸。

2. 牙齿动态　①牙关紧急：多属风痰阻络或热极动风。②咬牙啮齿：多为热盛动风。③睡中啮齿：多因胃热或虫积所致，亦可见于常人。

考点7★★　望龈的主要内容及临床意义

①牙龈淡白：血虚或失血。②牙龈红肿疼痛：胃火亢盛。

考点8★★　望咽喉的主要内容及临床意义

1. 咽部红肿　①咽部深红，肿痛明显：肺胃积热。②咽部鲜红娇嫩，疼痛不甚：阴虚火旺。③咽部淡红漫肿：痰湿凝聚所致。

2. 白喉　灰白色假膜，擦之不去，重擦则出血，白膜随即复生，常因外感火热疫毒所致。

3. 乳蛾　咽部两侧红肿突起，常因肺胃热盛所致。

4. 喉痈　咽喉部红肿高突，疼痛剧烈，吞咽困难，常因热毒客于咽喉所致。

考点9★　望颈项的主要内容及临床意义

1. 外形

（1）**瘿瘤**　指颈部结喉处有肿块突起，或大或小，或单侧或双侧，可随吞咽而上下移动。多因肝郁气结痰凝所致，或因水土失调，痰气搏结所致。

（2）**瘰疬**　指颈侧颌下有肿块如豆，累累如串珠。多由肺肾阴虚，虚火内灼，炼液为痰，结于颈部，或因外感风火时毒，夹痰结于颈部所致。

2. 动态　颈脉怒张指颈部脉管明显胀大，平卧时更甚，多见于心血瘀阻，肺气壅滞，以及心肾阳衰、水气凌心的病人。

考点10★★　望手足的主要内容及临床意义

1. 四肢抽搐　指四肢筋脉挛急与弛张间作，舒缩交替，动作有力。见于惊风，多因肝风内动，筋脉拘急所致。

2. 手足拘急　多因寒邪凝滞或气血亏虚，筋脉失养所致。

3. 手足颤动　指双手或下肢颤抖或振摇不定，不能自主，多由血虚筋脉失养或饮酒过度所致，亦可为动风之兆。

4. 手足蠕动　指手足时时掣动，动作迟缓无力，类似虫之蠕行，多为脾胃气虚，筋脉失养，或阴虚动风所致。

5. 循衣摸床，撮空理线 指重病神志不清，病人不自主地伸手抚摸衣被、床沿，或伸手向空，手指时分时合，为病重失神之象。

考点 11★ 望斑疹的内容

斑	凡色深红或青紫，成片平铺于皮肤，抚之不碍手，压之不退色者，为斑
疹	凡色红，点小如粟米，高出皮肤，抚之碍手，压之退色者，为疹

考点 12★ 望水疱的内容及临床意义

成簇或散在性小水疱	白痦	白色小疱疹，晶莹如粟，高出皮肤，擦破流水，多发于颈胸部，四肢偶见，面部不发，常兼身热不扬、胸闷脘痞等	外感湿热郁于肌表，汗出不彻而发，属于湿温病
	水痘	粉红色斑丘疹，很快变成椭圆形小水疱，顶满无脐，晶莹明亮，浆液稀薄，皮薄易破，分批出现，大小不等，兼轻度恶寒发热	外感湿热之邪所致，属儿科常见传染病
	热气疮	口角、唇边、鼻旁出现成簇粟米大小水疱，灼热痒痛	因外感风热或肺胃蕴热上熏而发
	湿疹	周身或局部皮肤先现红斑，瘙痒，迅速形成丘疹、水疱，破后渗液，形成红赤湿润之糜烂面	因湿热蕴结，复感风邪，郁于肌肤而发

考点 13★★　望疮疡的内容及临床意义

<table>
<tr>
<td rowspan="4">发于皮肉筋骨之间的化脓性外科疾患</td>
<td>痈</td>
<td>患部红肿高大，根盘紧束，灼热疼痛，易于成脓，属阳证，其特点是未脓易消，已脓易溃，脓液稠黏，疮口易敛</td>
<td>湿热火毒蕴结，气血郁滞而发</td>
</tr>
<tr>
<td>疽</td>
<td>患部漫肿无头，皮色不变或晦暗，局部麻木，不热少痛，难于酿脓，属阴证，其特点是未脓难消，已脓难溃，脓汁稀薄，疮口难敛</td>
<td>气血亏虚，阴寒凝滞而发</td>
</tr>
<tr>
<td>疔</td>
<td>患处顶白形小如粟，根硬而深，麻木痒痛，多发于颜面手足，其特点是邪毒深重，易于扩散</td>
<td>外感风邪火毒，毒邪蕴结而发</td>
</tr>
<tr>
<td>疖</td>
<td>患部形小而圆，红肿热痛不甚，出脓即愈，其特点是病位浅表，症状轻微</td>
<td>外感热毒或湿热内蕴而发</td>
</tr>
</table>

考点 14★★★　望痰的临床意义

①风痰：泡沫。②寒痰：稀白。③热痰：黄稠。④燥痰：少、黏。⑤湿痰：白、滑、多、易咯。⑥肺痈：咯吐脓血痰。

考点 15★★　望涕的临床意义

①流清涕：外感风寒。②流浊涕：外感风热。③阵发性清涕量多如注，伴喷嚏频作：鼻鼽，是风寒束于肺卫所致。④久流浊涕，气腥臭：鼻渊，

属湿热蕴阻。

考点 16 ★★★ 望呕吐物的临床意义

①清稀无酸臭味：胃阳虚或寒邪犯胃。②秽浊有酸臭味：邪热犯胃。③吐酸腐食物：伤食。④呕吐黄绿苦水：肝胆郁热或湿热。⑤吐血，色暗红：胃有积热，或肝火犯胃，或胃腑血瘀。

考点 17 ★★★ 小儿指纹病理变化的临床意义

正常指纹络脉色泽浅红兼紫，隐隐于风关之内，大多不浮露，甚至不明显，多是斜形、单枝、粗细适中。

1. 红紫辨寒热 色鲜红为外感风寒表证；色紫红为热证；色青为痛证、惊风；色紫黑为血络瘀闭，病情危重；色青紫为肝经风热、停食、停痰。

2. 淡滞定虚实 色淡为虚，晦暗为实。

3. 浮沉分表里 浮现明显为病邪在表，病轻易治；沉隐不显为病邪在里，病重难治。

4. 三关测轻重 风关以内，为邪在络；在气关，为邪在经；在命关，为邪入脏；透关射甲，即指纹一直延至指端爪甲，预后不良，病情凶险。

第二单元 望舌

考点1★★★ 舌色

1. 淡白舌 主气血两虚、阳虚。

①气血两虚：淡白而稍小。②阳虚寒证：淡白湿润或胖嫩。③脱血夺气：枯白舌。

2. 红舌 主热证。

①实热：兼黄厚苔。②虚热：少苔或无苔。③心火：舌尖红。④肝胆火：舌边红。

3. 绛舌 主里热亢盛、阴虚火旺。

①里热亢盛：舌绛有苔。②阴虚火旺：舌绛，少或无苔。

4. 紫舌 主血行不畅。

①热：绛紫而干枯少津。②寒：淡紫或青紫湿润。③血瘀：舌暗紫，有瘀点、瘀斑。

考点2★★ 舌形

1. 老嫩

（1）**老舌** 舌质纹理粗糙、形色坚敛苍老。主实证、热证。

（2）**嫩舌** 舌质纹理细腻、形色浮胖娇嫩。

主虚证、寒证。

2. 胖瘦 ①胖大：主水湿痰饮。②瘦薄：主气血两虚和阴虚火旺。③舌淡而瘦薄：气血两虚。④舌红绛而瘦薄：阴虚火旺。

3. 点刺 皆主热盛，芒刺越多，热邪越盛。

4. 裂纹舌 ①舌红绛而有裂纹，多属热盛伤津。②舌淡白而有裂纹，多为血虚不润。③舌淡白胖嫩有齿痕又兼见裂纹者，多属脾虚湿侵。

5. 齿痕舌 主脾虚、水湿内盛。

考点3★★★ 舌态

1. 强硬 主热、痰、风。

①热陷心包：舌红绛而强硬。②痰浊内阻：舌胖大，有厚腻苔而强硬。③中风：舌体喎斜而强硬。

2. 痿软 主阴液亏损或气血两虚。

3. 颤动 主肝风内动。

4. 喎斜 主中风或中风先兆。

5. 吐弄 均主心脾有热。

吐舌和弄舌的区别：吐舌为疫毒攻心或正气已绝。弄舌为动风先兆或小儿智能低下。

6. 短缩 病情危重的征象。

①寒：淡白或青紫，湿润而短缩。②热：色红绛而短缩。③痰：舌胖大，苔厚腻而短缩。④虚：舌淡白，胖嫩而短缩。

考点4★★ 舌下络脉

1. 舌下络脉短而细，舌色偏淡者，多属气血不足，脉络不充。

2. 舌下络脉粗胀，或呈青紫、绛、绛紫、紫黑色，或舌下络脉曲张如紫色珠子状，有大小不等的结节等，皆为血瘀的征象。

考点5★★★ 苔质

1. 厚薄 主要反映邪正的盛衰和邪气之深浅。

（1）薄苔 主健康人，或病在表，病情轻。

（2）厚苔 主食浊、痰湿，或病在里，病情较重。

2. 润燥 主要反映体内津液的盈亏和输布情况。

（1）滑苔 为水湿之邪内聚的表现，主痰饮，主湿。

（2）燥苔 提示体内津液已伤。

（3）糙苔 由燥苔进一步发展而成，为伤津之重证。

3. 腐腻 主要测知阳气与湿浊的消长。

（1）腐苔 苔质疏松而厚，颗粒粗大，形如豆腐渣堆在舌面上，极易脱落。主食积、痰浊、内痈。

（2）腻苔 苔质致密，颗粒细腻，擦之不

去，刮之不脱。主湿浊、痰饮、食积。

4. 剥（落）苔 由于胃气、胃阴亏损。

（1）地图舌 舌苔剥落呈地图状，边缘凸起。

（2）镜面舌 舌苔全部剥落，舌面光洁如镜。

（3）类剥苔 剥落处可见新生颗粒。

5. 真、假苔

（1）真苔 舌苔坚敛着实，紧贴于舌面，不易脱落。表示有胃气，也称有根苔。

（2）假苔 舌苔不着实，似浮涂于舌面上，刮之即去。表示胃气已衰，也称无根苔。

考点6★★★ 苔色

1. 白苔 主表证、寒证，特殊情况下主热证。

①表证：薄白苔。②寒证：舌苔白而湿润。③热证：积粉苔。

2. 黄苔 主热证、里证。苔色越黄，热邪越重。淡黄为热轻，深黄为热重，焦黄为热结。

黄腻苔主湿热或痰热内蕴，或食积化腐。

3. 灰黑苔 主热极，寒盛。无论寒热均属重证，黑色越深，病情越重。①热极津枯：苔灰黑而燥裂。②阳虚寒盛：苔灰黑而润滑。

第三单元 闻诊

考点1★★ 音哑与失音

1. 新病属实证（金实不鸣） 因外感风寒或风热，或痰浊壅滞。

2. 久病属虚证（金破不鸣） 因精气内伤，肺肾阴虚，虚火灼肺，以致津枯肺损，声音难出。

考点2★★★ 谵语、郑声、独语、错语的概念及临床意义

1. 谵语 指神志不清，语无伦次，声高有力的症状，属实证。为热扰心神。

2. 郑声 指神志不清，语言重复，时断时续，语声低弱模糊的症状。为心气大伤，精神散乱。见于多种疾病的晚期、危重阶段。

3. 独语 指自言自语，喃喃不休，见人语止，首尾不续的症状。多因心气虚弱，神气不足，或气郁痰阻，蒙蔽心神所致，属阴证。常见于癫证、郁证。

4. 错语 指病人神志清楚而语言时有错乱，语后自知言错的症状。虚证多与心气虚弱，神气

不足有关。实证多为痰浊、瘀血、气滞阻碍心窍
所致。

考点3★★★　咳嗽的表现及临床意义

1. 咳声重浊或紧闷　外感风寒湿（寒咳）。

2. 咳声清脆，少痰或无痰　外感燥热（燥咳）。

3. 咳声不扬，痰稠色黄　肺热（热咳）。

4. 咳有痰声，痰多易咯　痰湿阻肺（湿咳）。

5. 百日咳　咳声阵发，发则连声不绝，终止时有鹭鸶鸟叫声。此为风邪与伏痰搏结，郁而化热，阻遏气道。

6. 白喉　咳声如犬吠，为感受疫毒所致。

考点4★★　胃肠异常声音

1. 呕吐　①吐势徐缓，声音微弱：虚寒呕吐。②吐势较急，声音响亮：实热呕吐。③呕吐呈喷射状：热扰神明。④呕吐酸腐味的食糜：食滞胃脘。

2. 呃逆　①呃声高亢、声响有力为实证、热证。②呃声低沉、气弱无力为虚证、寒证。③在急、慢性病之严重阶段出现呃逆，为病势转向危重，谓之"土败胃绝"。

3. 嗳气　①食滞胃脘：嗳出酸腐气味。②肝气犯胃：嗳气随情志变化而增减。③脾胃虚弱：

嗳声低沉断续。

考点5★★　病室气味异常的临床意义

1. 病室臭气触人，多为瘟疫类疾病。

2. 病室有血腥味，病者多患失血。

3. 病室散有腐臭气，病者多患溃腐疮疡。

4. 病室尸臭，多为脏腑衰败，病情重笃。

5. 病室有尿臊气（氨气味），见于肾衰。

6. 病室有烂苹果样气味（酮体气味），多见于消渴危重病证。

7. 病室有蒜臭气味，多见于有机磷中毒。

第四单元　问诊

考点1★★　问寒热

1. 恶寒发热　①恶寒重发热轻：主风寒表证。②发热重恶寒轻：主风热表证。③发热轻而恶风：主伤风表证。

2. 但寒不热　①新病恶寒：主要见于里实寒证。②久病畏寒：主要见于里虚寒证。

3. 但热不寒

（1）壮热　高热持续不退，属里实热证。

（2）潮热　①日晡潮热：下午 3～5 时（即申时）热势较高，常见于阳明腑实证。②午后或夜间潮热：午后或夜间有低热，多属阴虚火旺所致。

4. 寒热往来

（1）寒热往来无定时　多见于少阳病，为半表半里证。

（2）寒热往来有定时　每日或二三日发作一次，发有定时的，常见于疟疾。

考点 2★★　特殊汗出的表现和临床意义

1. 自汗　醒时经常汗出，活动尤甚。见于气虚或阳虚证。

2. 盗汗　睡则汗出，醒则汗止。见于阴虚证。

3. 绝汗　病情危重时大汗不止。见于亡阴或亡阳。

4. 战汗　病人先恶寒战栗而后汗出的症状，为正邪剧争所致。常见于温病或伤寒邪正剧烈斗争的阶段，是病变发展的转折点。

考点 3★★★　问疼痛的性质及其临床意义

①胀痛：气滞。但头目胀痛，则多因肝火上炎或肝阳上亢所致。②刺痛：血瘀。③冷痛：寒证。④灼痛：热证。⑤重痛：湿邪留滞。⑥酸痛：风湿侵袭、气血虚所致。⑦绞痛：寒邪凝滞或有

形实邪阻闭气机。⑧空痛：气血亏虚所致。⑨隐痛：虚证。⑩走窜痛：肝气郁滞或风邪所致。

考点4★★　问头痛的性质及其临床意义

①阳明经头痛：前额连眉棱骨痛。②少阳经头痛：头两侧痛。③太阳经头痛：后头部连项痛。④厥阴经头痛：颠顶痛。

考点5★★★　问头晕的性质及其临床意义

1. 头晕胀痛，口苦，易怒，脉弦数者，多因肝火上炎、肝阳上亢所致。

2. 头晕面白，神疲乏力，舌淡脉弱者，多因气血亏虚所致。

3. 头晕而重，痰多苔腻者，多因痰湿内阻，清阳不升所致。

4. 头晕耳鸣，腰酸遗精者，多因肾虚精亏，髓海失养所致。

5. 外伤后头晕刺痛者，多因瘀血阻滞脑络所致。

考点6★★★　耳鸣、耳聋的病机

1. **实证**　突发耳鸣，声大，按之尤甚，或耳暴聋。可因肝胆火扰、肝阳上亢，或痰火壅结、气血瘀阻、风邪上袭，或药毒伤耳所致。

2. **虚证**　渐起耳鸣，声小，按之可减或耳渐聋。可因肾精、脾气或肝阴血不足，耳窍失养所致。

考点7★★　目昏、雀盲的特点及临床意义

1. 目昏　视物昏暗，模糊不清。

2. 雀盲　每至黄昏以后视力减退，视物不清。

3. 目昏和雀盲皆为肝肾精血不足所致

考点8★★★　问饮食与口味

1. 口渴与饮水

（1）**口不渴**　多见于寒证，或没有明显的热邪。

（2）**口渴多饮**　指口渴明显，饮水量多。①若口渴喜冷饮，为里实热证。②若口渴多饮，伴有食多、尿多、消瘦，为消渴病，属肾阴虚。③若剧烈汗、吐、下后出现口渴多饮，为津伤欲引水自救。

（3）**渴不多饮**　多见于四种情况：①痰饮水湿内停。②湿热内困。③热入营血。④瘀血（口干，但欲漱水不欲咽）。

2. 食欲与食量

（1）**消谷善饥**　消谷善饥，兼大便溏泄者，属胃强脾弱。

（2）**饥不欲食**　多属胃阴虚证。

3. 口味

（1）**口淡**　多见于脾胃虚弱、寒湿中阻及寒

中医诊断学

邪犯胃。

（2）口甜　多因湿热蕴脾。口甜而少食、神疲乏力者，多属脾气亏虚。

（3）口黏腻　常见于痰热内盛、湿热中阻及寒湿困脾。

（4）口酸　多见于伤食、肝胃郁热等。

（5）口苦　多见于心火上炎或肝胆火热之证。

（6）口涩　多与舌燥同时出现。为燥热伤津，或脏腑热盛，气火上逆所致。

（7）口咸　多认为是肾病及寒水上泛之故。

考点9★　大便异常的表现和临床意义

1. 便质异常

（1）完谷不化　多见于脾虚和肾虚。新起者多为食滞胃肠。

（2）溏结不调　时干时稀：肝郁脾虚；先干后稀：脾胃气虚。

（3）下利脓血　痢疾或肠癌。

（4）便血　若便黑如柏油是远血，血来自胃脘；若便血鲜红是近血，血来自肛门附近。

2. 排便感异常

（1）肛门灼热　见于大肠湿热。

（2）里急后重　即腹痛窘迫、时时欲泻、肛门重坠、便出不爽，见于痢疾，为大肠湿热。

（3）排便不爽　泻下如黄糜而黏滞不爽者为

大肠湿热；排出不爽伴抑郁易怒为肝郁脾虚；腹泻不爽伴大便酸腐臭秽为食积化腐。

考点 10 ★　小便异常的表现和临床意义

1. 尿次异常

（1）尿频数　频数量少色赤而急迫：下焦湿热；频数量多色清而长：肾阳虚或肾气不固。

（2）癃闭　点滴而出为癃；点滴不出为闭。实：湿热、瘀血、砂石；虚：肾阳虚、肾阴虚。

2. 排尿感异常

（1）尿道涩痛　湿热内蕴、热灼津伤、结石或瘀血阻塞、肝郁气滞、阴虚火旺、中气下陷等所致。

（2）余溺不尽(即排尿后小便点滴不禁)　肾阳亏虚，肾气不固。

（3）小便失禁　多因肾气亏虚，下元不固，或脾虚气陷，或膀胱虚寒。

（4）遗尿　肾气不固。

考点 11 ★　带下异常的临床表现及意义

1. **白带**　色白，量多，质稀，多属脾肾阳虚。
2. **黄带**　色黄，质稠，臭秽，多属湿热下注。

第五单元　脉诊

考点★★　常见病脉归类

脉纲	共同特点	相类脉		
		脉名	脉象	主病
浮脉类	轻取即得	浮	举之有余，按之不足	表证，亦见于虚阳浮越证
		洪	脉体阔大，充实有力，来盛去衰	热盛
		濡	浮细无力而软	虚证，湿困
		散	浮取散漫而无根，伴至数或脉力不匀	元气离散，脏气将绝
		芤	浮大中空，如按葱管	失血，伤阴
		革	浮而搏指，中空边坚	亡血，失精，半产，崩漏
沉脉类	重按始得	沉	轻取不应，重按始得	里证
		伏	重按推至筋骨始得	邪闭，厥病，痛极
		弱	沉细无力而软	阳气虚衰，气血俱虚
		牢	沉按实大弦长	阴寒内积，疝气，癥积

脉纲	共同特点	相类脉		
		脉名	脉象	主病
迟脉类	一息不足四至	迟	一息不足四至	寒证,亦见于邪热结聚
		缓	一息四至,脉来怠缓	湿病,脾胃虚弱,亦见于平人
		涩	往来艰涩,迟滞不畅	精伤,血少,气滞,血瘀,痰食内停
		结	迟而时一止,止无定数	阴盛气结,寒痰瘀血,气血虚衰
数脉类	一息五至以上	数	一息五至以上,不足七至	热证,亦主里虚证
		疾	脉来急疾,一息七八至	阳极阴竭,元气将脱
		促	数而时一止,止无定数	阳热亢盛,瘀滞,痰食停积,脏气衰败
		动	脉短如豆,滑数有力	疼痛,惊恐
虚脉类	应指无力	虚	举按无力,应指松软	气血两虚
		细	脉细如线,应指明显	气血俱虚,湿证
		微	极细极软,似有似无	气血大虚,阳气暴脱
		代	迟而中止,止有定数	脏气衰微,疼痛,惊恐,跌仆损伤
		短	首尾俱短,不及本部	有力主气郁,无力主气损

中医诊断学

续表

脉纲	共同特点	相类脉		
		脉名	脉象	主病
实脉类	应指有力	实	举按充实而有力	实证，平人
		滑	往来流利，应指圆滑	痰湿，食积，实热，青壮年，孕妇
		弦	端直以长，如按琴弦	肝胆病，疼痛，痰饮等，老年健康者
		紧	绷急弹指，状如转索	实寒证，疼痛，宿食
		长	首尾端直，超过本位	阳气有余，阳证，热证，实证，平人
		大	脉体宽大，无汹涌之势	健康人，病进

第六单元　八纲辨证

考点1★　八纲辨证的概念

　　八纲，指表、里、寒、热、虚、实、阴、阳八个纲领。根据病情资料，运用八纲进行分析综合，从而辨别疾病现阶段病变部位的浅深、病情性质的寒热、邪正斗争的盛衰和病证类别的阴阳，以作为辨证纲领的方法，称为八纲辨证。

考点2★★★　表证和里证的鉴别

1. 表证

（1）特点　见于外感病初期，起病急，病程短，病位浅，病情轻。

（2）临床表现　恶寒发热，头身疼痛，打喷嚏、鼻塞，流涕，咽喉痒痛，或咳嗽、气喘，舌淡红，苔薄，脉浮。

2. 里证

（1）特点　病位深，临床表现复杂，非表即里。

（2）临床表现　无新起恶寒发热并见，以脏腑症状为主要表现。

3. 表里证鉴别要点

（1）病程　新病、病程短：表证；久病、病程长：里证。

（2）症状　发热恶寒同时并见：表证；但发热或但恶寒：里证。

（3）舌脉　舌苔常无变化，脉浮：表证；舌质、舌苔常有变化，脉不浮或沉：里证。

中医诊断学

考点3★　寒热证鉴别要点

鉴别特点	寒证	热证
寒热喜恶	恶寒喜温	恶热喜凉
口渴情况	不渴	渴喜冷饮
面色	白	红
四肢	冷	热
大便	稀溏	秘结
小便	清长	短赤
舌象	舌淡，苔白润	舌红，苔黄
脉象	迟或紧	数

考点4★★　虚证、实证的鉴别

鉴别要点	虚证	实证
病程	长（久病）	短（新病）
体质	多虚弱	多壮实
精神	萎靡	兴奋
声息	声低息微	声高气粗
疼痛情况	喜按	拒按
胸腹胀满情况	按之不痛，胀满时减	按之疼痛，胀满不减
发热情况	五心烦热，午后微热	蒸蒸壮热
恶寒情况	畏寒，得衣近火则减	恶寒，添衣加被不减
舌象	质嫩，苔少或无苔	质老，苔厚腻
脉象	无力	有力

考点 5★★　阴虚证与阳虚证的临床表现

1. 阳虚证　病久体弱，以畏寒肢冷、小便清长、面色㿠白、舌淡胖为主。

2. 阴虚证　两颧潮红，五心烦热，潮热，盗汗，舌红少津或少苔，脉细数。

考点 6★★★　亡阴证与亡阳证的鉴别要点

鉴别要点	亡阳证	亡阴证
汗液	稀冷如水、味淡	黏热如油、味咸
寒热	身冷畏寒	身热恶热
四肢	厥逆	温和
面色	苍白	面赤颧红
气息	微弱	息粗
口渴	不渴或欲饮热	口渴饮冷
唇舌象	唇舌淡白、苔白润	唇舌干红
脉象	脉微欲绝	细数、疾而无力

考点 7★★★　寒热真假

1. 真热假寒

（1）**真热**　身热恶热，烦渴喜冷饮，咽干，小便短赤，大便燥结，舌红，苔黄而干。

（2）**假寒**　四肢厥冷，却不欲近衣被。

2. 真寒假热

（1）**真寒**　精神萎靡，形体倦怠，形寒肢冷，小便清长，大便稀溏。

（2）**假热** 面红、口渴、身热、脉大。

面红但如妆；口虽渴但喜热饮，饮量不多；身虽热，但喜近衣取暖；脉虽大，但无力。

第七单元 病因辨证

考点★★ 六淫辨证

1. 风淫证 恶风寒，微发热，汗出，苔薄白，脉浮缓（风邪袭表证）；或有鼻塞、流清涕、喷嚏，或伴咽喉痒痛、咳嗽（风邪犯肺证）；或为突发皮肤瘙痒、丘疹（风客肌肤证）；或肢体肌肤麻木、强直、痉挛，四肢抽搐，口眼㖞斜，角弓反张（风邪中络证）；或新起面睑、肢体浮肿（风水相搏证）。

2. 寒淫证 恶寒重，或伴发热，无汗，头身痛，鼻塞，或流清涕，苔薄白，脉浮紧；或见咳嗽哮喘，咯痰稀白，或为脘腹疼痛，呕吐，肠鸣泄泻；或手足拘急，四肢厥冷，脉微欲绝，口不渴，小便清长，面色白或青，舌苔白，脉弦紧或伏等。

3. 暑淫证 分为伤暑和中暑两类。

（1）**伤暑** 恶热，汗出，口渴，疲乏，尿黄，舌红，苔白或黄，脉虚数。

（2）中暑　发热，猝然昏倒，大汗淋漓，口渴，气急，甚或神昏惊厥，舌绛干燥，脉濡数。

4. 湿淫证

（1）伤湿　头胀痛，胸闷，口不渴，身重而痛，发热体倦，小便清长，舌苔白滑，脉濡或缓。

（2）冒湿　首如裹，遍体不舒，四肢懈怠，脉来濡弱。

5. 燥淫证　皮肤干燥，甚则皲裂、脱屑、口唇、鼻孔、咽喉干燥，口渴饮水，舌苔干燥，大便干燥，小便短黄（燥性干涩，易伤津液），或见干咳少痰，痰黏难咯（燥易伤肺），脉象偏浮。燥有凉燥与温燥之分。

（1）凉燥　临床表现为头微痛，恶寒，无汗，咳嗽，喉痒，鼻塞，舌白而干，脉浮。

（2）温燥　临床表现为身热有汗，口渴，咽干，咳逆胸痛，甚者痰中带血，咳嗽鼻干，舌干苔黄，脉浮数。

6. 火热证

（1）一般热象　发热恶热，烦躁，口渴喜饮，汗多，大便秘结，小便短黄，面色赤，舌红或绛，苔黄，干燥或灰黑，脉数有力。

（2）特殊热象　神昏、谵语（热扰心神）；惊厥、抽搐（热炽筋挛）；吐血、衄血（血热妄行）；痈肿疮疡（热盛肉腐）。

第八单元　气血津液辨证

考点1★★★　气病辨证的要点

1. 气虚证　神疲、乏力、气短、脉虚。

2. 气陷证　气虚证＋下陷症状（脘腹坠胀、内脏下垂）。

3. 气不固证　气虚证＋自汗，或大便、小便、经血、精液、胎元等不固。

4. 气脱证　病势危重，见气息微弱、汗出不止、脉微。

5. 气滞证　可见胸胁脘腹或损伤部位的胀闷、疼痛，疼痛的性质为胀痛、窜痛、攻痛。

6. 气逆证　以咳、喘、呕、呃、眩、厥为特征。

7. 气闭证　突发昏厥或绞痛、二便闭塞、息粗、脉实。

考点2★★★　血病辨证的要点

1. 血虚证　面、睑、唇、舌色白，脉细。

2. 血脱证　有血液严重损失的病史，以面色苍白、心悸、脉微或芤为主要表现。

3. 血瘀证　固定刺痛、肿块、出血、瘀血色脉征（舌有紫色斑点、舌下络脉曲张）。

4. 血热证　出血（如咳、吐、尿、便血，月经提前、量多）＋热象（舌红绛，脉弦数）。

5. 血寒证　寒象（手足或少腹冷痛，喜暖畏寒，苔白）＋瘀血（肤色紫暗，痛经，经色紫暗，夹有血块，舌紫暗）。

考点3★★★　气血同病类证辨证

1. 气虚血瘀证　气虚证＋血瘀证。
2. 气滞血瘀证　气滞证＋血瘀证。
3. 气血两虚证　气虚证＋血虚证。
4. 气不摄血证　气虚症状＋慢性出血。
5. 气随血脱证　大出血＋亡阳证。

考点4★★　津液类证辨证

1. 痰证　①咳喘，咯痰，胸闷（肺）。②脘痞不舒，纳呆恶心，呕吐痰涎，头晕目眩（胃）。③神昏癫狂，喉中痰鸣（心）。④肢体麻木，半身不遂，瘰疬气瘿，痰核乳癖，喉中异物感（皮肤经络）。

辨证要点：舌苔白腻或黄腻，脉滑。

2. 饮证

（1）饮停胃肠　脘痞腹胀，泛吐清水，水走肠间，沥沥有声，食欲减退。

（2）**饮停胸胁** 胸胁胀满，咳喘引痛，气短息促。

（3）**饮停肌肤** 肢体疼痛沉重而肿，小便不利。

（4）**饮停于肺** 咳逆喘息，胸闷短气，甚则倚息不能平卧，面部可见浮肿，喉中痰鸣，痰液清稀，色白量多，呈泡沫状，心悸，舌淡，苔白滑，脉弦。

3. 水停证 水肿或腹水。

4. 津液亏虚证 肌肤、口、唇、舌、咽干燥，尿少便干。

第九单元　脏腑辨证

考点1★★★　心病辨证

1. 心气虚证 心悸怔忡，胸闷＋气虚表现。

2. 心阳虚证 心悸怔忡，胸闷或心痛＋阳虚表现。

3. 心阳虚脱证 心阳虚证表现＋亡阳表现。

4. 心血虚证 心悸，失眠多梦＋血虚表现。

5. 心阴虚证 心悸，失眠多梦＋阴虚表现。

心血虚与心阴虚虽均可见心悸、失眠、多梦

等症状，但血虚以"色白"为特征而无热象，阴虚以"色赤"为特征而有明显热象。

6. 心脉痹阻证 心悸怔忡，胸闷，心痛。

（1）*瘀血* 以刺痛为特点，伴见瘀血征象。

（2）*痰浊* 以闷痛为特点，伴见痰盛征象。

（3）*寒凝* 以痛剧、突发、得温痛减为特点，伴寒象。

（4）*气滞* 以胀痛为特点，发作与情志有关。

7. 痰蒙心神证 神志异常（神志抑郁，错乱，痴呆，昏迷）+痰浊内盛（苔白腻，脉滑）。

8. 痰火扰神证 神志异常（神志狂躁，神昏谵语）+痰火内盛（苔黄腻，脉滑数）。

比较：痰蒙心神为抑郁；痰火扰神为狂躁。

9. 心火亢盛证 心的特异性热象+一般火热表现。

（1）*心的特异性热象* ①神志：烦、失眠、狂、昏、谵。②舌：舌尖红、舌生疮。③小便：赤、涩、灼、痛。

（2）*一般火热表现* 面赤口渴，溲黄便干，脉数有力。

10. 瘀阻脑络证 头痛、头晕+瘀血表现（舌紫）。

11. 小肠实热证 小便赤涩灼痛+心火炽盛表现。

考点 2 ★★★　　肺病辨证

1. 肺气虚证　咳喘无力，痰清稀＋气虚表现。

2. 肺阴虚证　干咳无痰或痰少而黏＋阴虚表现。

3. 风寒犯肺证　咳嗽，痰稀白＋风寒表现（脉浮紧）。

4. 风热犯肺证　咳嗽，痰少色黄＋风热表证表现（脉浮数）。

5. 燥邪犯肺证　干咳无痰或痰少而黏＋干燥症状。

6. 寒痰阻肺证　咳喘，痰白量多易咳＋实寒表现。

7. 肺热炽盛证　咳喘气粗，鼻翼扇动＋实热表现。

8. 痰热壅肺证　咳喘，痰多黄稠，苔黄腻＋实热表现。

9. 饮停胸胁证　胸廓饱满，胸胁部胀闷或痛。

10. 风水相搏证　突起头面浮肿＋表证（脉浮）。

11. 肠道湿热证　痢疾或泄泻＋湿热表现（苔黄腻，脉滑数）。

12. 肠热腑实证　大便秘结＋里实热表现。

13. 肠燥津亏证　大便干燥＋津亏表现。

考点 3 ★★★　脾病辨证

1. **脾气虚证**　食少，腹胀，便溏＋气虚表现。

2. **脾虚气陷证**　脾气虚＋下陷症状（脘腹坠胀，便意频数，肛门重坠，内脏下垂）。

3. **脾阳虚证**　食少，腹胀，便溏＋虚寒表现。

4. **脾不统血证**　脾气虚表现＋慢性出血。

5. **寒湿困脾证**　腹胀，纳呆，呕恶＋舌苔白滑或白腻。

6. **湿热蕴脾证**　腹胀，纳呆，呕恶＋舌质红，苔黄腻。

考点 4 ★★★　胃病辨证

1. **胃气虚证**　胃脘痞满，隐痛＋气虚表现。

2. **胃阳虚证**　胃脘冷痛＋阳虚表现。

3. **胃阴虚证**　胃脘嘈杂，饥不欲食＋津伤表现。

4. **胃热炽盛证**　胃脘灼痛＋一般热证表现。

5. **寒饮停胃证**　脘腹痞胀，胃中有振水声，呕吐清水痰涎＋一般寒证表现。

6. **寒滞胃肠证**　胃脘、腹部冷痛，痛势急剧。

7. **食滞胃肠证**　脘腹痞胀疼痛，呕泻酸馊腐臭食物。

8. **胃肠气滞证**　脘腹胀痛走窜，嗳气，肠鸣，矢气。

考点5★★★　肝病辨证

1. 肝血虚证　眩晕、视力减退、肢体麻木、爪甲不荣、经少 + 血虚表现。

2. 肝阴虚证　头晕、目涩、胁痛 + 阴虚表现。

比较：肝血虚与肝阴虚均属肝的虚证，均有头晕等表现。但前者为血虚，无热象，后者为阴虚，虚热表现明显。

3. 肝郁气滞证　情志抑郁、胸胁或少腹胀痛。

4. 肝火炽盛证　肝经实火炽盛特异性症状（头晕胀痛，面红目赤，急躁易怒）＋一般火热症状。

5. 肝阳上亢证　头晕胀痛、头重脚轻、腰膝酸软。

特点：上盛下虚，本虚标实（肝阳亢于上，肾阴亏于下）。

比较：肝火炽盛证属火热过盛的实证，多由火热之邪侵扰或气郁化火所致，以发热、口渴、便干、尿黄、舌红、脉数等热证为主要表现。肝阳上亢证为用阳太过，阳亢耗阴，上盛下虚的虚实夹杂证，以眩晕、面赤、烦躁、头重脚轻、腰膝酸软等为主要表现。

6. 肝风内动证

（1）肝阳化风　眩晕欲仆，头摇肢颤，言语謇涩或舌强不语。

（2）**热极生风**　高热＋抽搐（手足抽搐，颈项强直，两目上视，角弓反张，牙关紧闭）。

（3）**阴虚动风**　肝阴虚＋手足蠕动。

（4）**血虚生风**　肝血虚＋手足震颤。

7. 寒滞肝脉证　少腹、阴部或颠顶部位冷痛＋实寒症状。

8. 肝胆湿热证　胁肋胀痛，身目发黄，阴部瘙痒＋湿热症状（苔黄腻，脉弦滑数）。

9. 胆郁痰扰证　胆怯易惊，惊悸不宁，失眠，眩晕，苔腻或滑。

考点6★★★　肾病辨证

1. 肾阳虚证　腰膝酸冷、性欲减退、夜尿多＋阳虚症状。

2. 肾虚水泛证　水肿下肢为甚＋肾阳虚症状。

3. 肾阴虚证　腰酸耳鸣＋阴虚症状。

4. 肾精不足证　生长发育迟缓，早衰，生育机能低下，无明显寒象和热象。

5. 肾气不固证　腰膝酸软，小便、精液、经带、胎元不固＋气虚症状。

6. 膀胱湿热证　尿频尿急，排尿灼痛＋湿热症状（苔黄腻）。

考点7★★★ 脏腑兼证辨证

1. 心肾不交证 心烦失眠，惊悸，腰膝酸软，梦遗＋阴虚症状。

2. 心肾阳虚证 心悸，水肿＋阳虚症状。

3. 心肺气虚证 咳喘，心悸＋气虚症状。

4. 心脾气血虚证 心悸失眠，食少，腹胀，便溏＋气血两虚症状。

5. 心肝血虚证 心悸，多梦，视物模糊，眩晕，肢麻＋血虚之象。

6. 脾肺气虚证 食少，腹胀，便溏，咳喘气短＋气虚症状。

7. 肺肾气虚证 久病咳喘，呼多吸少，动则尤甚，腰膝酸软＋气虚症状。

8. 肺肾阴虚证 干咳少痰，腰膝酸软，遗精＋阴虚症状。

9. 肝火犯肺证 咳嗽痰黄或咳血，胸胁灼痛，急躁易怒＋实热症状。

10. 肝胃不和证 肝郁，胁肋胀满疼痛，情绪抑郁＋胃失和降症状（嗳气吞酸）。

11. 肝脾不调证 肝郁（胸胁作痛，情志抑郁）＋脾虚（腹胀便溏）。

12. 肝肾阴虚证 腰酸，胁痛，耳鸣，遗精，眩晕＋阴虚症状。

13. 脾肾阳虚证 久泻久痢，水肿，腰腹冷痛＋阳虚症状。

第十单元 六经辨证

考点1★★ 太阳病证

1. 太阳病提纲 太阳之为病，脉浮，头项强痛而恶寒。

2. 太阳病本证

（1）太阳中风证 ①辨证要点：恶风，汗出，脉浮缓。②治法：调和营卫，祛风解肌。③代表方剂：桂枝汤。

（2）太阳伤寒证 ①辨证要点：恶寒，无汗，头身痛，脉浮紧。②治法：发汗解表，宣肺平喘。③代表方剂：麻黄汤。

3. 太阳病变证 栀子豉汤证、麻黄杏仁甘草石膏汤证、葛根黄芩黄连汤证、真武汤证。

考点2★★ 阳明病证

1. 阳明病提纲 阳明之为病，胃家实是也。

2. 阳明病热证 ①辨证要点：大热、大汗、大渴、脉洪大。②治法：辛寒清热。③代表方剂：白虎汤、白虎加人参汤。

3. 阳明病实证 ①辨证要点：潮热汗出、腹满痛、便秘、脉沉实。②治法：攻下实热，荡涤燥结。③代表方剂：调胃承气汤、小承气汤、大承气汤。

考点3★ 少阳病证（半表半里）

1. 少阳病提纲 少阳之为病，口苦，咽干，目眩也。

2. 少阳病本证 ①辨证要点：寒热往来，胸胁苦满。②治法：和解少阳。③代表方剂：小柴胡汤。

3. 少阳病兼变证 大柴胡汤证、柴胡加龙骨牡蛎汤证。

考点4★★ 太阴病证（脾阳虚＋寒湿）

1. 太阴病提纲 太阴之为病，腹满而吐，食不下，自利益甚，时腹自痛。

2. 太阴病本证 ①辨证要点：腹满时痛，腹泻。②治法：温中健脾，散寒燥湿。③代表方剂：四逆汤或理中汤。

考点5★★ 少阴病证

1. 少阴病提纲 少阴之为病，脉微细，但欲寐也。

2. 少阴寒化证 四逆汤证、真武汤证、附子汤证。

3. 少阴热化证　黄连阿胶汤证（心肾阴虚）。

考点6★★　厥阴病证

1. 厥阴病提纲　厥阴之为病，消渴，气上撞心，心中疼热，饥而不欲食。

2. 厥阴病寒热错杂证　①辨证要点：消渴，气上撞心，心中疼热，饥而不欲食，食则吐蛔。②治法：清上温下，安蛔止痛。③代表方剂：乌梅丸。

3. 厥阴病寒证　①辨证要点：手足厥寒，脉细欲绝。②治法：温经散寒，养血通脉。③代表方剂：当归四逆汤。

考点7★　六经病证的传变

1. 传经　病邪自外侵入，逐渐向里发展，由某一经病证转变为另一经病证，称为"传经"。其中若按伤寒六经的顺序相传，即太阳病证→阳明病证→少阳病证→太阴病证→少阴病证→厥阴病证，称为"循经传"；若是隔一经或两经以上相传，称为"越经传"；若相互表里的两经相传，称为"表里传"，如太阳病证传变为少阴病证等。

2. 直中　伤寒初起不从阳经传入，而病邪直入于三阴者，称为"直中"。

3. 合病　伤寒不经过传变，两经或三经同时出现病证，称为"合病"。

4. 并病 伤寒凡一经病证未罢，又见他经病证者，称为"并病"。

第十一单元　卫气营血辨证

考点1★　卫分证（风热表证）

1. 风热犯卫证 ①辨证要点：发热，微恶风寒，舌边尖红，脉浮数。②治法：辛凉解表，宣肺泄热。③代表方剂：银翘散。

2. 燥热犯卫证 ①辨证要点：发热恶寒，咳嗽少痰，咽干鼻燥。②治法：辛凉甘润，轻透肺卫。③代表方剂：桑杏汤。

考点2★　气分证

1. 辨证要点 发热不恶寒、舌红苔黄、脉数有力。

2. 邪热壅肺证 ①辨证要点：身热而不恶寒，咳喘，舌红苔黄，脉数。②治法：清热宣肺平喘。③代表方剂：麻杏石甘汤。

3. 热扰胸膈证 ①辨证要点：心烦懊恼、坐卧不安。②治法：清宣郁热。③代表方剂：栀子豉汤。

4. 热结肠道证　①辨证要点：身热、大便不通、小便不畅。②治法：通大肠之秘，泄小肠之热。③代表方剂：导赤承气汤。

考点3★　营分证

1. 辨证要点　身热夜甚、心烦不寐、舌绛、脉细数。

2. 热灼营阴证　①辨证要点：身热夜甚、心烦躁扰、斑疹隐隐。②治法：清营泄热。兼表者，佐以透表。③代表方剂：清营汤。

3. 热陷心包证　①辨证要点：身灼热、神昏谵语。②治法：清心开窍。③代表方剂：清宫汤送服安宫牛黄丸，或紫雪丹、至宝丹。

考点4★　血分证

1. 辨证要点　身热夜甚，昏狂谵妄，斑疹紫暗，出血动风，舌深绛，脉细数。

2. 热盛动血证　①辨证要点：身体灼热，躁扰不安，斑色紫黑。②治法：凉血散血，清热解毒。③代表方剂：犀角地黄汤。

3. 热盛动风证　①辨证要点：身热壮盛，甚则狂乱、神昏。②治法：凉肝息风。③代表方剂：羚角钩藤汤。

4. 热盛伤阴证　①辨证要点：持续低热、暮

中医诊断学

热早凉、五心烦热。②治法：育阴清热。③代表方剂：黄连阿胶汤。

鉴别："身热夜甚"是营分证、血分证区别于气分证的特点。血分证、营分证常难分别，但血分证多有出血。

第十二单元　三焦辨证

考点1★　上焦病证

指温热之邪侵袭手太阴肺经和手厥阴心包经，以发热汗出、咳嗽气喘，或谵语神昏等为主要表现的证候。

考点2★　中焦病证

指温热之邪侵袭中焦脾胃，邪从燥化或邪从湿化，以发热口渴、腹满便秘，或身热不扬、呕恶脘痞、便溏等为主要表现的证候。

考点3★　下焦病证

温热之邪犯及下焦，劫夺肝肾之阴，以身热颧红、手足蠕动或瘛疭、舌绛苔少等为主要表现的证候。

中 药 学

中药学复习攻略

第一单元　总论

考点1★★　中药的性能

中药的性能又称药性，包括四气、五味、升降浮沉、归经、毒性。

考点2★★★　五味的作用及适应证

1. 辛味　能行——行气、活血；能散——发散。

2. 甘味　能补——补益；能和——和中、调和药性；能缓——缓急止痛。

3. 淡味　能渗、能利——有渗利水湿的作用（附于甘味）。

4. 酸味　能收——收敛；能涩——固涩。

5. 涩味　与酸味药的作用相似，有收敛固涩的作用（附于酸味）。

6. 苦味　能泄、能燥、能坚。

（1）苦泄　①通泄大便：治疗便秘。②降泄气逆：治疗咳喘、呕吐等。③清泄火热：治疗火热证。

中药学

（2）**苦燥** 燥湿作用，治疗湿证。

（3）**苦坚** 坚阴，又称存阴，即泻火存阴，通过泻火消除了灼伤阴液的火热之邪，使得阴液得以保存，用于火热亢盛、灼伤阴液者。

7. 咸味 能下——泻下；能软——软坚散结。

考点3★ 升降浮沉

升降浮沉是指药物对人体作用的不同趋向性。一般而言，发表、透疹、升阳、涌吐、开窍等药具有升浮作用，收敛固涩、泻下、利水、潜阳、镇惊安神、止咳平喘、止呕等药具有沉降作用。

考点4★★ 归经

归经是以脏腑经络理论为基础，以所治疗的病证为依据，经过长期临床实践总结出来的。

考点5★★★ "七情"配伍的意义

1. 单行 单用一味药物治疗某种病情单一的疾病。

2. 相须 两种功效相似的药物配合应用，可以增强原有药物的疗效。

3. 相使 以一种药物为主，另一种药物为辅，两种药物合用，辅药可以提高主药的功效。

4. 相畏 一种药物的毒副作用能被另一种药物所抑制。

5. 相杀 一种药物能够减轻或消除另一种药物的毒副作用。生姜杀半夏，半夏畏生姜。

6. 相恶 两药合用，一种药物能破坏另一种药物的功效。

7. 相反 两种药物同用能产生或增强毒性或副作用。

考点6★★★　配伍禁忌

1. 十八反 甘草反甘遂、大戟、海藻、芫花；乌头反贝母、瓜蒌、半夏、白蔹、白及；藜芦反人参、沙参、丹参、玄参、细辛、芍药（本草明言十八反，半蒌贝蔹及攻乌，藻戟芫遂俱战草，诸参辛芍叛藜芦）。

2. 十九畏 硫黄畏朴硝，水银畏砒霜，狼毒畏密陀僧，巴豆畏牵牛，丁香畏郁金，川乌、草乌畏犀角，牙硝畏三棱，官桂畏赤石脂，人参畏五灵脂。

第二单元　解表药

考点 1 ★★★　发散风寒药的功效和常考要点

药名	相似功效	不同功效	常考要点
麻黄	发汗解表	宣肺平喘，利水消肿	肺气壅遏所致喘咳的要药
桂枝	发汗解肌	温通经脉，助阳化气	
紫苏	解表散寒	行气宽中	解鱼蟹毒
生姜	解表散寒	温中止呕，温肺止咳	呕家圣药，解鱼蟹毒
香薷	发汗解表	化湿和中，利水消肿	夏月麻黄
荆芥	祛风解表	透疹消疮，止血	既可散风寒又能散风热
防风	祛风解表	胜湿止痛，止痉	既可散风寒又能散风热
羌活	解表散寒	祛风胜湿，止痛	上半身风湿痹痛，太阳头痛
白芷	解表散寒	祛风止痛，通鼻窍，燥湿止带，消肿排脓	阳明头痛
细辛	解表散寒	祛风止痛，通窍，温肺化饮	治寒饮伏肺之要药
藁本	祛风散寒	除湿止痛	颠顶头痛

药名	相似功效	不同功效	常考要点
苍耳子	发散风寒	通鼻窍，祛风湿，止痛	
辛夷	发散风寒	通鼻窍	鼻渊要药，应包煎

考点2★★★　　发散风热药的功效和常考要点

药名	相似功效	不同功效	常考要点
薄荷	疏散风热	清利头目，利咽透疹，疏肝行气	后下
牛蒡子	疏散风热	宣肺祛痰，利咽透疹，解毒散肿	
蝉蜕	疏散风热	利咽开音，透疹，明目退翳，息风止痉	
桑叶	疏散风热	平抑肝阳，清肝明目，清肺润燥	
菊花	疏散风热	平抑肝阳，清肝明目，清热解毒	
蔓荆子	疏散风热	清利头目	
柴胡	解表退热	疏肝解郁，升举阳气	治少阳证之要药
葛根	解肌退热	透疹，生津止渴，升阳止泻	治项背强痛之要药
升麻	解表	透疹，清热解毒，升举阳气	升阳举陷的要药
淡豆豉	解表	除烦，宣发郁热	

第三单元　清热药

考点1★★★　清热泻火药的功效和常考要点

药名	相似功效	不同功效	常考要点
石膏	清热泻火	生用：清热泻火，除烦止渴；煅用：敛疮生肌，收湿，止血	清泻肺胃气分实热之要药
知母	清热泻火	生津润燥	
栀子	清热泻火	除烦，利湿，凉血解毒	
夏枯草	清热泻火	明目，散结消肿	善清泄肝胆火热
芦根	清热泻火	生津止渴，除烦，止呕，利尿	
天花粉	清热泻火	生津止渴，消肿排脓	
淡竹叶	清热泻火	除烦，利尿	
决明子	清热	明目，润肠通便	

考点 2 ★★★　清热燥湿药的功效和常考要点

药名	相似功效	不同功效	常考要点
黄芩	清热燥湿	泻火解毒，止血，安胎	
黄连	清热燥湿	泻火解毒	治泻痢之要药
黄柏	清热燥湿	泻火解毒，除骨蒸	
龙胆草	清热燥湿	泻肝胆火	治肝经湿热、实火之要药
苦参	清热燥湿	杀虫，利尿	
秦皮	清热燥湿	收涩止痢，止带，明目	
白鲜皮	清热燥湿	祛风解毒	

考点 3 ★★★　清热解毒药的功效和常考要点

药名	相似功效	不同功效	常考要点
金银花	清热解毒	疏散风热	治疗一切内外痈之要药
连翘	清热解毒	消肿散结，疏散风热	疮家圣药
大青叶	清热解毒	凉血消斑	
蒲公英	清热解毒	消肿散结，利湿通淋	治乳痈之要药
鱼腥草	清热解毒	消痈排脓，利尿通淋	治肺痈之要药
射干	清热解毒	消痰，利咽	
白头翁	清热解毒	凉血止痢	治热毒血痢之良药

中药学

续表

药名	相似功效	不同功效	常考要点
板蓝根	清热解毒	凉血，利咽	
青黛	清热解毒	凉血消斑，清肝泻火，定惊	
贯众	清热解毒	凉血止血，杀虫	
土茯苓	解毒	除湿，通利关节	*治疗梅毒的要药*
山豆根	清热解毒	利咽消肿	
白花蛇舌草	清热解毒	利湿通淋	
穿心莲	清热解毒	凉血，消肿，燥湿	
紫花地丁	清热解毒	凉血消肿	
大血藤	清热解毒	活血，祛风，止痛	
败酱草	清热解毒	消痈排脓，祛瘀止痛	*治疗肠痈之要药*
马勃	清热解毒	利咽，止血	
马齿苋	清热解毒	凉血止血，止痢	
鸦胆子	清热解毒	止痢，截疟，腐蚀赘疣	
熊胆	清热解毒	息风止痉，清肝明目	
山慈菇	清热解毒	消痈散结	
漏芦	清热解毒	消痈散结，通经下乳，舒筋通脉	
野菊花	清热解毒		

考点 4 ★★★　　清热凉血药的功效和常考要点

药名	相似功效	不同功效	常考要点
生地黄	清热凉血	养阴生津	清热、凉血、止血之要药
玄参	清热凉血	泻火解毒，滋阴	
牡丹皮	清热凉血	活血祛瘀	治无汗骨蒸之要药
赤芍	清热凉血	散瘀止痛	
紫草	清热凉血	活血，解毒透疹	
水牛角	清热凉血	解毒，定惊	

考点 5 ★★★　　清虚热药的功效和常考要点

药名	相似功效	不同功效	常考要点
青蒿	清透虚热	凉血除蒸，解暑，截疟	
地骨皮	清肺降火	凉血除蒸，生津止渴	除有汗之骨蒸
白薇	清热	凉血，利尿通淋，解毒疗疮	善治阴虚外感
银柴胡	退虚热	清疳热	
胡黄连	退虚热	除疳热，清湿热	

第四单元　泻下药

考点1★★★　攻下药的功效和常考要点

药名	相似功效	不同功效	常考要点
大黄	泻下攻积	清热泻火，凉血解毒，逐瘀通经	治疗积滞便秘之要药
芒硝	泻下攻积	润燥软坚，清热消肿	
番泻叶	泻下通便		
芦荟	泻下通便	清肝，杀虫	入丸散服

考点2★★　润下药的功效和常考要点

药名	相似功效	不同功效	常考要点
火麻仁	润肠通便		
郁李仁	润肠通便	利水消肿	既能通大便又能通小便
松子仁	润肠通便	润肺止咳	

考点3★★★　峻下逐水药的功效和常考要点

药名	相似功效	不同功效	常考要点
甘遂	泻下逐水	消肿散结	
牵牛子	泻下逐水	去积杀虫	
巴豆	峻下冷积	逐水退肿，祛痰利咽，外用蚀疮	治疗寒积便秘之要药

药名	相似功效	不同功效	常考要点
大戟	泻下逐饮	消肿散结	
芫花	泻下逐饮	祛痰止咳，杀虫疗疮	

第五单元　祛风湿药

考点1★★★　祛风寒湿药的功效和常考要点

药名	相似功效	不同功效	常考要点
独活	祛风湿	止痛，解表	善治下半身风湿痹痛
威灵仙	祛风湿	通络止痛，消骨鲠	善治诸骨鲠喉及行痹
蕲蛇	祛风，通络	止痉	
木瓜	舒筋活络	和胃化湿	为治风湿痹痛、筋脉拘急之要药，善治着痹
川乌	祛风湿	温经止痛	善治痛痹
乌梢蛇	祛风，通络	止痉	
青风藤	祛风湿，通经络	利小便	

中药学

考点 2 ★★　祛风湿热药的功效和常考要点

药名	相似功效	不同功效	常考要点
秦艽	祛风湿	通络止痛，退虚热，清湿热	风药中之润剂
防己	祛风湿	止痛，利水消肿	
豨莶草	祛风湿	利关节，解毒	
络石藤	祛风通络	凉血消肿	
桑枝	祛风湿	利关节	

考点 3 ★★★　祛风湿强筋骨药的功效和常考要点

药名	相似功效	不同功效	常考要点
桑寄生	祛风湿，补肝肾，强筋骨	安胎	肾虚胎动不安
五加皮	祛风湿，补肝肾，强筋骨	利水	
狗脊	祛风湿，补肝肾，强腰膝		

第六单元　化湿药

考点 ★★★　化湿药的功效和常考要点

药名	相似功效	不同功效	常考要点
藿香	化湿	止呕，解暑	芳香化湿浊的要药
苍术	燥湿	健脾，祛风散寒	治湿阻中焦之要药

药名	相似功效	不同功效	常考要点
厚朴	燥湿	消痰，下气除满	为消除胀满之要药
砂仁	化湿	行气，温中止泻，安胎	后下
白豆蔻	化湿	行气，温中止呕	后下
佩兰	化湿	解暑	
草果	燥湿	温中，除痰截疟	

第七单元　利水渗湿药

考点1★★★　利水消肿药的功效和常考要点

药名	相似功效	不同功效	常考要点
茯苓	利水渗湿	健脾，宁心	寒热虚实水肿均可
薏苡仁	利水渗湿	健脾，除痹，清热排脓	
泽泻	利水渗湿	泄热	
猪苓	利水渗湿		
香加皮	利水消肿	祛风湿，强筋骨	
冬瓜皮	利水消肿	清热解暑	

考点 2 ★★★　利尿通淋药的功效和常考要点

药名	相似功效	不同功效	常考要点
车前子	利尿通淋	渗湿止泻，明目，祛痰	包煎
滑石	利水通淋	清热解暑，收湿敛疮	包煎
石韦	利尿通淋	清肺止咳，凉血止血	
木通	利尿通淋	通经下乳，清心火	
通草	利尿通淋	通气下乳	
瞿麦	利尿通淋	破血通经	
地肤子	利尿通淋	清热利湿，止痒	
海金沙	利尿通淋	止痛	诸淋涩痛之要药，包煎
萆薢	利湿祛浊	祛风除痹	治疗膏淋之要药
萹蓄	利尿通淋	杀虫止痒	

考点 3 ★★★　利湿退黄药的功效和常考要点

药名	相似功效	不同功效	常考要点
茵陈	清利湿热，利胆退黄		治黄疸之要药
金钱草	利湿退黄	利尿通淋，解毒消肿	治砂淋、石淋之要药
虎杖	利湿退黄	清热解毒，散瘀止痛，化痰止咳，泻热通便	

第八单元　温里药

考点★★★　温里药的功效和常考要点

药名	相似功效	不同功效	常考要点
附子	散寒止痛	回阳救逆，补火助阳	回阳救逆第一品药
干姜	温中散寒	回阳通脉，温肺化饮	温暖中焦之主药
肉桂	散寒止痛	补火助阳，温通经脉，引火归原	为治命门火衰之要药
吴茱萸	散寒止痛	降逆止呕，助阳止泻	治肝寒气滞诸痛之主药
小茴香	散寒止痛	理气和胃	
丁香	散寒止痛	温中降逆，温肾助阳	
花椒	温中止痛	杀虫止痒	
高良姜	温中止痛	止呕	

第九单元　理气药

考点★★★　理气药的功效和常考要点

药名	相似功效	不同功效	常考要点
陈皮	理气健脾	燥湿化痰	治痰的要药
枳实	破气消积	化痰除痞	
木香	行气止痛	健脾消食	治湿热泻痢里急后重之要药

中药学

续表

药名	相似功效	不同功效	常考要点
香附	理气调中	疏肝解郁，调经止痛	气病之总司，女科之主帅
青皮	疏肝破气	消积化滞	
沉香	行气止痛	温中止呕，纳气平喘	
川楝子	行气止痛	杀虫	
乌药	行气止痛	温肾散寒	寒疝腹痛
薤白	行气导滞	通阳散结	治胸痹之要药
檀香	行气止痛	散寒调中	
荔枝核	行气散结	散寒止痛	寒疝腹痛
佛手	理气和中	疏肝解郁，燥湿化痰	
大腹皮	行气宽中	利水消肿	

第十单元　消食药

考点★★★　消食药的功效和常考要点

药名	相似功效	不同功效	常考要点
山楂	消食化积	行气散瘀	治油腻肉积之要药
莱菔子	消食除胀	降气化痰	食积兼气滞用之最宜
鸡内金	消食健胃	涩精止遗	
神曲	消食和胃		善治食积兼表证，善消金石积滞
麦芽	消食健胃	回乳消胀，疏肝解郁	善治米面薯蓣滞证
稻芽	消食和中	健脾开胃	

第十一单元　驱虫药

考点★★　驱虫药的功效和常考要点

药名	相似功效	不同功效	常考要点
槟榔	杀虫消积	行气，利水，截疟	善治绦虫
使君子	杀虫消积		治小儿蛔虫的要药
苦楝皮	杀虫	疗癣	
雷丸	杀虫消积		
榧子	杀虫消积	润肠通便，润肺止咳	

第十二单元　止血药

考点1★★★　凉血止血药的功效和常考要点

药名	相似功效	不同功效	常考要点
小蓟	凉血止血	散瘀解毒消痈	善治尿血和血淋
大蓟	凉血止血	散瘀解毒消痈	
地榆	凉血止血	解毒敛疮	治水火烫伤之要药

续表

药名	相似功效	不同功效	常考要点
槐花	凉血止血	清肝泻火	
侧柏叶	凉血止血	化痰止咳，生发乌发	外治脱发
白茅根	凉血止血	清热利尿，清肺胃热	

考点2★★★　化瘀止血药的功效和常考要点

药名	相似功效	不同功效	常考要点
三七	化瘀止血	活血定痛	伤科之要药
茜草	化瘀止血	凉血，通经	
蒲黄	化瘀止血	利尿	善治尿血和血淋
降香	化瘀止血	理气止痛	

考点3★★★　收敛止血药的功效和常考要点

药名	相似功效	不同功效	常考要点
白及	收敛止血	消肿生肌	收敛止血之要药
仙鹤草	收敛止血	止痢，截疟，补虚	
棕榈炭	收敛止血	止泻止带	
血余炭	收敛止血	化瘀利尿	

考点4★★　温经止血药的功效和常考要点

药名	相似功效	不同功效	常考要点
艾叶	温经止血	散寒调经，安胎	温经止血之要药
炮姜	温经止血	温中止痛	

第十三单元　活血化瘀药

考点1★★★　活血止痛药的功效和常考要点

药名	相似功效	不同功效	常考要点
川芎	活血止痛	行气，祛风	血中之气药，头痛不离川芎
延胡索	活血止痛	行气	能行血中气滞，气中血滞，故专治一身上下诸痛
郁金	活血止痛	行气解郁，清心凉血，利胆退黄	
姜黄	活血止痛	行气，通经	善治肢臂疼痛
乳香	活血止痛	行气，消肿生肌	
没药	活血止痛	消肿生肌	
五灵脂	活血止痛	化瘀止血	

考点2★★★　活血调经药的功效和常考要点

药名	相似功效	不同功效	常考要点
丹参	活血调经	祛瘀止痛，凉血消痈，除烦安神	一味丹参散，功同四物汤
红花	活血通经	祛瘀止痛	

中药学

续表

药名	相似功效	不同功效	常考要点
桃仁	活血祛瘀	润肠通便，止咳平喘	
益母草	活血调经	利尿消肿，清热解毒	
牛膝	活血通经	补肝肾，强筋骨，利水通淋，引火（血）下行	
鸡血藤	行血，调经	补血，舒筋活络	补血兼行血
王不留行	活血通经	下乳消痈，利尿通淋	
泽兰	活血调经	利水消肿	

考点 3★　活血疗伤药的功效和常考要点

药名	相似功效	不同功效	常考要点
土鳖虫	破血逐瘀	续筋接骨	有小毒
苏木	活血疗伤	祛瘀通经	
自然铜	散瘀疗伤	止痛，接骨	
骨碎补	破血续伤	补肾强骨	
血竭	活血定痛	化瘀止血，敛疮生肌	

考点 4★　破血消癥药的功效和常考要点

药名	相似功效	不同功效	常考要点
莪术	破血行气	消积止痛	莪术和三棱功效相同
三棱	破血行气	消积止痛	
水蛭	破血消癥	逐瘀通经	
穿山甲	活血消癥	通经，下乳，消肿排脓	

第十四单元 化痰止咳平喘药

考点1★★★ 温化寒痰药的功效和常考要点

药名	相似功效	不同功效	常考要点
半夏	燥湿化痰	降逆止呕，消痞散结，外用消肿止痛	治湿痰、寒痰之要药
天南星	燥湿化痰	祛风解痉，外用散结消肿	善治经络风痰证
旋覆花	化痰	降气，降逆止呕	包煎
白芥子	温肺化痰	利气散结，通络止痛	除皮里膜外之痰
白前	化痰	降气	

考点2★★★ 清化热痰药的功效和常考要点

药名	相似功效	不同功效	常考要点
川贝母	清热化痰	润肺止咳，散结消肿	
浙贝母	清热化痰	散结消痈	
瓜蒌	清热化痰	宽胸散结，润肠通便	
桔梗	祛痰	宣肺，利咽，排脓	
竹茹	清热化痰	除烦止呕，凉血止血	
竹沥	清热豁痰	定惊利窍	冲服
天竺黄	清热化痰	清心定惊	
前胡	化痰	降气，疏散风热	
海藻	消痰	软坚，利水消肿	
昆布	消痰	软坚，利水消肿	
海蛤壳	清肺化痰	软坚散结	

中药学

考点3★★★　　止咳平喘药的功效和常考要点

药名	相似功效	不同功效	常考要点
苦杏仁	止咳平喘	润肠通便	有小毒
百部	润肺止咳	杀虫灭虱	外用治头虱、体虱之佳品
紫苏子	止咳平喘	降气化痰，润肠通便	
桑白皮	泻肺平喘	利水消肿	
葶苈子	泻肺平喘	利水消肿	
紫菀	润肺止咳	化痰	
款冬花	润肺止咳	下气，化痰	
枇杷叶	清肺止咳	降逆止呕	
白果	敛肺化痰定喘	止带缩尿	

第十五单元　安神药

考点1★★★　　重镇安神药的功效和常考要点

药名	相似功效	不同功效	常考要点
朱砂	镇惊安神	清心，解毒	有毒，不入煎剂
磁石	镇惊安神	平肝潜阳，聪耳明目，纳气平喘	
龙骨	镇惊安神	平肝潜阳，收敛固涩	治滑脱诸证
琥珀	镇惊安神	活血散瘀，利尿通淋	冲服

考点 2 ★★★　养心安神药的功效和常考要点

药名	相似功效	不同功效	常考要点
酸枣仁	养心安神	益肝，敛汗，生津	
柏子仁	养心安神	润肠通便	
远志	宁心安神	祛痰开窍，消散痈肿	
首乌藤	养血安神	祛风通络	
合欢皮	安神	解郁，活血消肿	解郁安神之要药

第十六单元　平肝息风药

考点 1 ★★★　平抑肝阳药的功效和常考要点

药名	相似功效	不同功效	常考要点
石决明	平肝潜阳	清肝明目	打碎先煎
牡蛎	平肝潜阳	重镇安神，软坚散结，收敛固涩	治滑脱诸证，打碎先煎
代赭石	平肝潜阳	重镇降逆，凉血止血	打碎先煎
珍珠母	平肝潜阳	清肝明目，镇惊安神	打碎先煎
刺蒺藜	平肝	疏肝，祛风明目	
罗布麻	平抑肝阳	清热利尿	

中药学

考点2★★★　息风止痉药的功效和常考要点

药名	相似功效	不同功效	常考要点
羚羊角	平肝息风	清肝明目，清热解毒	
牛黄	凉肝息风	化痰开窍，清热解毒	入丸散，0.15～0.35g
钩藤	息风定惊	清热平肝	后下
天麻	息风止痉	平抑肝阳，祛风通络	治疗眩晕头痛之要药
地龙	息风	清热，通络，平喘，利尿	
全蝎	息风镇痉	攻毒散结，通络止痛	
蜈蚣	息风镇痉	攻毒散结，通络止痛	
僵蚕	息风止痉	祛风止痛，化痰散结	
珍珠	定惊	安神，明目消翳，解毒生肌	

第十七单元　开窍药

考点★★　开窍药的功效和常考要点

药名	相似功效	不同功效	常考要点
麝香	开窍醒神	活血通经，消肿止痛，催生下胎	为醒神回苏之要药，入丸散，0.03～0.1g
石菖蒲	开窍醒神	化湿和胃，宁神益志	
冰片	开窍醒神	清热止痛	
苏合香	开窍醒神	辟秽，止痛	

第十八单元　补虚药

考点1★★★　补气药的功效和常考要点

药名	相似功效	不同功效	常考要点
人参	大补元气，补脾益肺	生津，安神增智	拯危救脱的要药
党参	补脾肺气	补血，生津	
黄芪	补气健脾	升阳举陷，益卫固表，利尿消肿，托毒生肌	
白术	健脾益气	燥湿利尿，止汗，安胎	补气健脾第一要药
甘草	补脾益气	祛痰止咳，缓急止痛，清热解毒，调和诸药	
西洋参	补气养阴	清热生津	
太子参	补气健脾	生津润肺	
山药	益气养阴，补脾肺肾	固精止带	补益肺脾肾三脏的气阴
白扁豆	补脾和中	化湿	
大枣	补中益气	养血安神	
蜂蜜	补中	润燥，止痛，解毒	

中药学

考点2★★★　补阳药的功效和常考要点

药名	相似功效	不同功效	常考要点
鹿茸	补肾阳	益精血，强筋骨，调冲任，托疮毒	
淫羊藿	补肾壮阳	祛风除湿	
巴戟天	补肾助阳	祛风除湿	
仙茅	温肾壮阳	祛寒除湿	
杜仲	补肝肾	强筋骨，安胎	治腰痛之要药
续断	补益肝肾	强筋健骨，止血安胎，疗伤续折	
菟丝子	补肾益精	养肝明目，止泻，安胎	
紫河车	补肾益精	养血益气	
补骨脂	补肾壮阳	固精缩尿，温脾止泻，纳气平喘	
冬虫夏草	补肾益肺	止血化痰	
肉苁蓉	补肾助阳	润肠通便	
锁阳	补肾助阳	润肠通便	
益智仁	暖肾温脾	暖肾——固精缩尿，温脾——开胃摄唾	
沙苑子	补肾固精	养肝明目	
蛤蚧	补肺益肾	纳气平喘，助阳益精	

考点 3 ★ ★ ★　　补血药的功效和常考要点

药名	相似功效	不同功效	常考要点
当归	补血调经	活血止痛，润肠通便	补血之圣药
熟地黄	补血养阴	填精益髓	补血之要药，补肾阴之要药
白芍	养血敛阴	柔肝止痛，平抑肝阳	
阿胶	补血，滋阴	润肺，止血	
何首乌	制用补益精血	制用固肾乌须；生用解毒，截疟，润肠通便	
龙眼肉	养血	补益心脾，安神	

考点 4 ★ ★　　补阴药的功效和常考要点

药名	相似功效	不同功效	常考要点
北沙参	养阴清肺	益胃生津	
南沙参	养阴清肺	益胃生津，补气，化痰	
麦冬	养阴润肺	益胃生津，清心除烦	
天冬	养阴润燥	清肺生津	
百合	养阴润肺	清心安神	
石斛	滋阴清热	益胃生津	
玉竹	养阴润燥	生津止渴	治阴虚外感
枸杞子	滋补肝肾	益精明目	
女贞子	滋补肝肾	乌须明目	
龟甲	滋阴潜阳	益肾健骨，养血补心	先煎
鳖甲	滋阴潜阳	退热除蒸，软坚散结	先煎

中药学

135

续表

药名	相似功效	不同功效	常考要点
黄精	补气养阴	健脾，润肺，益肾	平补气阴之佳品
墨旱莲	滋补肝肾	凉血止血	
楮实子	滋肾	清肝，明目，利尿	

第十九单元　收涩药

考点1★　固表止汗药的功效

药名	相似功效	不同功效
麻黄根	固表止汗	
浮小麦	固表止汗	益气，除热

考点2★★★　敛肺涩肠药的功效和常考要点

药名	相似功效	不同功效	常考要点
五味子	收敛固涩	益气生津，补肾宁心	
乌梅	敛肺涩肠	止咳，止泻，安蛔止痛，生津止渴	
五倍子	敛肺涩肠	降火，止咳止汗，止泻，固精止遗，收敛止血，收湿敛疮	
诃子	敛肺涩肠	止泻，止咳，利咽开音	治疗失音之要药
肉豆蔻	涩肠止泻	温中行气	
赤石脂	涩肠止泻	收敛止血，敛疮生肌	

考点 3 ★ ★ ★　固精缩尿止带药的功效和常考要点

药名	相似功效	不同功效	常考要点
山茱萸	收敛固涩	补益肝肾	平补阴阳，固精止遗之要药
桑螵蛸	固精缩尿	补肾助阳	
金樱子	固精缩尿止带	涩肠止泻	
海螵蛸	固精止带	收敛止血，制酸止痛，收湿敛疮	
莲子	益肾固精，止带	补脾止泻，养心安神	
芡实	益肾固精，止带	健脾止泻，除湿	
椿皮	收敛止带	清热燥湿，止泻，止血	

第二十单元　攻毒杀虫止痒药

考点 ★　攻毒杀虫止痒药的功效和常考要点

药名	相似功效	不同功效	常考要点
雄黄	解毒，杀虫	祛痰截疟	
硫黄	外用解毒杀虫止痒	内服补火助阳通便	治疥疮之要药
白矾	外用解毒杀虫止痒	外用燥湿，内服止血，止泻，化痰	

中药学

续表

药名	相似功效	不同功效	常考要点
蛇床子	杀虫止痒	燥湿祛风，温肾壮阳	
蟾酥	解毒止痛	开窍醒神	内服 0.015～0.03g
蜂房	攻毒杀虫	祛风止痛	

第二十一单元　拔毒化腐生肌药

考点★　拔毒化腐生肌药的功效和常考要点

药名	相似功效	不同功效	常考要点
升药	拔毒，去腐		多配煅石膏外用
砒石	外用攻毒，去腐	外用杀虫，蚀疮；内服祛痰平喘，截疟	内服 0.002～0.004g
炉甘石	解毒	明目退翳，收湿止痒敛疮	
硼砂	外用解毒	外用清热，内服清肺化痰	

方 剂 学

方剂学复习攻略

第一单元　总论

考点1★★　常用治法

八法：汗、和、下、消、吐、清、温、补。

考点2★★★　方剂的组成原则

1. 君药　针对主病或主证起主要治疗作用的药物。

2. 臣药

（1）辅助君药加强对主病或主证的治疗作用的药物。

（2）针对重要兼病或兼证起主要治疗作用的药物。

3. 佐药

（1）**佐助药**　配合君、臣药以加强治疗作用，或直接治疗次要兼证的药物。

（2）**佐制药**　用以消除或减弱君、臣药的毒性，或制约君、臣药峻烈之性的药物。

（3）**反佐药**　病重邪甚时，为防止拒药，配用的与君药性味相反而又能在治疗中起相反相成作用的药物。

方剂学

4. 使药

（1）引经药　用以引领方中诸药至病所或特定部位的药物。

（2）调和药　用以调和方中诸药的药物。

考点3★★　常用剂型及其特点

1. 汤剂其特点　吸收快，发挥药效迅速，加减变化灵活，能较全面、灵活地照顾每一个患者和各种病证及其不同发展阶段的特殊性。

2. 散剂的特点　吸收较快，且制作简便，节约药材，便于使用和携带。

3. 丸剂的特点　吸收缓慢，药力持久。且体积小，服用、携带、贮存都比较方便。

第二单元　解表剂

第一节　辛温解表

考点1★★★　麻黄汤的组成、功用及主治

【组成】麻黄　桂枝　杏仁　炙甘草

【功用】发汗解表，宣肺平喘。

【主治】外感风寒表实证。症见恶寒发热，头痛

身疼，无汗而喘，舌苔薄白，脉浮紧。

【方歌】麻黄汤中用桂枝，杏仁甘草四般施，发热恶寒头项痛，喘而无汗服之宜。

【速记法】干妈贵姓。（甘麻桂杏）

考点2★★★　桂枝汤的组成、功用及主治

【组成】桂枝　芍药　生姜　大枣　炙甘草

【功用】解肌发表，调和营卫。

【主治】外感风寒表虚证。头痛发热，汗出恶风，鼻鸣干呕，苔白不渴，脉浮缓或浮弱。

【方歌】桂枝汤治太阳风，芍药甘草姜枣同，解肌发表调营卫，表虚有汗此为功。

【速记法】桂芝要炒姜枣。（桂枝药草姜枣）

考点3★★　九味羌活汤的组成、功用及主治

【组成】羌活　防风　苍术　细辛　川芎　白芷　生地黄　黄芩　甘草

【功用】发汗祛湿，兼清里热。

【主治】外感风寒湿邪，内有蕴热证。恶寒发热，肌表无汗，头痛项强，肢体酸楚疼痛，口苦微渴，舌苔白或微黄，脉浮。

【方歌】九味羌活用防风，细辛苍芷与川芎，黄芩生地同甘草，分经论治宜变通。

【速记法】强风百草细，秦川有苍生。（羌风白草细，芩川＊苍生）（注："＊"代表无药名意义的

虚字，下同）

考点4★★ 止嗽散的组成、功用及主治

【组成】桔梗 荆芥 紫菀 百部 白前 甘草 陈皮

【功用】宣肺利气，疏风止咳。

【主治】风邪犯肺证。①咳嗽咽痒，咯痰不爽，或微有恶寒发热，舌苔薄白，脉浮缓。②外感风寒经服宣肺药后，而咳仍不止者，亦颇适宜。

【方歌】止嗽散内用桔梗，紫菀荆芥百部陈，白前甘草共为末，姜汤调服止嗽频。

【速记法】陈庚借钱去百草园。（陈梗芥前＊百草园）

考点5★★ 小青龙汤的组成、功用及主治

【组成】麻黄 芍药 细辛 干姜 炙甘草 桂枝 半夏 五味子

【功用】解表散寒，温肺化饮。

【主治】外寒里饮证。恶寒发热，无汗，喘咳，痰多而稀，或痰饮咳喘，不得平卧，或身体疼重，头面四肢浮肿，舌苔白滑，脉浮。

【方歌】小青龙汤最有功，风寒束表饮停胸，辛夏甘草和五味，姜桂麻黄芍药同。

【速记法】少将为嘛甘心下跪。（芍姜味麻甘辛夏桂）

考点6★　大青龙汤的组成、功用及主治

【组成】麻黄　桂枝　炙甘草　杏仁　石膏　生姜　大枣

【功用】发汗解表，兼清里热。

【主治】外感风寒，兼有郁热证。恶寒发热，头身疼痛，无汗，烦躁，口渴，脉浮紧。

【方歌】大青龙汤桂麻黄，杏草石膏姜枣藏，太阳无汗兼烦躁，风寒两解此为良。

【速记法】石大姜干妈姓桂。（石大姜甘麻杏桂）

第二节　辛凉解表

考点1★★★　银翘散的组成、功用及主治

【组成】连翘　银花　桔梗　薄荷　竹叶　生甘草　荆芥穗　淡豆豉　牛蒡子　鲜苇根

【功用】辛凉透表，清热解毒。

【主治】温病初起。发热无汗，或有汗不畅，微恶风寒，头痛口渴，咳嗽咽痛，舌尖红，苔薄白或薄黄，脉浮数。

【方歌】银翘散主上焦疴，竹叶荆牛豉薄荷，甘桔芦根凉解法，清疏风热煮无过。

【速记法】荷梗连根叶似伞，豆花接穗秆如牛。（荷梗连根叶＊＊，豆花芥穗甘＊牛）

考点 2★★★　桑菊饮的组成、功用及主治

【组成】桑叶　菊花　杏仁　连翘　薄荷　桔梗
生甘草　苇根

【功用】疏风清热，宣肺止咳。

【主治】风温初起，表热轻证。但咳，身热不甚，
口微渴，脉浮数。

【方歌】桑菊饮中桔杏翘，芦根甘草薄荷饶，清
疏肺卫轻宣剂，风温咳嗽服之消。

【速记法】荷花根，巧接杏，桑果。（荷花根，翘
桔杏，桑国）

**考点 3★★　麻黄杏仁甘草石膏汤的组成、功用
及主治**

【组成】麻黄　杏仁　炙甘草　石膏

【功用】辛凉疏表，清肺平喘。

【主治】外感风邪，邪热壅肺证。身热不解，喘
咳气急，甚则鼻扇，口渴，有汗或无汗，舌苔薄
白或黄，脉浮而数。

考点 4★　柴葛解肌汤的组成、功用及主治

【组成】柴胡　葛根　黄芩　羌活　白芷　芍药
桔梗　甘草（大枣　生姜　石膏）

【功用】解肌清热。

【主治】外感风寒，郁而化热证。恶寒渐轻，身

热增盛，无汗头痛，目痛鼻干，心烦不眠，咽干耳聋，眼眶痛，舌苔薄黄，脉浮微洪。

【方歌】陶氏柴葛解肌汤，邪在三阳热势张，芩芍桔甘羌活芷，石膏大枣与生姜。

【速记法】姜大哥拾柴草，秦姐抢白芍。（姜大葛石柴草，芩桔羌白芍）

第三节　扶正解表

考点1★★　败毒散的组成、功用及主治

【组成】柴胡　前胡　川芎　枳壳　羌活　独活　茯苓　桔梗　人参　甘草　（生姜　薄荷）

【功用】散寒祛湿，益气解表。

【主治】气虚，外感风寒湿表证。憎寒壮热，头项强痛，肢体酸痛，无汗，鼻塞声重，咳嗽有痰，胸膈痞满，舌淡苔白，脉浮而按之无力。

【方歌】人参败毒茯苓草，枳桔柴前羌独芎，薄荷少许姜三片，时行感冒有奇功。

【速记法】活熊身伏草埂，二虎只可强攻。（活芎参茯草梗，二胡枳壳羌＊）

考点2★★　参苏饮的组成、功用及主治

【组成】人参　紫苏叶　干葛　半夏　姜汁　前胡　茯苓　桔梗　枳壳　木香　陈皮　炙甘草

（生姜　枣）

【功用】益气解表，理气化痰。

【主治】气虚外感风寒，内有痰湿证。恶寒发热，无汗头痛鼻塞，咳嗽痰白，胸脘满闷，倦怠无力，气短懒言，苔白脉弱。

【方歌】参苏饮内用陈皮，枳壳前胡半夏齐，干葛木香甘桔茯，气虚外感最相宜。

【速记法】二陈姐跟参叔只撬钱箱。（二陈桔根参苏枳壳前香）

第三单元　泻下剂

第一节　寒下

考点1★★★　大承气汤的组成、功用及主治

【组成】大黄　厚朴　枳实　芒硝

【功用】峻下热结。

【主治】

（1）阳明腑实证。大便不通，频转矢气，脘腹痞满，腹痛拒按，按之硬，甚至潮热谵语，手足濈然汗出，舌苔黄燥起刺，或焦黑燥裂，脉

沉实。

（2）热结旁流证。下利清水，色纯青，其气臭秽，脐腹疼痛，按之坚硬有块，口舌干燥，脉滑实。

（3）里热实证之热厥、痉病或发狂等。

【方歌】大承气汤用硝黄，配伍枳朴泻力强，痞满燥实四症见，峻下热结宜此方。

【速记法】皇后只是笑。（黄厚枳实硝）

考点2★★　　大黄牡丹汤的组成、功用及主治

【组成】大黄　牡丹皮　桃仁　冬瓜子　芒硝

【功用】泻热破瘀，散结消肿。

【主治】肠痈初起，湿热瘀滞证。右少腹疼痛拒按，按之其痛如淋，甚则局部肿痞，或喜屈右足，牵引则痛剧，小便自调，或时时发热，自汗恶寒，舌苔薄腻而黄，脉滑数。

【方歌】金匮大黄牡丹汤，桃仁瓜子芒硝襄，肠痈初起腹按痛，苔黄脉数服之康。

【速记法】黄涛担冬瓜忙。（黄桃丹冬瓜芒）

考点3★　　大陷胸汤的组成、功用及主治

【组成】甘遂　大黄　芒硝

【功用】泻热逐水。

【主治】水热互结之结胸证。心下痛，按之石硬，或从心下至少腹硬满痛，拒按，大便秘结，日晡

小有潮热，或短气躁烦，舌上燥而渴，苔黄腻，脉沉紧或沉迟有力。

【方歌】大陷胸汤用硝黄，甘遂为末共成方，专治热实结胸证，泻热逐水效非常。

【速记法】谁大笑。（遂大硝）

第二节　温下

考点★★★　温脾汤的组成、功用及主治

【组成】大黄　芒硝　附子　干姜　当归　人参　甘草

【功用】攻下冷积，温补脾阳。

【主治】阳虚寒积证。腹痛便秘，脐下绞结，绕脐不止，手足不温，苔白不渴，脉沉弦而迟。

【方歌】温脾参附与干姜，甘草当归硝大黄，寒热并行治寒积，脐腹绞结痛非常。

【速记法】为姜大人父子干杯忙。（＊姜大人附子甘归芒）

第三节　润下

考点1★★★　麻子仁丸的组成、功用及主治

【组成】麻子仁　芍药　杏仁　枳实　厚朴

大黄　蜂蜜

【功用】润肠泄热，行气通便。

【主治】肠胃燥热，脾约便秘证。大便干结，小便频数。

【方歌】麻子仁丸治脾约，大黄枳朴杏仁芍，胃热津枯便难解，润肠通便功效高。

【速记法】二人密要小承气。（二仁蜜药小承气）

考点2★★★　济川煎的组成、功用及主治

【组成】当归　牛膝　肉苁蓉　泽泻　升麻枳壳

【功用】温肾益精，润肠通便。

【主治】肾阳虚弱，精津不足证（肾虚便秘）。大便秘结，小便清长，头目眩晕，腰膝酸软，舌淡苔白，脉沉迟。

【方歌】济川归膝肉苁蓉，泽泻升麻枳壳从，肾虚津亏肠中燥，寓通于补法堪宗。

【速记法】止泻当用生牛肉。（枳泻当＊升牛肉）

第四节　逐水

考点★　十枣汤的组成、功用及主治

【组成】芫花　甘遂　大戟　大枣

【功用】攻逐水饮。

【主治】

（1）悬饮　咳唾胸胁引痛，心下痞硬，干呕短气，头痛目眩，或胸背掣痛不得息，舌苔滑，脉沉弦。

（2）实水　水肿，一身悉肿，尤以身半以下为重，腹胀喘满，二便不利。

【方歌】十枣逐水效甚夸，大戟甘遂与芫花，悬饮内停胸胁痛，大腹肿满用无差。

【速记法】达吉愿找谁。（大戟芫枣遂）

第五节　攻补兼施

考点★　黄龙汤的组成、功用及主治

【组成】大黄　芒硝　枳实　厚朴　人参　当归甘草　桔梗　（生姜　大枣）

【功用】攻下通便，补气养血。

【主治】阳明腑实，气血不足证。自利清水，色纯青，或大便秘结，脘腹胀满，腹痛拒按，身热口渴，神疲少气，谵语，甚或循衣摸床，撮空理线，神昏肢厥，舌苔焦黄或焦黑，脉虚。

【方歌】黄龙汤枳朴硝黄，参归甘桔枣生姜，阳明腑实气血弱，攻补兼施效力强。

【速记法】大承气＋当草人。

第四单元　和解剂

第一节　和解少阳

考点1★★★　小柴胡汤的组成、功用及主治

【组成】柴胡　黄芩　半夏　人参　炙甘草　生姜　大枣

【功用】和解少阳。

【主治】

(1) 伤寒少阳证。往来寒热，胸胁苦满，嘿嘿不欲饮食，心烦喜呕，口苦，咽干，目眩，苔薄白，脉弦。

(2) 热入血室证。妇人中风，经水适断，寒热发作有时。

(3) 黄疸、疟疾，以及内伤杂病而见少阳证者。

【方歌】小柴胡汤和解功，半夏人参甘草从，更用黄芩加姜枣，少阳百病此为宗。

【速记法】生芹菜炒大虾仁。（生芩柴草大夏人）

方剂学

考点2★★ 蒿芩清胆汤的组成、功用及主治

【组成】青蒿　竹茹　半夏　茯苓　黄芩　枳壳　陈皮　碧玉散（滑石、青黛、甘草）

【功用】清胆利湿，和胃化痰。

【主治】少阳湿热证。寒热如疟，寒轻热重，口苦胸闷，吐酸苦水，或呕黄涎而黏，甚则干呕呃逆，胸胁胀痛，小便黄少，舌红苔白腻，间现杂色，脉数而右滑左弦。

【方歌】蒿芩清胆碧玉需，陈夏茯苓枳竹茹，热重寒轻痰夹湿，胸痞呕恶总能除。

【速记法】青竹如碧玉，黄羚下子沉。（青竹茹碧玉，黄芩夏枳陈）

第二节　调和肝脾

考点1★★★ 逍遥散的组成、功用及主治

【组成】柴胡　当归　白芍　白术　茯苓　炙甘草　（烧生姜　薄荷）

【功用】疏肝解郁，养血健脾。

【主治】肝郁血虚脾弱证。两胁作痛，头痛目眩，口燥咽干，神疲食少，月经不调，乳房胀痛，脉弦而虚。

【方歌】逍遥散用归芍柴，苓术甘草姜薄偕，疏

肝养血兼理脾，丹栀加入热能排。

【速记法】小姚嘱咐魏生将薄荷当柴草烧。（逍遥术茯煨生姜薄荷当柴草芍）

考点2★★★　　四逆散的组成、功用及主治

【组成】炙甘草　枳实　柴胡　芍药

【功用】透邪解郁，疏肝理脾。

【主治】

（1）阳郁厥逆证。手足不温，或腹痛，或泄利下重，脉弦。

（2）肝脾气郁证。胁肋胀闷，脘腹疼痛，脉弦。

【方歌】四逆散里用柴胡，芍药枳实甘草须，此是阳郁成厥逆，疏肝理脾奏效奇。

【速记法】四逆只烧柴草。（四逆枳芍柴草）

考点3★　　痛泻要方的组成、功用及主治

【组成】白术　白芍　陈皮　防风

【功用】补脾柔肝，祛湿止泻。

【主治】脾虚肝旺之痛泻。肠鸣腹痛，大便泄泻，泻必腹痛，泻后痛缓，舌苔薄白，脉两关不调，左弦而右缓。

【方歌】痛泻要方用陈皮，术芍防风共成剂，肠鸣泄泻腹又痛，治在泻肝与实脾。

【速记法】臣，痛泻烧住房。（陈痛泻芍术防）

第三节 调和肠胃

考点★★★ 半夏泻心汤的组成、功用及主治

【组成】半夏　干姜　黄芩　黄连　人参　炙甘草　大枣

【功用】寒热平调，消痞散结。

【主治】寒热错杂之痞证。心下痞，但满而不痛，呕吐，或肠鸣下利，舌苔薄腻而微黄。

【方歌】半夏泻心黄连芩，干姜甘草与人参，大枣合之治虚痞，法在降阳而和阴。

【速记法】秦莲婶炒枣拌姜。（芩连参草枣半姜）

第五单元　清热剂

第一节　清气分热

考点1★★★ 白虎汤的组成、功用及主治

【组成】石膏　知母　炙甘草　粳米

【功用】清热生津。

【主治】气分热盛证。壮热面赤，烦渴引饮，汗出恶热，脉洪大有力。

【方歌】白虎膏知甘草粳，气分大热此方清，热渴汗出脉洪大，加入人参气津生。

【速记法】白虎精食母肝。（白虎粳石母甘）

考点2★★　竹叶石膏汤的组成、功用及主治

【组成】竹叶　石膏　半夏　麦冬　人参　炙甘草　粳米

【功用】清热生津，益气和胃。

【主治】伤寒、温热、暑病，余热未清，气津两伤证。身热多汗，心胸烦闷，气逆欲呕，口干喜饮，气短神疲，或虚烦不寐，舌红苔少，脉虚数。

【方歌】竹叶石膏汤人参，麦冬半夏甘草临，再加粳米同煎服，清热益气养阴津。

【速记法】厦门人煮食干净米。（厦门人竹石甘粳米）

第二节　清营凉血

考点1★★★　清营汤的组成、功用及主治

【组成】犀角（用水牛角代）　生地黄　元参　竹叶心　黄连　银花　连翘　麦冬　丹参

【功用】清营解毒，透热养阴。

【主治】热入营分证。身热夜甚，神烦少寐，时有谵语，目常喜开或喜闭，口渴或不渴，或斑疹隐隐，脉细数，舌绛而干。

【方歌】清营汤是鞠通方，热入心包营血伤，角地银翘玄连竹，丹麦清热佐之良。

【速记法】乔连花选升丹麦主席。（翘连花玄生丹麦竹犀）

考点2★★　犀角地黄汤的组成、功用及主治

【组成】犀角（用水牛角代）　生地黄　芍药牡丹皮

【功用】清热解毒，凉血散瘀。

【主治】热入血分证。

（1）热扰心神，身热谵语，舌绛起刺，脉细数。

（2）热伤血络，斑色紫黑，吐血、衄血、便血、尿血，舌红绛，脉数等。

（3）蓄血瘀热，善忘如狂，漱水不欲咽，大便色黑易解。

【方歌】犀角地黄芍药丹，血热妄行吐衄斑，蓄血发狂舌质绛，凉血散瘀病可痊。

【速记法】岳母牺牲。（药牡犀生）

第三节　清热解毒

考点1★★★　普济消毒饮的组成、功用及主治

【组成】黄芩　黄连　陈皮　生甘草　玄参　柴胡　桔梗　连翘　板蓝根　马勃　牛蒡子　薄荷　僵蚕　升麻

【功用】清热解毒，疏风散邪。

【主治】大头瘟。恶寒发热，头面红肿焮痛，目不能开，咽喉不利，舌燥口渴，舌红，苔白兼黄，脉数有力者。

【方歌】普济消毒芩连蒡，玄参甘桔蓝根侣，升柴马勃连翘陈，薄荷僵蚕为末咀。

【速记法】陈胜巧拦截牛马，才将秦国老凯旋。（陈升翘拦截牛马，柴僵芩国老＊玄）

考点2★★★　黄连解毒汤的组成、功用及主治

【组成】黄连　黄芩　黄柏　栀子

【功用】泻火解毒。

【主治】三焦火毒证。大热烦躁，口燥咽干，错语不眠；或热病吐血、衄血；或热甚发斑，或身热下利，或湿热黄疸；或外科痈疡疔毒，小便黄赤，舌红苔黄，脉数有力。

【方歌】黄连解毒汤四味，黄芩黄柏栀子备，躁

狂大热呕不眠，吐衄斑黄均可为。

【速记法】秦连山黄柏解毒。（芩连山黄柏解毒）

考点 3 ★★ 凉膈散的组成、功用及主治

【组成】川大黄　芒硝　炙甘草　山栀子仁　薄荷　黄芩　连翘　竹叶　蜜

【功用】泻火通便，清上泄下。

【主治】上中二焦邪郁生热证。烦躁口渴，面赤唇焦，胸膈烦热，口舌生疮，或咽痛吐衄，便秘溲赤，睡卧不宁，谵语狂妄，或大便不畅，舌红苔黄，脉滑数。

【方歌】凉膈硝黄栀子翘，黄芩甘草薄荷饶，竹叶蜜煎疗膈上，中焦燥实服之消。

【速记法】黄老将军巧捉萧何子。（黄老将军翘竹硝荷栀）

考点 4 ★★ 仙方活命饮的组成、功用及主治

【组成】白芷　贝母　防风　赤芍　当归尾　甘草　皂角刺　穿山甲　天花粉　乳香　没药　金银花　陈皮　酒

【功用】清热解毒，消肿溃坚，活血止痛。

【主治】阳证痈疡肿毒初起。红肿焮痛，或身热凛寒，苔薄白或黄，脉数有力。

【方歌】仙方活命金银花，防芷归陈草芍加，贝母花粉兼乳没，穿山角刺酒煎佳，一切痈毒能溃

散，溃后忌服用勿差。

【速记法】北国风光佳天下，赤芍没想金银花。当用陈皮造白纸，解毒活血溃坚夸。（贝国风＊甲天＊，赤芍没香金银花，当＊陈皮皂白芷，解毒活血溃坚夸）

第四节　清脏腑热

考点1★★★　龙胆泻肝汤的组成、功用及主治

【组成】龙胆草　黄芩　栀子　泽泻　木通　车前子　当归　生地黄　柴胡　生甘草

【功用】清泻肝胆实火，清利肝经湿热。

【主治】

（1）肝胆实火上炎证。头痛目赤，胁痛口苦，耳聋、耳肿，舌红苔黄，脉弦数有力。

（2）肝经湿热下注证。阴肿阴痒，筋痿阴汗，小便淋浊，妇女带下黄臭等，舌红苔黄腻，脉弦数有力。

【方歌】龙胆泻肝栀芩柴，生地车前泽泻偕，木通甘草当归合，肝经湿热力能排。

【速记法】龙车通黄山，当地卸柴草。（龙车通黄山，当地泻柴草）

考点2★★　清胃散的组成、功用及主治

【组成】生地黄　当归身　牡丹皮　黄连　升麻

【功用】清胃凉血。

【主治】胃火牙痛。牙痛牵引头痛，面颊发热，其齿恶热喜冷，或牙龈红肿溃烂，或牙宣出血，或唇舌颊腮肿痛，或口气热臭，口干舌燥，舌红苔黄，脉滑数。

【方歌】清胃散用升麻连，当归生地牡丹全，或加石膏清胃热，口疮吐衄与牙宣。

【速记法】生母当黄帝。（升母当黄地）

考点3★★　玉女煎的组成、功用及主治

【组成】石膏　熟地　麦冬　知母　牛膝

【功用】清胃热，滋肾阴。

【主治】胃热阴虚证。

　　（1）头痛，牙痛，齿松牙衄，烦热干渴，舌红苔黄且干。

　　（2）治消渴，消谷善饥等。

【方歌】玉女煎用熟地黄，膏知牛膝麦冬襄，胃火阴虚相因病，牙痛齿枯宜煎尝。

【速记法】十亩麦地一头牛，胃热阴虚玉女愁。（石母麦地＊＊牛，胃热阴虚玉女愁）

考点 4 ★ ★ ★　　芍药汤的组成、功用及主治

【组成】芍药　当归　黄连　槟榔　木香　甘草
大黄　黄芩　官桂

【功用】清热燥湿，调气和血。

【主治】湿热痢疾。腹痛便脓血，赤白相兼，里急
后重，肛门灼热，小便短赤，舌苔黄腻，脉弦数。

【方歌】芍药汤中用大黄，芩连归桂槟草香，清
热燥湿调气血，里急腹痛自安康。

【速记法】秦香莲当兵，将军要炒肉。（芩香连当
槟，将军药草肉）

考点 5 ★ ★　　泻白散的组成、功用及主治

【组成】地骨皮　桑白皮　炙甘草　粳米

【功用】清泻肺热，止咳平喘。

【主治】肺热喘咳证。咳嗽，甚则气急欲喘，皮
肤蒸热，日晡尤甚，舌红苔黄，脉细数。

【方歌】泻白桑皮地骨皮，甘草粳米四般宜，参
茯知芩皆可入，肺热喘嗽此方施。

【速记法】白骨精是草包。（白骨粳 ★ 草 ★）

考点 6 ★ ★　　白头翁汤的组成、功用及主治

【组成】白头翁　黄柏　黄连　秦皮

【功用】清热解毒，凉血止痢。

【主治】热毒痢疾。腹痛，里急后重，肛门灼热，

下痢脓血，赤多白少，渴欲饮水，舌红苔黄，脉弦数者。

【方歌】白头翁汤治热痢，黄连黄柏与秦皮，味苦性寒能凉血，解毒坚阴功效奇。

【速记法】秦莲喊拜拜。（秦连＊白柏）

考点7★ 左金丸的组成、功用及主治

【组成】黄连 吴茱萸

【功用】清肝泻火，降逆止呕。

【主治】肝火犯胃证。胁肋疼痛，嘈杂吞酸，呕吐口苦，舌红苔黄，脉弦数。

【方歌】左金连茱六一丸，肝火犯胃吐吞酸，再加芍药名戊己，热泻热痢服之安。

【速记法】昨进黄鱼。（黄连与吴茱萸用量比为6：1）

考点8★ 导赤散的组成、功用及主治

【组成】生地黄 木通 生甘草梢 竹叶

【功用】清心利水养阴。

【主治】心经火热证。症见心胸烦热，口渴面赤，意欲饮冷，或口舌生疮，或溲赤涩痛，心热移于小肠，舌红，脉数。

【方歌】导赤生地与木通，草梢竹叶四般攻，口糜淋痛小肠火，引热同归小便中。

【速记法】竹竿通地。（竹甘通地）

考点9★ 苇茎汤的组成、功用及主治

【组成】苇茎　薏苡仁　冬瓜子　桃仁

【功用】清肺化痰，逐瘀排脓。

【主治】肺痈，热毒壅滞，痰瘀互结证。咳嗽痰多，身有微热，甚则咳吐腥臭脓血，胸中隐隐作痛，舌红苔黄腻，脉滑数。

【方歌】苇茎汤方出千金，桃仁薏苡冬瓜仁，肺痈痰热兼瘀血，化浊排脓病自宁。

【速记法】冬桃已萎。（冬桃苡苇）

第五节　清虚热

考点1★ 青蒿鳖甲汤的组成、功用及主治

【组成】青蒿　鳖甲　生地　知母　丹皮

【功用】养阴透热。

【主治】温病后期，邪伏阴分证。夜热早凉，热退无汗，舌红苔少，脉细数。

【方歌】青蒿鳖甲地知丹，热自阴来仔细辨，夜热早凉无汗出，养阴透热服之安。

【速记法】母鳖好生蛋。（母鳖蒿生丹）

考点2★ 当归六黄汤的组成、功用及主治

【组成】当归　生地黄　熟地黄　黄芩　黄柏

黄连　黄芪

【功用】滋阴泻火，固表止汗。

【主治】阴虚火旺之盗汗。发热盗汗，面赤心烦，口干唇燥，大便干结，小便黄赤，舌红苔黄脉数。

【方歌】当归六黄二地黄，芩连芪柏共煎尝，滋阴泻火兼顾表，阴虚火旺盗汗良。

【速记法】弟弟骑白龟练琴。（地地芪柏归连芩）

第六单元　祛暑剂

第一节　祛暑解表

考点★★　香薷散的组成、功用及主治

【组成】香薷　白扁豆　厚朴　酒

【功用】祛暑解表，化湿和中。

【主治】阴暑。恶寒发热，头重身痛，无汗，腹痛吐泻，胸脘痞闷，舌苔白腻，脉浮。

【方歌】三物香薷豆朴先，散寒化湿功效兼，若益银翘豆易花，新加香薷祛暑煎。

【速记法】猴想炒扁豆。（厚香炒扁豆）

第二节　祛暑利湿

考点★　六一散的组成、功用及主治

【组成】滑石　甘草

【功用】清暑利湿。

【主治】暑湿证。身热烦渴，小便不利或泄泻。

【方歌】六一散用滑石草，清暑利湿有功效，益元碧玉与鸡苏，砂黛薄荷加之好。

【速记法】六一拾草。（滑石与甘草用量比为6∶1）

第三节　祛暑益气

考点★　清暑益气汤的组成、功用及主治

【组成】西洋参　石斛　麦冬　黄连　竹叶　荷梗　知母　甘草　粳米　西瓜翠衣

【功用】清暑益气，养阴生津。

【主治】暑热气津两伤证。身热汗多，口渴心烦，小便短赤，体倦少气，精神不振，脉虚数。

【方歌】王氏清暑益气汤，善治中暑气阴伤，洋参冬斛荷瓜翠，连竹知母甘粳襄。

【速记法】师母深夜卖黄瓜和糙米。（石母参叶麦黄瓜荷草米）

第七单元 温里剂

第一节 温中祛寒

考点1★★★ 理中丸的组成、功用及主治

【组成】人参 干姜 白术 炙甘草

【功用】温中祛寒，补气健脾。

【主治】

(1) 脾胃虚寒证。脘腹绵绵作痛，喜温喜按，呕吐，大便稀溏，脘痞食少，畏寒肢冷，口不渴，舌淡苔白润，脉沉细或沉迟无力。

(2) 阳虚失血证。便血、吐血、衄血或崩漏等，血色暗淡，质清稀。

(3) 脾胃虚寒所致的胸痹；或病后多涎唾；或小儿慢惊等。

【方歌】理中丸主理中乡，甘草人参术干姜，呕利腹痛阴寒盛，或加附子总扶阳。

【速记法】草人赶猪。（草人干术）

考点 2 ★★★　小建中汤的组成、功用及主治

【组成】芍药　桂枝　炙甘草　生姜　大枣
饴糖

【功用】温中补虚，和里缓急。

【主治】中焦虚寒，肝脾不和证。腹中拘急疼痛，喜温喜按，神疲乏力，虚怯少气；或心中悸动，虚烦不宁，面色无华；或伴四肢酸楚，手足烦热，咽干口燥。舌淡苔白，脉细弦。

【方歌】小建中汤芍药多，桂姜甘草大枣和，更加饴糖补中脏，虚劳腹冷服之瘥。

【速记法】姜姨要草枣汁。（姜饴药草枣枝）

考点 3 ★★★　吴茱萸汤的组成、功用及主治

【组成】吴茱萸　人参　大枣　生姜

【功用】温中补虚，降逆止呕。

【主治】肝胃虚寒，浊阴上逆证。食后泛泛欲呕，或呕吐酸水，或干呕，或吐清涎冷沫，胸满脘痛，颠顶头痛，畏寒肢凉，甚则伴手足逆冷，大便泄泻，烦躁不宁，舌淡苔白滑，脉沉弦或迟。

【方歌】吴茱萸汤人参枣，重用生姜温胃好，阳明寒呕少阴利，厥阴头痛皆能保。

【速记法】乌江找人。（吴姜枣人）

考点4★ 大建中汤的组成、功用及主治

【组成】蜀椒　干姜　人参　胶饴

【功用】温中补虚，降逆止痛。

【主治】中阳衰弱，阴寒内盛之脘腹剧痛证。腹痛连及胸脘，痛势剧烈，其痛上下走窜无定处，或腹部时见块状物上下攻撑作痛，呕吐剧烈，不能饮食，手足厥冷，舌质淡，苔白滑，脉沉伏而迟。

【方歌】大建中汤建中阳，蜀椒干姜参饴糖，阴盛阳虚腹冷痛，温补中焦止痛强。

【速记法】姜姨任教。（姜饴人椒）

第二节　回阳救逆

考点★★★ 四逆汤的组成、功用及主治

【组成】生附子　干姜　炙甘草

【功用】回阳救逆。

【主治】心肾阳衰寒厥证。四肢厥逆，恶寒蜷卧，神衰欲寐，面色苍白，呕吐不渴，腹痛下利，舌苔白滑，脉象微细。

【方歌】四逆汤中附草姜，四肢厥冷急煎尝，腹痛吐泻脉微细，急投此方可回阳。

【速记法】蒋干父子。（姜甘附子）

第三节　温经散寒

考点1★★★　阳和汤的组成、功用及主治

【组成】熟地　肉桂　麻黄　鹿角胶　白芥子　炮姜炭　生甘草

【功用】温阳补血，散寒通滞。

【主治】阴疽。贴骨疽、脱疽及流注、痰核、鹤膝风等，患处漫肿无头，酸痛无热，皮色不变，口中不渴，舌苔淡白，脉沉细或迟细。

【方歌】阳和汤法解寒凝，贴骨流注鹤膝风，熟地鹿胶姜炭桂，麻黄白芥甘草从。

【速记法】皇帝将生贵娇子。（麻地姜生桂胶子）

考点2★★　当归四逆汤的组成、功用及主治

【组成】当归　桂枝　芍药　细辛　炙甘草　通草　大枣

【功用】温经散寒，养血通脉。

【主治】血虚寒厥证。手足厥寒，或腰、股、腿、足、肩臂疼痛，口不渴，舌淡苔白，脉沉细或细而欲绝。

【方歌】当归四逆桂芍枣，细辛甘草与通草，血虚肝寒手足冷，煎服此方乐陶陶。

【速记法】肝大的同志要当心。（甘大＊通枝药当辛）

第八单元　表里双解剂

第一节　解表清里

考点★★★　葛根黄芩黄连汤的组成、功用及主治

【组成】葛根　炙甘草　黄芩　黄连

【功用】解表清里。

【主治】协热下利。身热下利，胸脘烦热，口干作渴，喘而汗出，舌红苔黄，脉促或数。

第二节　解表攻里

考点1★★★　大柴胡汤的组成、功用及主治

【组成】柴胡　黄芩　芍药　半夏　枳实　大黄　生姜　大枣

【功用】和解少阳，内泻热结。

【主治】少阳阳明合病。往来寒热，胸胁苦满，呕不止，郁郁微烦，心下满痛或心下痞硬，大便不解或协热下利，舌苔黄，脉弦数有力。

【方歌】大柴胡汤用大黄，枳实芩夏白芍将，煎加姜枣表兼里，妙法内攻并外攘。

【速记法】胡琴伴姜嫂，找将军只是打豺虎。（胡芩半姜芍，枣将军枳实大柴胡）

考点2★★　防风通圣散的组成、功用及主治

【组成】防风　荆芥　连翘　麻黄　薄荷　川芎　当归　白芍　白术　山栀　大黄　芒硝　石膏　黄芩　桔梗　甘草　滑石　生姜

【功用】疏风解表，泻热通便。

【主治】风热壅盛，表里俱实。憎寒壮热，头目昏眩，目赤睛痛，口苦口干，咽喉不利，胸膈痞闷，咳呕喘满，涕唾黏稠，大便秘结，小便赤涩，舌苔黄腻，脉数有力，亦用治疮疡肿毒，肠风痔漏，丹斑瘾疹等。

【方歌】防风通圣大黄硝，荆芥麻黄栀子翘，甘桔芎归膏滑石，薄荷芩竹力偏饶。表里交攻阳热盛，外疡创毒总能消。

【速记法】黄妈石河值勤住草房，忙借船摆渡归金石桥。（黄麻石荷栀芩术甘防，芒桔川白＊归荆石翘）

第九单元　补益剂

第一节　补气

考点1★★★　参苓白术散的组成、功用及主治

【组成】莲子肉　薏苡仁　砂仁　桔梗　扁豆　茯苓　人参　甘草　白术　山药　大枣

【功用】益气健脾，渗湿止泻。

【主治】脾虚湿盛证。饮食不化，胸脘痞闷，肠鸣泄泻，四肢乏力，形体消瘦，面色萎黄，舌淡苔白腻，脉虚缓。

【方歌】参苓白术扁豆陈，山药甘莲砂薏仁，桔梗上浮兼保肺，枣汤调服益脾神。

【速记法】沙夫人一早要接编百草帘。（砂茯人薏枣药桔扁白草莲）

考点2★★★　补中益气汤的组成、功用及主治

【组成】黄芪（量最大）　炙甘草　人参　当归　橘皮　升麻　柴胡　白术

【功用】补中益气，升阳举陷。

【主治】中气不足证。

（1）脾虚气陷证。饮食减少，体倦肢软，少气懒言，面色萎黄，大便稀溏，舌淡，脉虚；以及脱肛、子宫脱垂、久泻、久痢、崩漏等。

（2）气虚发热证。身热自汗，渴喜热饮，气短乏力，舌淡，脉虚大无力。

【方歌】补中益气芪术参，炙草升柴归陈助，清阳下陷能升举，气虚发热甘温除。

【速记法】麻人赶猪，虎皮当旗。（麻人甘术，胡皮当芪）

考点3★★　生脉散的组成、功用及主治

【组成】人参　麦冬　五味子

【功用】益气生津，敛阴止汗。

【主治】气阴两虚证。

（1）暑热、温热，耗气伤阴证。汗多神疲，体倦乏力，气短懒言，咽干口渴，舌干红少苔，脉虚数。

（2）久咳伤肺，气阴两虚证。干咳少痰，短气自汗，口干舌燥，脉虚细。

【方歌】生脉麦味与人参，保肺生津又提神，气少汗多兼口渴，病危脉绝急煎斟。

【速记法】生脉散救"无脉人"。（五麦人）

考点 4 ★★　玉屏风散的组成、功用及主治

【组成】炙黄芪　防风　白术（大枣）

【功用】益气固表止汗。

【主治】表虚自汗。

（1）汗出恶风，面色㿠白，舌淡苔薄白，脉浮虚。

（2）治虚人腠理不固，易感风邪者。

【方歌】玉屏组合少而精，芪术防风鼎足行，表虚汗多易感冒，固卫敛汗效特灵。

【速记法】房主弃屏风。（防术芪屏风）

考点 5 ★　四君子汤的组成、功用及主治

【组成】人参　白术　茯苓　炙甘草

【功用】益气健脾。

【主治】脾胃气虚证。面色萎白，语声低微，气短乏力，食少或便溏，舌淡苔白，脉虚弱。

【方歌】四君子汤中和义，参术茯苓甘草比，益以夏陈名六君，祛痰补益气虚饵，除却半夏名异功，或加香砂气滞使。

【速记法】夫人赶猪。（茯人甘术）

第二节　补血

考点1★★★　归脾汤的组成、功用及主治

【组成】白术　人参　黄芪　龙眼肉　茯苓　酸枣仁　木香　炙甘草　当归　远志　生姜　大枣

【功用】益气补血，健脾养心。

【主治】

(1) 心脾气血两虚证。心悸怔忡，健忘失眠，盗汗，食少体倦，面色萎黄，舌质淡，苔薄白，脉细弱。

(2) 脾不统血证。便血，皮下紫癜，妇女崩漏，月经超前，量多色淡，或淋沥不止，舌质淡，脉细弱。

【方歌】归脾汤用术参芪，归草茯神远志随，酸枣木香龙眼肉，煎加姜枣益心脾，怔忡健忘俱可却，便血崩漏总能医。

【速记法】四君归期早，远知龙眼香。（四君归芪枣，远志龙眼香）

考点2★★　当归补血汤的组成、功用及主治

【组成】黄芪　当归

【功用】补气生血。

【主治】血虚阳浮发热证。

（1）**肌热面赤**，烦渴欲饮，脉洪大而虚，重按无力。

（2）亦治妇人经行、产后血虚发热，头痛；或疮疡溃后，久不愈合者。

【方歌】当归补血东垣方，黄芪一两归二钱，血虚发热口烦渴，脉大而虚宜此煎。

【速记法】骑龟。（芪归）

考点3★★　四物汤的组成、功用及主治

【组成】当归　川芎　白芍　熟地黄

【功用】补血调血。

【主治】**营血虚滞证**。头晕目眩，心悸失眠，面色无华，妇人月经不调，量少或经闭不行，脐腹作痛，甚或瘕块硬结，舌淡，口唇、爪甲色淡，脉细弦或细涩。

【方歌】四物地芍与归芎，血家百病此方通，经带胎产俱可治，加减运用在胸中。

【速记法】弟摆船归。（地白川归）

第三节　气血双补

考点1★★★　炙甘草汤的组成、功用及主治

【组成】炙甘草　生姜　人参　生地黄　桂枝　阿胶　麦冬　麻仁　大枣　清酒

【功用】益气滋阴，通阳复脉。

【主治】

（1）阴血阳气虚弱，心脉失养证。脉结代，心动悸，虚羸少气，舌光少苔，或质干而瘦小者。

（2）虚劳肺痿。干咳无痰，或咳吐涎沫，量少，形瘦短气，虚烦不眠，自汗盗汗，咽干舌燥，大便干结，脉虚数。

【方歌】炙甘草汤参姜桂，麦冬生地大麻仁，大枣阿胶加酒服，虚劳肺痿效如神。

【速记法】阿妈卖地，贵大人干生气。（阿麻麦地，桂大人甘生＊）

考点2★　八珍汤的组成、功用及主治

【组成】人参　白术　茯苓　当归　川芎　白芍　熟地黄　炙甘草　生姜　大枣

【功用】益气补血。

【主治】气血两虚证。面色苍白或萎黄，头晕眼花，四肢倦怠，气短懒言，心悸怔忡，食欲减退，舌质淡，苔薄白，脉细弱或虚大无力。

【方歌】双补气血八珍汤，四君四物合成方，煎加姜枣调营卫，气血亏虚服之康。

【速记法】四君子汤＋四物汤。

第四节 补阴

考点1★★★ 一贯煎的组成、功用及主治

【组成】北沙参　麦冬　当归身　生地黄　枸杞子　川楝子

【功用】滋阴疏肝。

【主治】肝肾阴虚，肝气郁滞证。

（1）胸脘胁痛，吞酸吐苦，咽干口燥，舌红少津，脉细弱或虚弦。

（2）治疝气瘕聚。

【方歌】一贯煎中用地黄，沙参杞子麦冬襄，当归川楝水煎服，阴虚肝郁是妙方。

【速记法】麦地练狗当杀。（麦地楝枸当沙）

考点2★★★ 六味地黄丸的组成、功用及主治

【组成】熟地黄　山茱萸　山药　泽泻　茯苓　丹皮

【功用】滋补肝肾。

【主治】肝肾阴虚证。腰膝酸软，头晕目眩，耳鸣耳聋，盗汗，遗精，消渴，骨蒸潮热，手足心热，口燥咽干，牙齿动摇，足跟作痛，小便淋沥，以及小儿囟门不合，舌红少苔，脉沉细数。

【方歌】六味地黄益肾肝，茱薯丹泽地苓专，更

加知柏成八味，阴虚火旺自可煎。养阴明目加杞菊，滋阴都气五味先，肺肾两调金水生，麦冬加入长寿丸。

【速记法】渔夫单要熟蟹。（萸茯丹药熟泻）

考点3★★　左归丸的组成、功用及主治

【组成】熟地黄　山药　枸杞　山茱萸　牛膝　菟丝子　鹿角胶　龟甲胶

【功用】滋阴补肾，填精益髓。

【主治】真阴不足证。头目眩晕，腰酸腿软，遗精滑泄，自汗盗汗，口燥舌干，光舌红少苔，脉细。

【方歌】左归丸内山药地，萸肉枸杞与牛膝，菟丝龟鹿二胶合，壮水之主方第一。

【速记法】愚弟要牛狗兔鹿龟。（萸地药牛枸菟鹿龟）

考点4★★　百合固金汤的组成、功用及主治

【组成】生地黄　熟地黄　麦冬　百合　白芍　当归　贝母　甘草　玄参　桔梗

【功用】滋养肺肾，止咳化痰。

【主治】肺肾阴亏，虚火上炎证。咳嗽气喘，痰中带血，咽喉燥痛，头晕目眩，午后潮热，舌红少苔，脉细数。

【方歌】百合固金二地黄，玄参贝母桔草藏，麦

冬芍药当归配，喘咳痰血肺家伤。

【速记法】弟弟卖草药，百元皆归母。（地地麦草药，百元桔归母）

考点5★　大补阴丸的组成、功用及主治

【组成】熟地黄　龟甲　黄柏　知母　猪脊髓
蜂蜜

【功用】滋阴降火。

【主治】阴虚火旺证。骨蒸潮热，盗汗遗精，咳
嗽咯血，心烦易怒，足膝疼热，舌红少苔，尺脉
数而有力。

【方歌】大补阴丸知柏黄，龟甲脊髓蜜成方，咳
嗽咯血骨蒸热，阴虚火旺制亢阳。

【速记法】风致白龟驻地。（蜂知柏龟猪地）

第五节　补阳

考点1★★★　肾气丸的组成、功用及主治

【组成】干地黄　山药　山茱萸　泽泻　茯苓
丹皮　桂枝　炮附子

【功用】补肾助阳。

【主治】肾阳不足证。腰痛脚软，身半以下常有
冷感，少腹拘急，小便不利，或小便反多，入夜
尤甚，阳痿早泄，舌淡而胖，脉虚弱，尺部沉细；

以及痰饮，水肿，消渴，脚气，转胞等。

【方歌】金匮肾气治肾虚，熟地淮药及山萸，丹皮苓泽加桂附，水中生火在温煦。

【速记法】贵子腹泻单要黄鱼。（桂子茯泻丹药黄萸）

考点 2★　右归丸的组成、功用及主治

【组成】熟地黄　山药　山茱萸　枸杞子　菟丝子　鹿角胶　杜仲　肉桂　当归　制附子

【功用】温补肾阳，填精益髓。

【主治】肾阳不足，命门火衰证。年老或久病，气衰神疲，畏寒肢冷，或阳痿遗精，或阳衰无子，或饮食减少，大便不实，或小便自遗，或腰膝软弱，舌淡苔白，脉沉迟。

【方歌】右归丸中地附桂，山药茱萸菟丝归，杜仲鹿胶枸杞子，益火之源此方魁。

【速记法】独育狗鹿兔，当地要富贵。（杜萸枸鹿菟，当地药附桂）

第六节　阴阳双补

考点★　地黄饮子的组成、功用及主治

【组成】熟干地黄　巴戟天　山茱萸　石斛　肉苁蓉　炮附子　五味子　官桂　茯苓　麦冬　菖

蒲　远志　生姜　大枣

【功用】滋肾阴，补肾阳，开窍化痰。

【主治】下元虚衰，痰浊上泛之喑痱证。舌强不能言，足废不能用，口干不欲饮，足冷面赤，脉沉细弱。

【方歌】地黄饮子山萸斛，麦味菖蒲远志茯，苁蓉桂附巴戟天，薄荷姜枣为末服。

【速记法】贵妇从远东赴沪地，将尝大巴鱼何味。（桂附苁远冬茯斛地，姜菖大巴萸＊味）

第十单元　固涩剂

第一节　固表止汗

考点★★　牡蛎散的组成、功用及主治

【组成】黄芪　麻黄根　煅牡蛎　小麦

【功用】敛阴止汗，益气固表。

【主治】体虚自汗、盗汗证。身常汗出，夜卧尤甚，心悸惊惕，短气烦倦，舌淡红，脉细弱。

【方歌】牡蛎散内用黄芪，小麦麻根合用宜，卫虚自汗或盗汗，固表收敛见效奇。

【速记法】骑马卖牡蛎。（芪麻麦牡蛎）

第二节　敛肺止咳

考点★　九仙散的组成、功用及主治

【组成】人参　款冬花　桑白皮　桔梗　五味子　阿胶　乌梅　贝母　罂粟壳

【功用】敛肺止咳，益气养阴。

【主治】久咳肺虚证。久咳不已，咳甚则气喘自汗，痰少而黏，脉虚数。

【方歌】九仙散中罂粟君，五味乌梅共为臣，参胶款桑贝桔梗，敛肺止咳益气阴。

【速记法】乌梅丧母无人管，速叫九仙去借款。（乌梅桑母五人＊，粟胶九仙＊桔款）

第三节　涩肠固脱

考点1★★　四神丸的组成、功用及主治

【组成】肉豆蔻　补骨脂　五味子　吴茱萸　生姜　大枣

【功用】温肾暖脾，固肠止泻。

【主治】脾肾阳虚之肾泄证。五更泄泻，不思饮食，食不消化，或久泻不愈，腹痛喜温，腰酸肢

冷，神疲乏力，舌淡，苔薄白，脉沉迟无力。

【方歌】四神故纸与吴萸，肉蔻五味四般须，大枣生姜为丸服，五更肾泄最相宜。

【速记法】枣将骨肉喂鱼。（枣姜骨肉味萸）

考点2★　真人养脏汤的组成、功用及主治

【组成】人参　当归　白术　肉豆蔻　肉桂　炙甘草　白芍　木香　诃子　罂粟壳

【功用】涩肠固脱，温补脾肾。

【主治】久泻久痢，脾肾虚寒证。泻利无度，滑脱不禁，甚至脱肛坠下，脐腹疼痛，喜温喜按，倦怠食少，舌淡苔白，脉迟细。

【方歌】真人养脏诃粟壳，肉蔻当归桂木香，术芍参甘为涩剂，脱肛久痢早煎尝。

【速记法】穆桂英挡住草蔻要何人。（木桂罂当术草蔻药诃人）

第四节　涩精止遗

考点★　桑螵蛸散的组成、功用及主治

【组成】桑螵蛸　远志　菖蒲　龙骨　人参　茯神　当归　龟甲（人参汤调下）

【功用】调补心肾，涩精止遗。

【主治】心肾两虚证。小便频数，或尿如米泔色，

或遗尿，或遗精，心神恍惚，健忘，舌淡苔白，脉细弱。

【方歌】桑螵蛸散治便数，参苓龙骨同龟壳，菖蒲远志当归入，补肾宁心健忘却。

【速记法】自家人常孤身飘荡。（志甲人菖骨神螵当）

第五节　固崩止带

考点1★★　固冲汤的组成、功用及主治

【组成】白术　生黄芪　煅龙骨　煅牡蛎　山萸肉　生杭芍　海螵蛸　茜草　棕边炭　五倍子

【功用】固冲摄血，益气健脾。

【主治】脾肾亏虚，冲脉不固证。猝然血崩或月经过多，或漏下不止，色淡质稀，头晕肢冷，心悸气短，神疲乏力，腰膝酸软，舌淡，脉微弱。

【方歌】固冲汤中用术芪，龙牡五倍棕榈施，海螵茜草芍山萸，崩中漏下总能医。

【速记法】探骑母龙背，潜航筑山海。（炭芪牡龙倍，茜杭术山海）

考点2★　易黄汤的组成、功用及主治

【组成】炒山药　炒芡实　盐黄柏　车前子　白果

【功用】固肾止带，清热祛湿。

【主治】肾虚湿热带下证。带下黏稠量多，色如浓茶汁，其气腥秽，舌质红，苔黄腻。

【方歌】易黄白果与芡实，车前黄柏加薯蓣，能消带下黏稠秽，补肾清热又祛湿。

【速记法】要十车黄果。（药实车黄果）

考点3★　固经丸的组成、功用及主治

【组成】黄芩　白芍　龟甲　黄柏　椿树根皮　香附

【功用】滋阴清热，固经止血。

【主治】阴虚血热之崩漏。月经过多，或崩中漏下，血色深红或紫黑稠黏，手足心热，腰膝酸软，舌红，脉弦数。

【方歌】固经丸用龟甲君，黄柏椿皮香附芩，更加芍药糊丸服，漏下崩中均可宁。

【速记法】黄芩伯夹香椿。（黄芩伯甲香椿）

第十一单元　安神剂

第一节　重镇安神

考点★★★　朱砂安神丸的组成、功用及主治

【组成】朱砂　黄连　炙甘草　生地黄　当归

【功用】镇心安神，清热养血。

【主治】心火亢盛，阴血不足证。心烦神乱、失眠多梦、惊悸怔忡，甚则胸中懊恼，舌尖红，脉细数。

【方歌】朱砂安神东垣方，归连甘草合地黄，怔忡不寐心烦乱，清热养阴可复康。

【速记法】朱砂敢当皇帝。（朱砂甘当黄地）

第二节　滋养安神

考点1★★★　天王补心丹的组成、功用及主治

【组成】生地黄　人参　丹参　元参　茯苓　五味子　远志　桔梗　当归　天冬　麦冬　柏子仁

酸枣仁　朱砂　竹叶

【功用】滋阴清热，养血安神。

【主治】阴虚血少，神志不安证。心悸怔忡，虚烦失眠，神疲健忘，或梦遗，手足心热，口舌生疮，大便干结，舌红少苔，脉细数。

【方歌】补心丹用柏枣仁，二冬生地当归身，三参桔梗朱砂味，远志茯苓共养神。

【速记法】三婶早搏两冬无，当地接令住五院。（三参枣柏两冬＊，当地桔苓朱五远）

考点2★★★　酸枣仁汤的组成、功用及主治

【组成】酸枣仁　知母　茯苓　川芎　甘草

【功用】养血安神，清热除烦。

【主治】肝血不足，虚热内扰证。虚烦失眠，心悸不安，头目眩晕，咽干口燥，舌红，脉弦细。

【方歌】酸枣二升先煮汤，茯知二两用之良，芎二甘一相调剂，服后安然入梦乡。

【速记法】令母熊找草。（苓母芎枣草）

第十二单元　开窍剂

第一节　凉开

考点1★★★　安宫牛黄丸的功用及主治

【功用】清热解毒，开窍醒神。

【主治】邪热内陷心包证。高热烦躁，神昏谵语，舌謇肢厥，舌红或绛，脉数有力，亦治中风昏迷，小儿惊厥属邪热内闭者。

考点2★　紫雪的功用及主治

【功用】清热开窍，息风止痉。

【主治】温热病，热闭心包及热盛动风证。高热烦躁，神昏谵语，痉厥，口渴唇焦，尿赤便秘，舌质红绛，苔黄燥，脉数有力或弦数；以及小儿热盛惊厥。

考点3★　至宝丹的功用及主治

【功用】化浊开窍，清热解毒。

【主治】痰热内闭心包证。

（1）神昏谵语，身热烦躁，痰盛气粗，舌绛苔黄垢腻，脉滑数。

（2）亦治中风、中暑及小儿惊厥属于痰热内闭者。

第二节　温开

考点★★　苏合香丸的功用及主治

【功用】芳香开窍，行气止痛。

【主治】寒闭证。①突然昏倒，牙关紧闭，不省人事，苔白，脉迟。②亦治寒凝气滞，心腹猝痛，甚则昏厥等。

第十三单元　理气剂

第一节　行气

考点1★★★　半夏厚朴汤的组成、功用及主治

【组成】半夏　厚朴　茯苓　生姜　苏叶

【功用】行气散结，降逆化痰。

【主治】梅核气。咽中如有物阻，咯吐不出，吞咽不下，胸膈满闷，或咳或呕，舌苔白润或白滑，脉弦缓或弦滑。

【方歌】半夏厚朴痰气疏，茯苓生姜共紫苏，加枣同煎名四七，痰凝气滞皆能除。

【速记法】夏侯将复苏。（夏厚姜茯苏）

考点 2 ★★　天台乌药散的组成、功用及主治

【组成】乌药　木香　小茴香　青皮　高良姜　槟榔　川楝子　巴豆（炒川楝子后去巴豆）　酒

【功用】行气疏肝，散寒止痛。

【主治】肝经气滞寒凝证。小肠疝气，少腹控引睾丸而痛，阴囊偏坠肿胀，或少腹疼痛，苔白脉弦。

【方歌】天台乌药木茴香，巴豆制楝青槟姜，行气疏肝止疼痛，寒疝腹痛是良方。

【速记法】天台五妖想练兵，回想把良将请。（天台乌药香楝槟，茴香巴良姜青）

考点 3 ★★★　越鞠丸的组成、功用及主治

【组成】苍术　川芎　神曲　香附　栀子

【功用】行气解郁。

【主治】六郁证（气、血、痰、火、湿、食）。胸膈痞闷，脘腹胀痛，嗳腐吞酸，恶心呕吐，饮食不消。

【方歌】越鞠丸治六般郁，气血痰火食湿因，芎

苍香附兼栀曲，气畅郁舒痛闷伸。

【速记法】父子唱川曲。（附子苍川曲）

考点4★★　厚朴温中汤的组成、功用及主治

【组成】厚朴　陈皮　炙甘草　草豆蔻仁　茯苓　木香　干姜　生姜

【功用】行气除满，温中燥湿。

【主治】<u>脾胃寒湿气滞证</u>。脘腹胀满或疼痛，不思饮食，四肢倦怠，舌苔白腻，脉沉弦。

【方歌】厚朴温中陈草苓，干姜草蔻木香停，煎服加姜治腹痛，寒湿胀满用皆灵。

【速记法】幕后炒酱豆腐皮。（木厚草姜豆茯皮）

考点5★　瓜蒌薤白白酒汤的组成、功用及主治

【组成】瓜蒌　薤白　白酒

【功用】通阳散结，行气祛痰。

【主治】<u>胸阳不振，痰气互结之胸痹轻证</u>。胸部满痛，甚至胸痛彻背，喘息咳唾，短气，舌苔白腻，脉沉弦或紧。

考点6★　暖肝煎的组成、功用及主治

【组成】当归　枸杞子　小茴香　肉桂　乌药　沉香（木香亦可）　茯苓（生姜）

【功用】温补肝肾，行气止痛。

【主治】<u>肝肾不足，寒滞肝脉证</u>。睾丸冷痛或小

腹疼痛，或疝气作痛，畏寒喜温，舌淡苔白，脉沉迟。

【方歌】暖肝煎中杞茯归，茴沉乌药合肉桂，下焦虚寒疝气痛，温补肝肾此方推。

【速记法】小狗无肉，铃铛响。（小枸乌肉，苓当香）

考点7★　柴胡疏肝散的组成、功用及主治

【组成】柴胡　陈皮　川芎　香附　芍药　枳壳　炙甘草

【功用】疏肝行气，活血止痛。

【主治】肝气郁滞证。胁肋疼痛，胸闷喜太息，情志抑郁易怒，或嗳气，脘腹胀满，脉弦。

【方歌】柴胡疏肝芍川芎，陈皮枳壳草香附，疏肝解郁兼理血，胁肋脘腹疼痛除。

【速记法】陈香川要四逆散（陈香川＊枳芍柴草）

第二节　降气

考点1★★★　旋覆代赭汤的组成、功用及主治

【组成】旋覆花　人参　生姜　代赭石　炙甘草　半夏　大枣

【功用】降逆化痰，益气和胃。

【主治】胃虚痰阻气逆证。胃脘痞闷或胀满，按

之不痛，频频嗳气；或见纳差、呃逆、恶心，甚或呕吐，舌苔白腻，脉缓或滑。

【方歌】旋覆代赭用人参，半夏姜甘大枣临，重以镇逆咸软痞，痞硬噫气力能禁。

【速记法】将干瞎找戴花人。（姜甘夏枣代花人）

考点2★★ 苏子降气汤的组成、功用及主治

【组成】苏子 半夏 当归 炙甘草 前胡 厚朴 肉桂 生姜 大枣 苏叶

【功用】降气平喘，祛痰止咳。

【主治】上实下虚之喘咳证。痰涎壅盛，胸膈满闷，喘咳短气，呼多吸少，或腰痛脚弱，肢体倦怠，或肢体浮肿，舌苔白滑或白腻，脉弦滑。

【方歌】苏子降气半夏归，前胡桂朴草姜随，上实下虚痰嗽喘，或加沉香去肉桂。

【速记法】苏子叶找肉脯盛夏归草湖。（苏子叶枣肉朴生夏归草胡）

考点3★★ 定喘汤的组成、功用及主治

【组成】白果 麻黄 苏子 甘草 款冬花 杏仁 桑白皮 炒黄芩 法半夏

【功用】宣肺降气，清热祛痰。

【主治】风寒外束，痰热内蕴证。咳喘痰多气急，质稠色黄，或微恶风寒，舌苔黄腻，脉滑数。

【方歌】定喘白果与麻黄，款冬半夏白皮桑，苏

杏黄芩兼甘草，外寒痰热喘哮尝。

【速记法】桑叔炒白果黄杏拌麻花。（桑苏草白果黄杏半麻花）

第十四单元　理血剂

第一节　活血祛瘀

考点1★★　补阳还五汤的组成、功用及主治

【组成】生黄芪　当归尾　赤芍　地龙　川芎　红花　桃仁

【功用】补气，活血，通络。

【主治】中风之气虚血瘀证。半身不遂，口眼㖞斜，语言謇涩，口角流涎，小便频数或遗尿不禁，舌暗淡，苔白，脉缓无力。

【方歌】补阳还五用四物，再用桃红去生地，地龙一味来通络，黄芪益气祛瘀滞。

【速记法】当地凶人持红旗。（当地芎仁赤红芪）

考点2★★★　生化汤的组成、功用及主治

【组成】全当归　川芎　桃仁　炮干姜　炙甘草

黄酒　童便

【功用】养血祛瘀，温经止痛。

【主治】血虚寒凝，瘀血阻滞证。产后恶露不行，小腹冷痛者。

【方歌】生化汤是产后方，归芎桃草酒炮姜，消瘀活血功偏擅，止痛温经效亦彰。

【速记法】将干逃归川。（姜甘桃归川）

考点3★★★　血府逐瘀汤的组成、功用及主治

【组成】桃仁　红花　当归　生地黄　川芎　赤芍　牛膝　桔梗　柴胡　枳壳　甘草

【功用】活血化瘀，行气止痛。

【主治】胸中血瘀证。胸痛，头痛，日久不愈，痛如针刺而有定处，或呃逆日久不止，或饮水即呛，干呕，或内热瞀闷，或心悸怔忡，失眠多梦，急躁易怒，入暮潮热，唇暗或两目暗黑，舌质暗红，或舌有瘀斑或瘀点，脉涩或弦紧。

【方歌】血府当归生地桃，红花甘草壳赤芍，柴胡芎桔牛膝等，血化下行不作劳。

【速记法】俏桃红穿柴草要当牛耕地。（壳桃红川柴草药当牛桔地）

考点4★★★　温经汤的组成、功用及主治

【组成】吴茱萸　当归　芍药　川芎　人参　桂枝　阿胶　牡丹皮　生姜　甘草　半夏　麦冬

【功用】温经散寒，养血祛瘀。

【主治】冲任虚寒，瘀血阻滞证。漏下不止，或血色暗而有块，淋沥不畅，或月经超前或延后，或逾期不止，或一月再行，或经停不至，而见少腹里急，腹满，傍晚发热，手心烦热，唇口干燥。舌质暗红，脉细而涩。亦治妇人宫冷，久不受孕。

【方歌】温经汤用吴萸芎，归芍丹桂姜夏冬，参草益脾胶养血，调经重在暖胞宫。

【速记法】熊皮贵，无人要，冬将夏，草当浇。（芎皮桂，吴人药，冬姜夏，草当胶）

考点5★★　复元活血汤的组成、功用及主治

【组成】柴胡　瓜蒌根　当归　红花　甘草　穿山甲　酒大黄　酒桃仁

【功用】活血祛瘀，疏肝通络。

【主治】跌打损伤，瘀血阻滞证。胁肋瘀肿，痛不可忍。

【方歌】复元活血汤柴胡，花粉当归山甲俱，桃仁红花大黄草，损伤瘀血酒煎去。

【速记法】柴贵人山楼打花草。（柴归仁山蒌大花草）

考点6★★　桃核承气汤的组成、功用及主治

【组成】桃仁　大黄　桂枝　炙甘草　芒硝

【功用】逐瘀泻热。

【主治】下焦蓄血证。少腹急结，小便自利，甚则烦躁谵语，神志如狂，至夜发热；以及血瘀经闭，痛经，脉沉实而涩者。

【方歌】桃核承气五般施，甘草硝黄并桂枝，瘀热互结小腹胀，如狂蓄血功最奇。

【速记法】将军忙逃贵国。（将军芒桃桂国）

考点7★★　失笑散的组成、功用及主治

【组成】五灵脂　炒蒲黄

【功用】活血祛瘀，散结止痛。

【主治】瘀血停滞证。心腹刺痛，或产后恶露不行，或月经不调，少腹急痛。

【方歌】失笑灵脂共蒲黄，等分作散醋煎尝，血瘀少腹时作痛，祛瘀止痛效非常。

【速记法】黄磷失效。（黄灵失笑）

考点8★★　桂枝茯苓丸的组成、功用及主治

【组成】桂枝　茯苓　桃仁　牡丹皮　芍药
白蜜

【功用】活血化瘀，缓消癥块。

【主治】瘀阻胞宫证。妇人素有癥块，妊娠漏下不止，胎动不安，血色紫黑晦暗，腹痛拒按，或经闭腹痛，或产后恶露不尽而腹痛拒按，舌质紫暗或有瘀点，脉沉涩。

【方歌】金匮桂枝茯苓丸，桃仁芍药和牡丹，等

分为末蜜丸服，缓消癥块胎可安。

【速记法】贵人服丹药。（桂仁茯丹药）

第二节　止血

考点1★★★　咳血方的组成、功用及主治

【组成】青黛　瓜蒌仁　海粉　炒山栀子　诃子（蜜　姜汁）

【功用】清肝宁肺，凉血止血。

【主治】肝火犯肺之咳血证。咳嗽痰稠带血，咯吐不爽，或心烦易怒，胸胁作痛，咽干口苦，颊赤，便秘，舌红苔黄，脉弦数。

【方歌】咳血方中诃子收，瓜蒌海粉山栀投，青黛蜜丸口嚼化，咳嗽痰血服之瘳。

【速记法】海带和瓜子。（海黛诃瓜子）

考点2★★★　小蓟饮子的组成、功用及主治

【组成】生地黄　小蓟　滑石　木通　蒲黄　藕节　淡竹叶　当归　山栀子　甘草

【功用】凉血止血，利水通淋。

【主治】热结下焦之血淋或尿血。小便频数，赤涩热痛，尿中带血，舌红脉数。

【方歌】小蓟饮子藕蒲黄，木通滑石生地裹，归草黑栀淡竹叶，血淋热结服之良。

【速记法】拾草节，侄子归，竹地扑通捉小鸡。
（石草节，栀子归，竹地蒲通＊小蓟）

考点3★★★　槐花散的组成、功用及主治

【组成】炒槐花　侧柏叶　荆芥穗　炒枳壳

【功用】清肠止血，疏风行气。

【主治】风热湿毒，壅遏肠道，损伤血络证。

（1）肠风脏毒，或便前出血，血色鲜红；或便后出血，血色晦暗；或粪中带血，舌红苔黄，脉数。

（2）亦可用治痔疮出血。

【方歌】槐花散用治肠风，侧柏荆芥枳壳充，为末等分米饮下，宽肠凉血逐风功。

【速记法】百岁之槐。（柏穗枳槐）

考点4★★　十灰散的组成、功用及主治

【组成】大蓟炭　小蓟炭　荷叶炭　侧柏炭　茅根炭　茜根炭　山栀炭　大黄炭　丹皮炭　棕榈皮炭（白藕汁　萝卜汁　京墨）

【功用】凉血止血。

【主治】血热妄行之上部出血证。呕血，吐血，咯血，嗽血或衄血，血色鲜红，来势急暴，舌红脉数。

【方歌】十灰散用十般灰，柏茅茜荷丹桐煨，二蓟栀黄各炒黑，上部出血势能摧。

【速记法】大鸡蛋黄和小鸡毛，总值百钱。（大蓟

丹黄荷小蓟茅根，棕栀柏茜）

考点 5 ★★　黄土汤的组成、功用及主治

【组成】甘草　干地黄　白术　炮附子　阿胶
黄芩　灶心黄土

【功用】温阳健脾，养血止血。

【主治】脾阳不足，脾不统血证。大便下血，先
便后血，以及吐血、衄血、妇人崩漏，血色暗淡，
四肢不温，面色萎黄，舌淡苔白，脉沉细无力。

【方歌】黄土汤用芩地黄，术附阿胶甘草尝，温
阳健脾能摄血，便血崩漏服之康。

【速记法】嘱咐勤浇黄土草地。（术附芩胶黄土草
地）

第十五单元　治风剂

第一节　疏散外风

考点 1 ★★★　川芎茶调散的组成、功用及主治

【组成】川芎　荆芥　白芷　羌活　炙甘草　细
辛　防风　薄荷　清茶

【功用】疏风止痛。

【主治】外感风邪头痛。偏正头痛或颠顶作痛，目眩鼻塞，或恶风发热，舌苔薄白，脉浮。

【方歌】川芎茶调散荆防，辛芷薄荷甘草羌，目昏鼻塞风攻上，正偏头痛悉能康。

【速记法】草熊戴新戒指，呛风喝茶。（草芎＊辛荆芷，羌风荷茶）

考点2★★　消风散的组成、功用及主治

【组成】当归　生地　防风　蝉蜕　知母　苦参胡麻　荆芥　苍术　牛蒡子　石膏　甘草　木通

【功用】疏风除湿，清热养血。

【主治】风疹、湿疹。皮肤瘙痒，疹出色红，或遍身云片斑点，抓破后渗出津水，苔白或黄，脉浮数。

【方歌】消风散内有荆防，蝉蜕胡麻苦参苍，知膏蒡通归地草，风疹湿疹服之康。

【速记法】谨防馋牛通仓库，十亩草地归胡妈。（荆防蝉牛通苍苦，石母草地归胡麻）

考点3★★　大秦艽汤的组成、功用及主治

【组成】秦艽　甘草　川芎　当归　白芍药　细辛　川羌活　防风　黄芩　石膏　吴白芷　白术生地黄　熟地黄　白茯苓　川独活

【功用】疏风清热，养血活血。

【主治】风邪初中经络证。口眼㖞斜，舌强不能言语，手足不能运动，或恶寒发热，苔白或黄，脉浮数或弦细。

【方歌】大秦艽汤羌独防，芎芷辛芩二地黄，石膏归芍苓甘术，风邪散见可通尝。

【速记法】秦皇拎枪逐二弟独归川药房制席草膏。（秦黄芩羌术生熟地独归川药防芷细草膏）

考点4★　牵正散的组成、功用及主治

【组成】白附子　白僵蚕　全蝎　热酒

【功用】祛风化痰，通络止痉。

【主治】风中头面经络。口眼㖞斜，或面肌抽动者，舌淡红，苔白。

【方歌】牵正散是杨家方，全蝎僵蚕白附裹，服用少量热酒下，口眼㖞斜疗效彰。

【速记法】蚕服全蝎。（蚕附全蝎）

考点5★　小活络丹的组成、功用及主治

【组成】炮川乌　炮草乌　地龙　炮天南星　乳香　没药（冷酒或荆芥汤送服）

【功用】祛风除湿，化痰通络，活血止痛。

【主治】风寒湿痹。肢体筋脉疼痛，麻木拘挛，关节屈伸不利，疼痛游走不定，舌淡紫，苔白，脉沉弦或涩。亦治中风手足不仁，日久不愈，经络中有湿痰瘀血，而见腰腿沉重或腿臂间作痛。

方剂学

【方歌】小活络丹天南星，二乌乳没与地龙，寒湿瘀血成痹痛，搜风活血经络通。

【速记法】二乌龙没乳难。（川乌草乌龙没乳南）

第二节　平息内风

考点1★★★　羚角钩藤汤的组成、功用及主治

【组成】羚羊角　霜桑叶　京川贝　鲜生地　双钩藤　滁菊花　茯神木　生白芍　生甘草　淡竹茹

【功用】凉肝息风，增液舒筋。

【主治】肝热生风证。

（1）高热不退，烦闷躁扰，手足抽搐，发为痉厥，甚则神昏，舌质绛而干，或舌焦起刺，脉弦而数。

（2）用治肝热风阳上逆，症见头晕胀痛，耳鸣心悸，面红如醉，或手足躁扰，甚则瘈疭，舌红，脉弦数。

【方歌】俞氏羚角钩藤汤，桑菊茯神鲜地黄，贝草竹茹同芍药，肝风内动急煎尝。

【速记法】领狗上草地，主妇少背菊。（羚钩桑草地，竹茯芍贝菊）

考点2★★★　镇肝息风汤的组成、功用及主治

【组成】怀牛膝　生赭石　生龙骨　生牡蛎　生

龟甲　生白芍　玄参　天冬　川楝子　生麦芽
茵陈　甘草

【功用】镇肝息风，滋阴潜阳。

【主治】类中风。头目眩晕，目胀耳鸣，脑部热痛，心中烦热，面色如醉，或时常噫气，或肢体渐觉不利，口角渐形㖞斜，甚或眩晕颠仆，昏不知人，移时始醒；或醒后不能复原，脉弦长有力。

【方歌】镇肝息风芍天冬，玄参牡蛎赭茵供，麦龟膝草龙川楝，肝风内动有奇功。

【速记法】天涯少草龙牡恋，牛鬼折姻缘。（天芽芍草龙牡楝，牛龟赭茵元）

考点3★★　天麻钩藤饮的组成、功用及主治

【组成】天麻　钩藤　生决明　山栀　黄芩　川牛膝　杜仲　益母草　桑寄生　夜交藤　朱茯神

【功用】平肝息风，清热活血，补益肝肾。

【主治】肝阳偏亢，肝风上扰证。头痛，眩晕，失眠多梦，或口苦面红，舌红苔黄，脉弦或数。

【方歌】天麻钩藤石决明，杜仲牛膝桑寄生，栀子黄芩益母草，茯神夜交安神宁。

【速记法】天麻钩藤教绝技，伏神擒牛众致意。（天麻钩藤交决寄，茯神芩牛仲栀益）

考点4★★　大定风珠的组成、功用及主治

【组成】生白芍　阿胶　生龟甲　干地黄　麻仁

五味子　生牡蛎　麦冬　炙甘草　鸡子黄　生鳖甲

【功用】滋阴息风。

【主治】阴虚风动证。手足瘛疭，形瘦神倦，舌绛少苔，脉气虚弱，时时欲脱者。

【方歌】大定风珠鸡子黄，再合加减复脉汤，三甲并同五味子，滋阴息风是妙方。

【速记法】贾母五弟要归，阿妈买草鸡。（甲牡五地药龟，阿麻麦草鸡）

第十六单元　治燥剂

第一节　轻宣润燥

考点1★★★　杏苏散的组成、功用及主治

【组成】苏叶　半夏　茯苓　前胡　桔梗　枳壳　甘草　生姜　橘皮　杏仁　大枣

【功用】轻宣凉燥，理肺化痰。

【主治】外感凉燥证。头微痛，恶寒无汗，咳嗽痰稀，鼻塞咽干，苔白脉弦。

【方歌】杏苏散内夏陈前，枳桔苓草姜枣研，轻

宣温润治凉燥，咳止痰化病自痊。

【速记法】苏杏姐将找陈夏领草支前。（苏杏桔姜枣陈夏苓草枳前）

考点2★★　清燥救肺汤的组成、功用及主治

【组成】桑叶　石膏　人参　甘草　胡麻仁　阿胶　麦冬　杏仁　枇杷叶

【功用】清燥润肺，益气养阴。

【主治】温燥伤肺，气阴两伤证。头痛身热，干咳无痰，气逆而喘，咽喉干燥，鼻燥，胸满胁痛，心烦口渴，舌干无苔，脉虚大而数。

【方歌】清燥救肺参草杷，石膏胶杏麦胡麻，经霜收下冬桑叶，清燥润肺效可夸。

【速记法】失业人胡麻仁，卖芭蕉炒杏仁。（石叶人胡麻仁，麦杷胶草杏仁）

考点3★★　桑杏汤的组成、功用及主治

【组成】桑叶　杏仁　香豉　栀皮　沙参　梨皮　象贝

【功用】清宣温燥，润肺止咳。

【主治】外感温燥证。身热不甚，口渴，咽干，鼻燥，干咳无痰，或痰少而黏，舌红，苔薄白而干，脉浮数而右脉大。

【方歌】桑杏汤中象贝宜，沙参栀豉与梨皮，干咳鼻燥右脉大，辛凉甘润燥能医。

【速记法】傻贝母只吃桑杏梨皮。（沙贝母栀豉桑杏梨皮）

第二节　滋阴润燥

考点1★★★　麦门冬汤的组成、功用及主治

【组成】麦冬　半夏　人参　甘草　粳米　大枣

【功用】清养肺胃，降逆下气。

【主治】

（1）虚热肺痿。咳嗽气喘，咽喉不利，咯痰不爽，或咳唾涎沫，口干咽燥，手足心热，舌红少苔，脉虚数。

（2）胃阴不足证。呕吐，纳少，呃逆，口渴咽干，舌红少苔，脉虚数。

【方歌】麦门冬汤用人参，枣草粳米半夏存，肺痿咳逆因虚火，益胃生津此方珍。

【速记法】夏大人卖炒米。（夏大人麦草米）

考点2★★　增液汤的组成、功用及主治

【组成】玄参　麦冬　生地

【功用】增液润燥。

【主治】阳明温病，津亏便秘证。大便秘结，口渴，舌红，脉细数或沉而无力。

【方歌】增液玄参与地冬，热病津枯便不通，补

药之体作泻剂，但非重用不为功。

【速记法】玄生卖地。（玄参麦地）

考点3★　玉液汤的组成、功用及主治

【组成】山药　生黄芪　知母　鸡内金　葛根
五味子　天花粉

【功用】益气滋阴，固肾止渴。

【主治】消渴之气阴两虚证。口干而渴，饮水不
解，小便频数量多，或小便混浊，困倦气短，舌
嫩红而干，脉虚细无力。

【方歌】玉液山药芪葛根，花粉知味鸡内金，消
渴口干溲多数，补脾固肾益气阴。

【速记法】葛天花岂知山鸡味。（葛天花芪知山鸡
味）

第十七单元　祛湿剂

第一节　燥湿和胃

考点1★★★　藿香正气散的组成、功用及主治

【组成】大腹皮　白芷　紫苏　茯苓　半夏曲

白术　陈皮　厚朴　桔梗　藿香　炙甘草　生姜　大枣

【功用】解表化湿，理气和中。

【主治】外感风寒，内伤湿滞证。恶寒发热，头痛，胸膈满闷，脘腹疼痛，恶心呕吐，肠鸣泄泻，舌苔白腻，以及山岚瘴疟等。

【方歌】藿香正气大腹苏，甘桔陈苓术朴俱，夏曲白芷加姜枣，感伤岚瘴并能驱。

【速记法】二陈姐想找江苏白蜘蛛，补大腹皮。（二陈桔香枣姜苏白芷术，朴大腹皮）

考点2★★★　　平胃散的组成、功用及主治

【组成】苍术　厚朴　陈皮　炙甘草　生姜　大枣

【功用】燥湿运脾，行气和胃。

【主治】湿滞脾胃证。脘腹胀满，不思饮食，口淡无味，呕吐恶心，嗳气吞酸，肢体沉重，怠惰嗜卧，常多自利，舌苔白腻而厚，脉缓。

【方歌】平胃散用朴陈皮，苍术甘草姜枣齐，燥湿运脾除胀满，调胃和中此方宜。

【速记法】姜枣草皮厚猪不吃。（姜枣草皮厚术＊＊）

第二节 清热祛湿

考点1★★★ 三仁汤的组成、功用及主治

【组成】杏仁 滑石 白通草 白蔻仁 竹叶 厚朴 生薏苡仁 半夏

【功用】宣畅气机，清利湿热。

【主治】湿温初起及暑温夹湿之湿重于热证。头痛恶寒，身重疼痛，肢体倦怠，面色淡黄，胸闷不饥，午后热甚，苔白不渴，脉弦细而濡。

【方歌】三仁杏蔻薏苡仁，朴夏白通滑竹叶，水用甘澜扬百遍，湿温初起法堪遵。

【速记法】三人后半夜通话。（杏仁白蔻仁薏苡仁厚半叶通滑）

考点2★★★ 八正散的组成、功用及主治

【组成】车前子 瞿麦 萹蓄 滑石 山栀子 炙甘草 木通 煨大黄 灯心草

【功用】清热泻火，利水通淋。

【主治】湿热淋证。尿频尿急，溺时涩痛，淋沥不畅，尿色混赤，甚或癃闭不通，小腹急满，口燥咽干，舌苔黄腻，脉滑数。

【方歌】八正木通与车前，萹蓄大黄滑石研，草梢瞿麦兼栀子，煎加灯草痛淋蠲。

【速记法】黄山边区等通滑草车。（黄山蔦瞿灯通滑草车）

考点 3 ★★ 甘露消毒丹的组成、功用及主治

【组成】飞滑石　绵茵陈　淡黄芩　石菖蒲　川贝母　木通　藿香　连翘　白豆蔻　薄荷　射干

【功用】利湿化浊，清热解毒。

【主治】湿温时疫，邪在气分，湿热并重证。发热倦怠，胸闷腹胀，肢酸咽痛，身目发黄，颐肿口渴，小便短赤，泄泻淋浊；舌苔白或厚腻或干黄，脉濡数或滑数。

【方歌】甘露消毒蔻藿香，茵陈滑石木通菖，芩翘贝母射干薄，湿温时疫是主方。

【速记法】秦香连飞石射陈，石菖蒲搏斗被捅。（芩香连飞石射陈，石菖蒲薄豆贝通）

考点 4 ★★ 连朴饮的组成、功用及主治

【组成】制厚朴　川连（姜汁炒）　石菖蒲　制半夏　香豉　焦栀　芦根

【功用】清热化湿，理气和中。

【主治】湿热霍乱。上吐下泻，胸脘痞闷，心烦躁扰，小便短赤，舌苔黄腻，脉滑数。

【方歌】连朴饮用香豆豉，菖蒲半夏焦山栀，芦根厚朴黄连入，湿热霍乱此方施。

【速记法】廉颇只吃拌卤脯。（连朴栀豉半芦蒲）

考点5★　茵陈蒿汤的组成、功用及主治

【组成】茵陈蒿　栀子　大黄

【功用】清热，利湿，退黄。

【主治】<mark>湿热黄疸证</mark>。一身面目俱黄，黄色鲜明，发热，无汗或但头汗出，口渴欲饮，恶心呕吐，腹微满，小便短赤，大便不爽或秘结，舌红苔黄腻，脉沉数或滑数有力。

【方歌】茵陈蒿汤治阳黄，栀子大黄组成方，栀子柏皮加甘草，茵陈四逆治阴黄。

【速记法】茵陈治黄。（茵陈栀黄）

考点6★　当归拈痛汤的组成、功用及主治

【组成】羌活　防风　升麻　葛根　白术　苍术　当归身　人参　甘草　苦参　炒黄芩　知母　炒茵陈　猪苓　泽泻

【功用】利湿清热，疏风止痛。

【主治】<mark>湿热相搏，外受风邪证</mark>。遍身肢节烦疼，或肩背沉重，或脚气肿痛，脚膝生疮，舌苔白腻微黄，脉弦数。

【方歌】当归拈痛羌防升，猪泽茵陈芩葛朋，二术苦参知母草，疮疡湿热服皆应。

【速记法】陈妈葛母尝甘苦，租枪防身当擒白蟹。（陈麻葛母苍甘苦，猪羌防参当芩白泻）

考点7★　二妙散的组成、功用及主治

【组成】炒黄柏　炒苍术　姜汁

【功用】清热燥湿。

【主治】湿热下注证。筋骨疼痛，或两足痿软，或足膝红肿疼痛，或湿热带下，或下部湿疮、湿疹，小便短赤，舌苔黄腻者。

【方歌】二妙散中苍柏兼，若云三妙牛膝添，四妙再加薏苡仁，湿热下注痿痹痊。

【速记法】二妙藏黄柏。（二妙苍黄柏）

第三节　利水渗湿

考点1★★★　五苓散的组成、功用及主治

【组成】猪苓　泽泻　白术　茯苓　桂枝

【功用】利水渗湿，温阳化气。

【主治】膀胱气化不利之蓄水证。小便不利，头痛微热，烦渴欲饮，甚则水入则吐；或脐下动悸，吐涎沫而头目眩晕；或短气而咳；或水肿、泄泻。舌苔白，脉浮或浮数。

【方歌】五苓散治太阳腑，泽泻白术与二苓，温阳化气添桂枝，利便解表治水停。

【速记法】领贵妇择白猪。（苓桂茯泽白术）

考点 2 ★★★　猪苓汤的组成、功用及主治

【组成】猪苓　茯苓　泽泻　滑石　阿胶

【功用】利水，养阴，清热。

【主治】水热互结证。小便不利，发热，口渴欲饮，或心烦不寐，或兼有咳嗽、呕恶、下利，舌红苔白或微黄，脉细数。又治血淋，小便涩痛，点滴难出，小腹满痛者。

【方歌】猪苓汤用猪茯苓，泽泻滑石阿胶并，小便不利兼烦渴，利水养阴热亦平。

【速记法】谢玲玲滑跤。（泻苓苓滑胶）

考点 3 ★★　防己黄芪汤的组成、功用及主治

【组成】防己　黄芪　甘草　白术　生姜　大枣

【功用】益气祛风，健脾利水。

【主治】表虚不固之风水或风湿证。汗出恶风，身重微肿，或肢节疼痛，小便不利，舌淡苔白，脉浮。

【方歌】防己黄芪金匮方，白术甘草枣生姜，汗出恶风兼身重，表虚湿盛服之康。

【速记法】草房黄找白浆。（草防黄枣白姜）

方剂学

第四节 温化寒湿

考点1★★★ **真武汤的组成、功用及主治**

【组成】茯苓 芍药 白术 生姜 附子

【功用】温阳利水。

【主治】阳虚水泛证。畏寒肢厥，小便不利，心下悸动不宁，头目眩晕，身体筋肉眴动，站立不稳，四肢沉重疼痛，浮肿，腰以下为甚；或腹痛，泄泻；或咳喘呕逆。舌质淡胖，边有齿痕，舌苔白滑，脉沉细。

【方歌】真武汤壮肾中阳，茯苓术芍附生姜，少阴腹痛有水气，悸眩惊惕保安康。

【速记法】珠江少妇灵。（术姜芍附苓）

考点2★★ **实脾散的组成、功用及主治**

【组成】厚朴 白术 木瓜 木香 草果 大腹子 炮附子 茯苓 干姜 炙甘草 生姜 大枣

【功用】温阳健脾，行气利水。

【主治】脾肾阳虚，水气内停之阴水。身半以下肿甚，手足不温，口中不渴，胸腹胀满，大便溏薄，舌苔白腻，脉沉弦而迟。

【方歌】实脾苓术与木瓜，甘草木香大腹加，草果附姜兼厚朴，虚寒阴水效堪夸。

【速记法】夫妇枣煮草姜，生瓜果脯香槟。（附茯枣术草姜，生瓜果朴香槟）

考点3★　苓桂术甘汤的组成、功用及主治

【组成】茯苓　桂枝　白术　炙甘草

【功用】温阳化饮，健脾利湿。

【主治】中阳不足之痰饮。胸胁支满，目眩心悸，或短气而咳，舌苔白滑，脉弦滑或沉紧。

第五节　祛湿化浊

考点1★★　完带汤的组成、功用及主治

【组成】炒白术　山药　人参　苍术　车前子　白芍　柴胡　黑芥穗　陈皮　甘草

【功用】补脾疏肝，化湿止带。

【主治】脾虚肝郁，湿浊带下。带下色白，清稀如涕，面色㿠白，倦怠便溏，舌淡苔白，脉缓或濡弱。

【方歌】完带汤中二术陈，车前甘草和人参，柴芍淮山黑芥穗，化湿止带此方神。

【速记法】白人苍山批草药糊疖子。（白人苍山皮草药胡芥子）

考点2★　萆薢分清饮的组成、功用及主治

【组成】益智　川萆薢　石菖蒲　乌药　盐

【功用】温肾利湿，分清化浊。

【主治】下焦虚寒之膏淋、白浊。小便频数，混浊不清，白如米泔，凝如膏糊，舌淡苔白，脉沉。

【方歌】萆薢分清石菖蒲，甘草乌药益智俱，或益茯苓盐煎服，淋浊留连自可除。

【速记法】巫医比唱。（乌益萆菖）

第六节　祛风胜湿

考点1★　羌活胜湿汤的组成、功用及主治

【组成】羌活　独活　藁本　防风　炙甘草　川芎　蔓荆子

【功用】祛风，胜湿，止痛。

【主治】风湿在表之痹证。肩背痛不可回顾，头痛身重，或腰脊疼痛，难以转侧，苔白脉浮。

【方歌】羌活胜湿草独芎，蔓荆藁本加防风，湿邪在表头腰痛，发汗升阳经络通。

【速记法】高兄疯蛮独抢活干。（藁芎风蔓独羌活甘）

考点2★　独活寄生汤的组成、功用及主治

【组成】独活　桑寄生　杜仲　牛膝　细辛　秦
艽　茯苓　肉桂心　防风　川芎　人参　甘草
当归　芍药　干地黄

【功用】祛风湿，止痹痛，益肝肾，补气血。

【主治】痹证日久，肝肾两亏，气血不足证。腰
膝疼痛，痿软，肢节屈伸不利，或麻木不仁，畏
寒喜温，心悸气短，舌淡苔白，脉象细弱。

【方歌】独活寄生艽防辛，芎归地芍桂苓均，杜
仲牛膝人参草，冷风顽痹屈能伸。

【速记法】情人细心独寄贵药，杜兄放牛归伏草
地。（秦人细辛独寄桂药，杜芎防牛归茯草地）

第十八单元　祛痰剂

第一节　燥湿化痰

考点1★★★　温胆汤的组成、功用及主治

【组成】半夏　竹茹　炒枳实　陈皮　炙甘草
茯苓　生姜　大枣

【功用】理气化痰，和胃利胆。

【主治】胆郁痰扰证。胆怯易惊，头眩心悸，心烦不眠，夜多易梦；或呕恶呃逆，眩晕，癫痫。苔白腻，脉弦滑。

【方歌】温胆汤中苓半草，枳竹陈皮加姜枣，虚烦不眠证多端，此系胆虚痰热扰。

【速记法】珠江夏令早食柑橘。（竹姜夏苓枣实甘橘）

考点 2★★　二陈汤的组成、功用及主治

【组成】半夏　橘红　茯苓　炙甘草　生姜　乌梅

【功用】燥湿化痰，理气和中。

【主治】湿痰证。咳嗽痰多，色白易咯，胸膈痞闷，肢体困重，或恶心呕吐，或头眩心悸，舌苔白滑或腻，脉滑。

【方歌】二陈汤用半夏陈，益以茯苓甘草臣，利气和中燥湿痰，煎加生姜与乌梅。

【速记法】陈夏领草莓酱。（陈夏苓草梅姜）

第二节　清热化痰

考点 1★★★　清气化痰丸的组成、功用及主治

【组成】瓜蒌仁　陈皮　炒黄芩　杏仁　炒枳实

茯苓　胆南星　制半夏　姜汁

【功用】清热化痰，理气止咳。

【主治】痰热咳嗽。咳嗽气喘，咯痰黄稠，胸膈痞闷，甚则气急呕恶，烦躁不宁，舌质红，苔黄腻，脉滑数。

【方歌】清气化痰星夏橘，杏仁枳实瓜蒌实，芩苓姜汁糊为丸，气顺火消痰自失。

【速记法】陈皮杏仁拌黄瓜实难服。（陈皮杏仁半黄瓜实南茯）

考点2★　小陷胸汤的组成、功用及主治

【组成】黄连　半夏　瓜蒌实

【功用】清热化痰，宽胸散结。

【主治】痰热互结证。胸脘痞闷，按之则痛，或心胸闷痛，或咳痰黄稠，舌红苔黄腻，脉滑数。

【方歌】小陷胸汤连夏蒌，宽胸开结涤痰优，膈上热痰痞满痛，舌苔黄腻服之休。

【速记法】黄连下楼。（黄连夏蒌）

第三节　润燥化痰

考点★★★　贝母瓜蒌散的组成、功用及主治

【组成】贝母　瓜蒌　天花粉　茯苓　橘红　桔梗

【功用】润肺清热，理气化痰。

【主治证候】**燥痰咳嗽**。咯痰不爽，涩而难出，咽喉干燥哽痛，甚至呛咳气急，苔白而干。

【方歌】贝母瓜蒌花粉研，橘红桔梗茯苓添，呛咳咽干痰难出，润燥化痰病自安。

【速记法】陈母拎蒌接花粉。（陈母苓蒌桔花粉）

第四节　温化寒痰

考点1★★★　苓甘五味姜辛汤的组成、功用及主治

【组成】茯苓　甘草　干姜　细辛　五味子

【功用】温肺化饮。

【主治】**寒饮咳嗽**。咳嗽痰多，清稀色白，喜唾涎沫，胸满不舒，舌苔白滑，脉弦滑。

考点2★　三子养亲汤的组成、功用及主治

【组成】紫苏子　白芥子　莱菔子

【功用】温肺化痰，降气消食。

【主治】**痰壅气逆食滞证**。咳嗽喘逆，痰多胸痞，食少难消，舌苔白腻，脉滑。

【方歌】三子养亲祛痰方，芥苏莱菔共煎汤，大便实硬加熟蜜，冬寒更可加生姜。

【速记法】三子来借书。（三子莱芥苏）

第五节　化痰息风

考点★★★　半夏白术天麻汤的组成、功用及主治

【组成】半夏　白术　天麻　茯苓　橘红　甘草　生姜　大枣

【功用】化痰息风，健脾祛湿。

【主治】风痰上扰证。眩晕或头痛，胸膈痞闷，恶心呕吐，舌苔白腻，脉弦滑。

【方歌】半夏白术天麻汤，苓草橘红大枣姜，眩晕头痛风痰证，热盛阴亏切莫尝。

【速记法】夏伏天煮姜枣炒橘红。（夏苓天术姜枣草橘红）

第十九单元　消食剂

第一节　消食化滞

考点1★★★　保和丸的组成、功用及主治

【组成】山楂　神曲　半夏　茯苓　陈皮　连翘　莱菔子

【功用】消食和胃。

【主治】食滞胃脘证。脘腹痞满胀痛，嗳腐吞酸，恶食呕逆，或大便泄泻，舌苔厚腻，脉滑。

【方歌】保和神曲与山楂，苓夏陈翘菔子加，炊饼为丸白汤下，消食和胃效堪夸。

【速记法】神父下山敲沉锣。（神茯夏山翘陈萝）

考点2★★　枳实导滞丸的组成、功用及主治

【组成】大黄　枳实　炒神曲　茯苓　黄芩　黄连　白术　泽泻

【功用】消导化积，清热利湿。

【主治】湿热食积证。脘腹胀痛，下痢泄泻，或大便秘结，小便短赤，舌苔黄腻，脉沉有力。

【方歌】枳实导滞曲大黄，芩连白术茯苓襄，泽泻蒸饼糊丸服，湿热积滞力能攘。

【速记法】责令白大实勤练神曲。（泽苓白大实芩连神曲）

第二节　健脾消食

考点★★　健脾丸的组成、功用及主治

【组成】炒白术　木香　酒炒黄连　甘草　茯苓　人参　炒神曲　陈皮　砂仁　炒麦芽　山楂　山药　煨肉豆蔻

【功用】健脾和胃，消食止泻。

【主治】**脾虚食积证**。食少难消，脘腹痞闷，大便溏薄，倦怠乏力，苔腻微黄，脉象虚弱。

【方歌】健脾参术苓草陈，肉蔻香连合砂仁，楂肉山药曲麦炒，消补兼施此方寻。

【速记法】夫人赶猪卖山神，陈香莲要杀寇。（茯人甘术麦山神，陈香连药砂蔻）

第二十单元　驱虫剂

考点★★★　乌梅丸的组成、功用及主治

【组成】乌梅　细辛　干姜　黄连　当归　附子　蜀椒　桂枝　人参　黄柏　蜜

【功用】温脏安蛔。

【主治】脏寒蛔厥证。脘腹阵痛，烦闷呕吐，时发时止，得食则吐，甚则吐蛔，手足厥冷；或久泻久痢。

【方歌】乌梅丸用细辛桂，黄连黄柏及当归，人参椒姜加附子，清上温下又安蛔。

【速记法】富贵新疆人数着白脸美。（附归细姜人蜀枝柏连梅）

中西医结合内科学

中西医结合内科学复习攻略

第一单元　呼吸系统疾病

第一节　慢性阻塞性肺疾病

考点1★★　临床表现与分级

1. 临床表现

（1）症状　①慢性咳嗽。②咳痰。③气短或呼吸困难。④喘息、胸闷。

（2）体征　早期体征可无异常，随疾病进展出现以下体征：

1）视诊：胸廓前后径增大，肋间隙增宽，剑突下胸骨下角增宽，称为桶状胸。

2）触诊：双侧语颤减弱。

3）叩诊：肺部过清音，心浊音界缩小，肺下界和肝浊音界下降。

4）听诊：两肺呼吸音减弱，呼气延长，部分患者可闻及湿性啰音和/或干性啰音。

2. 分级

分级	分级标准
0 级，高危	①有罹患 COPD 的高危因素 ②肺功能在正常范围 ③有慢性咳嗽、咳痰症状
Ⅰ即，轻度	①$FEV_1/FVC < 70\%$ ②$FEV_1\% \geqslant 80\%$ 预计值 ③有或无慢性咳嗽、咳痰症状
Ⅱ级，中度	①$FEV_1/FVC < 70\%$ ②$50\% \leqslant FEV_1\% < 80\%$ 预计值 ③有或无慢性咳嗽、咳痰症状
Ⅲ级，重度	①$FEV_1/FVC < 70\%$ ②$30\% \leqslant FEV_1\% < 50\%$ 预计值 ③有或无慢性咳嗽、咳痰症状
Ⅳ级，极重度	①$FEV_1/FVC < 70\%$ ②$FEV_1\% < 30\%$ 预计值

考点 2 ★★★　诊断

任何患有呼吸困难、慢性咳嗽或多痰的患者，并且有暴露于危险因素的病史，在临床上需要考虑慢性阻塞性肺疾病（COPD）的诊断。作出 COPD 的诊断需要进行肺功能检查，吸入支气管扩张剂之后第一秒用力呼气容积占用力肺活量百分比（FEV_1/FVC）＜ 70% 表明存在气流受限，即可诊断 COPD。

考点3★★★　中医辨证论治

辨证分型	治法	代表方剂
外寒里饮证	温肺散寒，涤痰降逆	小青龙汤加减
痰浊阻肺证	健脾化痰，降气平喘	二陈汤合三子养亲汤加减
痰热郁肺证	清热化痰，宣肺平喘	桑白皮汤或越婢加半夏汤加减
痰蒙神窍证	涤痰，开窍，息风	涤痰汤、安宫牛黄丸或至宝丹加减
肺脾气虚证	健脾益肺	生脉散合六君子汤加减
肺肾气虚证	补肺纳肾，降气平喘	补虚汤合参蛤散
阳虚水泛证	温肾健脾，化饮利水	真武汤合五苓散加减

第二节　支气管哮喘

考点1★★★　中医病因病机

伏痰是发病的"夙根"。基本病机：外邪引动伏痰。

考点2★★★　诊断与鉴别诊断

1. 诊断　发作时在双肺可闻及散在或弥漫性，以呼气相为主的哮鸣音，呼气相延长。

2. 鉴别诊断

（1）**心源性哮喘** 多有高血压、冠状动脉粥样硬化性心脏病等心脏疾病病史和体征。阵发性咳嗽，常咳出粉红色泡沫痰。血浆脑钠肽（BNP）水平检测可用于心源性或肺源性呼吸困难的快速鉴别。

（2）**喘息型慢性支气管炎** 多见于中老年人，有慢性咳嗽史，喘息长年存在，有加重期。患者多有长期吸烟或接触有害气体的病史。有肺气肿体征，两肺或可闻及湿啰音。用支气管舒张剂、口服或吸入激素作治疗性试验可能有所帮助。COPD 也可与哮喘合并同时存在。

考点3★★　西医治疗

1. 激素 是最有效的控制气道炎症的药物。给药途径包括吸入、口服和静脉应用等。吸入为首选途径。吸入给药是长期治疗哮喘的首选药物。

2. β₂受体激动剂 是缓解急性哮喘的首选药物。

3. 白三烯受体拮抗剂

4. 茶碱类

考点4★★★　中医辨证论治

1. 发作期

辨证分型	治法	代表方剂
寒哮证	温肺散寒，化痰平喘	射干麻黄汤加减
热哮证	清热宣肺，化痰定喘	定喘汤加减

2. 缓解期

辨证分型	治法	代表方剂
肺虚证	补肺固卫	玉屏风散加减
脾虚证	健脾化痰	六君子汤加减
肾虚证	补肾纳气	金匮肾气丸或七味都气丸加减

第三节　肺炎

考点1★★★　临床表现

1. 肺炎链球菌肺炎

（1）症状　寒战、发热，胸痛，咳嗽、咳痰，呼吸困难。

（2）体征　①早期肺部无明显异常体征。②肺实变时有叩诊呈浊音、听诊语颤增强和支气管呼吸音等典型体征，消散期可闻及湿啰音。③病变累及胸膜时可有胸膜摩擦音。

2. 葡萄球菌肺炎　痰带血丝或呈粉红色乳状。

3. 克雷白杆菌肺炎　痰液常呈砖红色胶冻状或灰绿色。

4. 军团菌肺炎　体温可达39℃以上，稽留热型，体温上升与脉搏不成比例，心率相对缓慢。

5. 病毒性肺炎　多为阵发性干咳。

6. 肺炎支原体肺炎 持久的阵发性刺激性呛咳为本病的突出症状。

7. 肺炎衣原体肺炎 起病隐袭，临床症状较轻或无症状，与肺炎支原体肺炎相似。

8. 真菌性肺炎

（1）肺放线菌病 痰中有时可找到由菌丝缠结成的"硫黄颗粒"。

（2）肺念珠菌病 咳多量白色泡沫稀痰，口腔、咽部及支气管黏膜上被覆散在点状白膜。典型者咳白色粥样痰，也可呈乳酪块状，痰液有酵母臭味或口腔及痰中有甜酒样芳香味为其特征性表现。

考点 2 ★★　诊断

根据病史、症状和体征，结合 X 线检查和痰液、血液检查，不难作出明确诊断。病原菌检测是确诊各型肺炎的主要依据

考点 3 ★★★　抗生素治疗

尽早应用抗生素是治疗感染性肺炎的首选治疗手段。

1. 细菌性肺炎

（1）肺炎链球菌肺炎 首选青霉素 G。对青霉素过敏者，可用大环内酯类，如红霉素或罗红霉素。

（2）葡萄球菌肺炎 多选用耐青霉素酶的半

合成青霉素或头孢菌素。

（3）**克雷白杆菌肺炎**　常选二、三代头孢菌素类与氨基糖苷类联合用药，如头孢噻肟钠或头孢他啶联合妥布霉素或阿米卡星。

（4）**军团菌肺炎**　首选红霉素。

2. 病毒性肺炎　临床常用的如利巴韦林、阿昔洛韦、更昔洛韦、阿糖腺苷（阿糖腺嘌呤）、奥司他韦、金刚烷胺（金刚胺）等。

3. 肺炎支原体肺炎　本病具有自限性，多数患者不经治疗可自愈。大环内酯类是治疗肺炎支原体感染的首选药物。

4. 肺炎衣原体肺炎　治疗与支原体肺炎相似，首选红霉素。

5. 真菌性肺炎　病情严重者则应及时应用抗真菌药物，如氟康唑、两性霉素 B 等。

考点 4 ★★★　中医辨证论治

辨证分型	治法	代表方剂
邪犯肺卫证	疏风清热，宣肺止咳	三拗汤或桑菊饮加减
痰热壅肺证	清热化痰，宽胸止咳	麻杏石甘汤合千金苇茎汤加减
热闭心神证	清热解毒，化痰开窍	清营汤加减
阴竭阳脱证	益气养阴，回阳固脱	生脉散合四逆汤加减
正虚邪恋证	益气养阴，润肺化痰	竹叶石膏汤加减

第四节　肺结核

考点1★　西医病因、病理

1. 病因　①病原学：由结核分枝杆菌引起。②传播途径：主要通过呼吸道传染。

2. 病理　炎性渗出、增生和干酪样坏死。

考点2★　中医病因病机

"痨虫"袭肺是本病发病不可缺少的外因；正虚则是引起发病的主要内因。

本病病位在肺，与脾、肾两脏的关系最为密切，同时也可涉及心、肝。基本病机以阴虚为主，并可导致气阴两虚，甚则阴损及阳。

考点3★★　实验室检查及其他检查

1. 结核分枝杆菌检查　是确诊肺结核病的主要方法。

2. 影像学检查　胸部 X 线检查是早期诊断肺结核的主要方法。胸部 CT 有助于发现微小或隐蔽区病变及孤立性结节的鉴别诊断。

3. 结核菌素（简称结素）试验　是诊断有无结核感染的参考指标。广泛应用于检出结核分枝杆菌感染，而非检出结核病。结核菌素试验对儿童、少年和青年的结核病诊断有参考意义。

考点4★★★　　抗结核化学药物治疗

1. 基本原则　早期、联合、适量、规则和全程使用敏感药物，其中以联合和规则用药最为重要。

2. 常用化疗药物　第一线杀菌药物异烟肼、利福平、链霉素和吡嗪酰胺，以及第二线抑菌药物乙胺丁醇和对氨基水杨酸钠。

考点5★★★　　中医辨证论治

辨证分型	治法	代表方剂
肺阴亏损证	滋阴润肺	月华丸加减
阴虚火旺证	滋阴降火	百合固金汤合秦艽鳖甲散加减
气阴耗伤证	益气养阴	保真汤加减
阴阳两虚证	滋阴补阳	补天大造丸加减

第五节　原发性支气管肺癌

考点1★★　　西医病理及分类

1. 按解剖学分类　①中央型肺癌。②周围型肺癌。

2. 按组织学分类

（1）小细胞肺癌（SCLC） 又称小细胞未分化癌。恶性程度最高，较早出现肺外转移，对放疗和化疗较敏感。

（2）非小细胞肺癌（NSCLC） ①鳞状上皮细胞癌（简称鳞癌），为最常见的类型。②腺癌。③大细胞未分化癌（简称大细胞癌）。

考点2★★★ 实验室检查及其他检查

1. 胸部 X 线检查 是发现肺癌的最基本方法。

2. 病理学检查 取得病变部位组织，进行病理学检查，对肺癌的诊断具有决定性意义。

考点3★★ 西医治疗

1. 手术治疗 对非小细胞肺癌 Ⅰ 期和 Ⅱ 期患者应行以治愈为目标的手术切除治疗。

2. 化学药物治疗 小细胞肺癌对于化疗非常敏感，很多化疗药物可提高小细胞肺癌的缓解率。

考点4★★★ 中医辨证论治

辨证分型	治法	代表方剂
气滞血瘀证	活血散瘀，行气化滞	血府逐瘀汤加减
痰湿毒蕴证	祛湿化痰，清热解毒	导痰汤加减

辨证分型	治法	代表方剂
阴虚毒热证	养阴清热，解毒散结	沙参麦冬汤合五味消毒饮
气阴两虚证	益气养阴，化痰散结	沙参麦冬汤加减，亦可选用大补元煎、生脉散、麦味地黄丸加减

第六节　慢性肺源性心脏病

考点1★★★　诊断

1. 有慢性胸、肺疾病史，或具有明显的肺气肿、肺纤维化体征。

2. 出现肺动脉高压和右室增厚的客观征象，如剑突下明显的收缩期搏动，或三尖瓣区收缩期杂音，P_2 亢进，胸骨左缘第 2~3 肋间收缩期搏动。

3. 右心功能失代偿的表现，如肝肿大压痛，肝－颈静脉反流征阳性，踝以上水肿，伴颈静脉怒张。

4. 理化检查。

（1）X 线检查　除肺、胸基础疾病及急性肺部感染的特征外，尚有肺动脉高压和右心室增大的 X 线征象。

（2）心电图检查 右室肥大的心电图改变，肺型 P 波，右束支传导阻滞及 QRS 波低电压。在 V_1、V_2 甚至 V_3 出现 QS 波。

考点 2★★ 中医辨证论治

1. 急性期

辨证分型	治法	代表方剂
痰浊壅肺证	健脾益肺，化痰降气	苏子降气汤加减
痰热郁肺证	清肺化痰，降逆平喘	越婢加半夏汤加减
痰蒙神窍证	涤痰开窍，息风止痉	涤痰汤加减，另服安宫牛黄丸或至宝丹
阳虚水泛证	温肾健脾，化饮利水	真武汤合五苓散加减

2. 缓解期

辨证分型	治法	代表方剂
肺肾气虚证	补肺纳肾，降气平喘	补肺汤加减
气虚血瘀证	益气活血，止咳化痰	生脉散合血府逐瘀汤加减

第七节　慢性呼吸衰竭

考点 1★★★ 诊断

1. 病史 有慢性支气管、肺部疾病或其他导致呼吸功能障碍的原发疾病，近期内有促使肺功

能恶化的诱因。

2. 临床表现　有缺氧和二氧化碳潴留的症状和体征。

3. 血气分析

（1）Ⅰ型呼吸衰竭　$PaCO_2$ 正常或下降，$PaO_2 < 60mmHg$。

（2）Ⅱ型呼吸衰竭　$PaCO_2 > 50mmHg$，$PaO_2 < 60mmHg$。

考点2★★★　慢性呼吸衰竭的氧疗

1. 适应证　理论上只要 PaO_2 低于正常就可给予氧疗，慢性呼吸衰竭患者 $PaO_2 < 60mmHg$ 则是氧疗的绝对适应证。

2. 氧疗方法　Ⅰ型呼衰应给予较高浓度（>35%，但一般不超过40%）吸氧，使氧分压提高到 60mmHg（7.98kPa），或动脉血氧饱和度（SaO_2）在90%以上；Ⅱ型呼衰的患者应给予持续低浓度（<35%）给氧。

考点3★★　中医辨证论治

辨证分型	治法	代表方剂
痰浊阻肺证	化痰降气，活血化瘀	二陈汤合三子养亲汤加减
肺肾气虚证	补益肺肾，纳气平喘	补肺汤合参蛤散加减

续表

辨证分型	治法	代表方剂
脾肾阳虚证	温肾健脾，化湿利水	真武汤合五苓散加减
痰蒙神窍证	涤痰开窍，息风止痉	涤痰汤、安宫牛黄丸、至宝丹
阳微欲脱证	益气温阳，固脱救逆	独参汤灌服，同时用参麦注射液或参附注射液静脉滴注

第二单元　循环系统疾病

第一节　心力衰竭

考点1★★　心力衰竭分期及心功能分级

Ⅰ级：患者患有心脏病，但日常活动量不受限制，一般活动不引起疲乏、心悸、呼吸困难或心绞痛。

Ⅱ级：心脏病患者的体力活动受到轻度限制，休息时无自觉症状，但平时一般活动下可出现疲乏、心悸、呼吸困难或心绞痛。

Ⅲ级：心脏病患者体力活动明显受限，小于

平时一般活动即引起上述症状。

Ⅳ级：心脏病患者不能从事任何体力活动。休息状态下也出现心衰的症状，体力活动后加重。

考点 2 ★★　急性心力衰竭的诊断

1. 急性左心衰竭　常见临床表现是急性左心衰竭所致的呼吸困难，系由肺淤血所致，严重患者可出现急性肺水肿和心源性休克。BNP/NT-proBNP 作为心衰的生物标志物，对急性左心衰竭诊断和鉴别诊断有肯定价值。

2. 急性左心衰竭临床程度分级

分级	皮肤	肺部啰音
Ⅰ级	干、暖	无
Ⅱ级	湿、暖	有
Ⅲ级	干、冷	无/有
Ⅳ级	湿、冷	有

考点 3 ★　慢性心力衰竭的中医病因病机

心衰病位在心，但其发生发展与肾、肺、脾、肝密切相关。基本病机是心肾阳气虚衰，饮停血瘀。

考点 4 ★★★　慢性心力衰竭的临床表现

1. 左心衰竭　以肺淤血及心排血量降低致器

官低灌注表现为主。

（1）症状 ①呼吸困难：劳力性呼吸困难是左心衰竭最早出现的症状。夜间阵发性呼吸困难时患者常在熟睡后突然憋醒，可伴阵咳，呼吸急促，咳泡沫样痰或呈哮喘状态，又称为"心源性哮喘"（轻者坐起数分钟即缓解，重者发生急性肺水肿）。②咳嗽、咳痰、咯血。

（2）体征 ①肺部体征：两肺底湿性啰音与体位变化有关；心源性哮喘时两肺可闻及哮鸣音；胸腔积液时有相应体征。②心脏体征：除原有心脏病体征外，一般均心脏扩大、心率加快，并有肺动脉瓣区第二音亢进、心尖区舒张期奔马律和/或收缩期杂音、交替脉等。

2. 右心衰竭 以体循环静脉淤血的表现为主。

（1）症状 由于内脏淤血，可有腹胀、食欲不振、恶心、呕吐、肝区胀痛、少尿等。

（2）体征 ①静脉淤血体征：颈静脉怒张和/或肝－颈静脉反流征阳性；黄疸、肝肿大伴压痛；周围性紫绀；下垂部位凹陷性水肿；胸水和/或腹水。②心脏体征：除原有心脏病体征外，右心室显著扩大，有三尖瓣收缩期杂音。

考点 5 ★★ 慢性心力衰竭的中医辨证论治

辨证分型	治法	代表方剂
心肺气虚证	补益心肺	养心汤合补肺汤加减
气阴亏虚证	益气养阴	生脉散合酸枣仁汤加味
气虚血瘀证	益气活血，疏肝通络	人参养荣汤合桃红四物汤加减
阳虚饮停证	益气温阳，蠲饮平喘	真武汤加减
心肾阳虚证	温补心肾	桂枝甘草龙骨牡蛎汤合金匮肾气丸加减
痰饮阻肺证	宣肺化痰，蠲饮平喘	三子养亲汤合真武汤加减

第二节　快速性心律失常

考点 1 ★★★ 快速性心律失常心电图诊断

1. 室上性心动过速　①心率快而规则，阵发性室上性心动过速心率多在 160～220 次/分，非阵发性室上性心动过速心率在 70～130 次/分。②P波形态与窦性不同，出现在 QRS 波群之后则为房室交界性心动过速；当心率过快时，P 波往往与前面的 T 波重叠，无法辨认，故统称为室上性心动过速。

2. 过早搏动

（1）房性早搏 ①提早出现的 P′ 波，形态与窦性 P 波不同。②P′ - R > 0.12 秒。③QRS 形态正常，亦可增宽（室内差异性传导）或未下传。④代偿间歇不完全。

（2）房室交界性早搏 ①提前出现的 QRS 波，而其前无相关 P 波，如有逆行 P 波，可出现在 QRS 之前、之中或之后。②QRS 形态正常，也可因发生差异性传导而增宽。③代偿间歇多完全。

3. 室性心动过速 ①3 个或以上的室早连发。②常没有 P 波或 P 波与 QRS 无固定关系，且 P 波频率比 QRS 波频率缓慢。③频率多数为每分钟 150～220 次，室律略有不齐。④偶有心室夺获或室性融合波。

4. 房颤与房扑

（1）房颤 ①P 波消失，*代之以大小不等、形态不同、间隔不等的 f 波，频率为 350～500 次/分*。②QRS 波、T 波形态为室上性，但 QRS 可增宽畸形（室内差异传导）。③大多数病例，房颤心室率快而不规则，多在每分钟 160～180 次。④当心室率极快而无法辨别 f 波时，主要根据心室率完全不规则及 QRS 与 T 波形状变异诊断。

（2）房扑 ①P 波消失，*代之以连续性锯齿*

样 F 波（各波大小、形态相同，频率规则，为 250～350 次/分）。②QRS 波群及 T 波均呈正常形态，但偶尔可因室内差异性传导、合并预激症候群，或伴束支传导阻滞，使其增宽畸形。③未经治疗的心房扑动，常呈 2:1 房室传导。

考点 2 ★　西医治疗

1. 窦性心动过速　①寻找并去除引起窦速的原因。②首选 β 受体阻滞剂。③不能使用 β 受体阻滞剂时，可选用维拉帕米或地尔硫草。

2. 房性期前收缩　对于无器质性心脏病且单纯房性期前收缩者，一般不需治疗；症状十分明显者可考虑使用 β 受体阻滞剂；对于可诱发诸如室上速、房颤的房性期前收缩应给予维拉帕米、普罗帕酮以及胺碘酮等治疗。

3. 阵发性室上性心动过速　颈动脉按摩能使心率突然减慢。终止发作药物治疗可选以下药物：①维拉帕米静脉注入。②普罗帕酮缓慢静脉推注（如室上速终止则立即停止给药）。③腺苷或三磷酸腺苷静脉快速推注。④胺碘酮缓慢静脉推注（适用于室上速伴器质性心脏病、心功能不全者）。

4. 房颤　经治疗也不能终止的房颤为永久性房颤。一般需用药物控制心室率。常用药物是地高辛和 β 受体阻滞剂；必要时二药可以合用。上述药物控制不满意者可以换用地尔硫草或维拉帕米；个别难治者也可选用胺碘酮或行射频消融改良房室结；慢－快综合征患者需安置起搏器后用药。

考点 3 ★★★ 中医辨证论治

辨证分型	治法	代表方剂
心神不宁证	镇惊定志，养心安神	安神定志丸加减
气血不足证	补血养心，益气安神	归脾汤加减
阴虚火旺证	滋阴清火，养心安神	天王补心丹加减
气阴两虚证	益气养阴，养心安神	生脉散加减
痰火扰心证	清热化痰，宁心安神	黄连温胆汤加减
心脉瘀阻证	活血化瘀，理气通络	桃仁红花煎加减
心阳不振证	温补心阳，安神定悸	参附汤合桂枝甘草龙骨牡蛎汤加减

第三节　缓慢性心律失常

考点 1 ★★★ 缓慢性心律失常心电图诊断

1. 窦性心动过缓 ①窦性心律。②心率在 40～60 次/分。③常伴有窦性心律不齐，严重过缓时可产生逸搏。

2. 房室传导阻滞

（1）一度房室传导阻滞 ①窦性 P 波，每个

P 波后都有相应的 QRS 波群。②P–R 间期延长至 0.20 秒以上。

（2）**二度房室传导阻滞**　①二度Ⅰ型：P–R 间期逐渐延长；R–R 间隔相应地逐渐缩短，直到 P 波后无 QRS 波群出现，如此周而复始。②二度Ⅱ型：P–R 间期固定（正常或延长）；P 波突然不能下传而 QRS 波脱漏。

（3）**三度房室传导阻滞**　①窦性 P 波，P–P 间隔一般规则。②P 波与 QRS 波群无固定关系。③心房速率快于心室率。④心室率由交界区或心室自主起搏点维持。

3. 病态窦房结综合征　①持续、严重、有时是突发的窦性心动过缓。②发作时可见窦房阻滞或窦性停搏。③心动过缓与心动过速交替出现，心动过速可以是阵发性室上速、阵发性房颤与房扑。

考点 2 ★★　西医治疗

1. 药物治疗

（1）**窦性心动过缓**　有症状可用阿托品治疗。

（2）**房室传导阻滞**　①一度房室传导阻滞与二度Ⅰ型房室传导阻滞心室率不太慢者，无须接受治疗。②二度Ⅱ型与三度房室传导阻滞如心室率显著缓慢，伴有血流动力学障碍，甚至阿–斯综合征发作，应给予治疗：阿托品 0.5～1mg 静脉注射；异丙肾上腺素 1～4μg/min 静脉点滴。

（3）**病态窦房结综合征** 酌情应用阿托品、麻黄素或含服异丙肾上腺素以提高心率。

2. 人工心脏起搏

适应证：

（1）有临床症状的任何水平的完全或高度房室传导阻滞。

（2）束支－分支水平传导阻滞，间歇发生二度 II 型房室传导阻滞，有症状者；在观察过程中虽无症状，但阻滞程度进展、H－V 间期 >100 毫秒者。

（3）病窦综合征或房室传导阻滞，心室率经常低于 50 次/分，有明确的临床症状，或间歇发生心室率 <40 次/分；或虽无症状，但有长达 3 秒的 R－R 间隔。

（4）由于颈动脉窦过敏引起的心率减慢，心率或 R－R 间隔达到上述标准，伴有明确症状者。

（5）有窦房结功能障碍和/或房室传导阻滞的患者，因其他情况必须采用具有减慢心率作用的药物治疗时，为保证适当的心室率，应植入起搏器。

考点3★★★　中医辨证论治

辨证分型	治法	代表方剂
心阳不足证	温补心阳，通脉定悸	人参四逆汤合桂枝甘草龙骨牡蛎汤加减
心肾阳虚证	温补心肾，温阳利水	参附汤合真武汤加减
气阴两虚证	益气养阴，养心通脉	炙甘草汤加减
痰浊阻滞证	理气化痰，宁心通脉	涤痰汤加减
心脉痹阻证	活血化瘀，理气通络	血府逐瘀汤加减

第四节　心脏性猝死

考点1★★　心脏性猝死诊断

①意识突然丧失。②大动脉（颈动脉或股动脉）搏动消失。具有上述两点即可作出临床诊断，应立即进行心肺复苏。

考点2★　基础心肺复苏

主要措施包括畅通气道、人工呼吸和人工胸外挤压，简称 ABC（airway，circulation，breathing）。

1. 开通气道

2. 人工呼吸　无论是单人还是双人进行心肺复苏时，按压和吹气比例是 30∶2。

3. 胸外按压 胸外按压时，病人应置于水平位，头部不应高于心脏水平。患者应仰卧于硬板床或地上。术者宜跪在病人身旁或站在床旁的椅凳上。要按压在胸骨中下 1/3 交界处或两乳头连线与胸骨交点（2005 年指南），按压深度为 4 ~ 5cm，按压频率为 100 次/分，下压与放松的时间比为 1:1。放松时定位的手掌根不要离开胸骨定位点。

第五节 原发性高血压

考点 1★★★ 中医病因病机

高血压病发病主要与肝、脾、肾等脏腑关系密切；病因为情志失调、饮食不节、久病劳伤、先天禀赋不足等；主要病理环节为风、火、痰、瘀、虚；病机性质为本虚标实，肝肾阴虚为本，肝阳上亢、痰浊内蕴为标。

考点 2★ 高血压危重症

1. 恶性高血压 多见于中青年。发病急骤，血压显著升高，舒张压常 ≥130mmHg，头痛，视力减退，视网膜出血、渗出和视神经乳头水肿。肾功能损害明显，出现蛋白尿、血尿、管型尿，迅速发生肾功能不全。

2. 高血压危象 危象发生时，出现头痛、烦躁、眩晕、恶心、呕吐、心悸、气急及视力模糊等严重症状，以及伴有痉挛动脉（椎－基底动脉、颈内动脉、视网膜动脉、冠状动脉等）累及相应的靶器官缺血症状。

3. 高血压脑病 发生在重症高血压患者，脑组织血流灌注过多引起脑水肿。表现为弥漫性严重头痛、呕吐、意识障碍、精神错乱，甚至昏迷、局灶性或全身抽搐。

考点3★★★ 诊断（血压分级及危险分层）

1. 按血压水平分类和分级 高血压定义为：在未使用降压药物的情况下，非同日 3 次测量血压，收缩压 ≥140mmHg 和/或舒张压（mmHg）≥ 90mmHg。收缩压 ≥140mmHg 和舒张压 <90mmHg 为单纯性收缩期高血压。患者既往有高血压史，目前正在使用降压药物，血压虽然低于 140/90mmHg，也诊断为高血压。

分类	收缩压（mmHg）		舒张压（mmHg）
正常血压	<120	和	<80
正常高值	120～139	和/或	80～89
高血压	≥140	和/或	≥90
1 级高血压	140～159	和/或	90～99
2 级高血压	160～179	和/或	100～109

续表

分类	收缩压（mmHg）		舒张压（mmHg）
3级高血压	≥180	和/或	≥110
单纯收缩期高血压	≥140	和	<90

2. 按心血管风险分层

其他危险因素和病史	血压（mmHg）		
	1级高血压	2级高血压	3级高血压
无	低危	中危	高危
1～2个其他危险因素	中危	中危	很高危
≥1个其他危险因素或靶器官损害	高危	高危	很高危
临床并发症或合并糖尿病	很高危	很高危	很高危

考点4★★ 西医治疗

1. 血压控制目标值 在患者能耐受的情况下，逐步降压达标。一般高血压患者，应将血压（收缩压/舒张压）降至140/90mmHg以下；65岁及以上的老年人的收缩压应控制在150mmHg以下，如能耐受还可进一步降低；伴有肾脏疾病、糖尿病或病情稳定的冠心病的高血压患者治疗更宜个体化，一般可以将血压降至130/80mmHg以下，脑卒中后的高血压患者一般血压目标为<140/90mmHg。

2. 降压药物的应用

（1）急症　首选硝普钠。

（2）常用药　利尿剂；β受体阻滞剂；钙通道阻滞剂（CCB）；血管紧张素转换酶抑制剂（ACEI）；血管紧张素Ⅱ受体阻滞剂（ARB）。

（3）应用　①合并心衰宜选择 ACEI、利尿药，不宜用β受体阻滞剂。②轻中度肾功能不全用 ACEI。③老年人收缩期高血压选利尿剂，长效二氢吡啶类 CCB。④糖尿病用 ACEI 和α受体阻滞剂。⑤心梗后和冠心病首选 ACEI 和β受体阻滞剂。⑥高脂血症不用β受体阻滞剂和利尿剂。⑦脑动脉硬化用 ACEI、CCB。

考点5★★★　中医辨证论治

辨证分型	治法	代表方剂
肝阳上亢证	平肝潜阳	天麻钩藤饮加减
痰湿内盛证	祛痰降浊	半夏白术天麻汤加减
瘀血内停证	活血化瘀	血府逐瘀汤加减
肝肾阴虚证	滋补肝肾，平潜肝阳	杞菊地黄丸加减
肾阳虚衰证	温补肾阳	济生肾气丸加减

第六节 心绞痛

考点1★★★ 诊断与鉴别诊断

1. 诊断要点 根据典型的发作特点和体征，结合存在的冠心病危险因素，除外其他原因所致的心绞痛，一般即可确立诊断。

（1）**典型心绞痛症状** ①部位：疼痛主要位于胸骨后及心前区。②性质：胸痛常为压迫、憋闷或紧缩感，也可有烧灼感。③诱因：发作常由劳累、情绪激动所诱发。④持续时间：疼痛出现后常逐步加重，历时短暂，一般为1～5分钟，很少超过15分钟。⑤缓解方法：去除诱因、休息、含服硝酸甘油（1～2分钟，偶至5分钟）后可迅速缓解。

（2）**心绞痛发作时心电图特征** 劳力性心绞痛发作时，以R波为主的导联上，出现一过性S－T段水平型或下垂型压低（≥0.05mV），可出现T波低平或倒置。变异性心绞痛发作时，相关导联上S－T段上抬。

（3）**选择性冠状动脉造影** 是诊断冠状动脉病变的最直接和最有价值的检查方法。

2. 分型

（1）**稳定型心绞痛（稳定型劳力性心绞痛）**

（2）不稳定型心绞痛

①初发劳力型心绞痛：病程在 2 个月内新发生的心绞痛（从无心绞痛或有心绞痛病史但在近半年内未发作过心绞痛）。

②恶化劳力型心绞痛：病情突然加重，表现为胸痛发作次数增加，持续时间延长，诱发心绞痛的活动阈值明显减低，硝酸甘油缓解症状的作用减弱，病程在 2 个月之内。

③静息心绞痛：心绞痛发生在休息或安静状态，发作持续时间相对较长，含硝酸甘油效果欠佳，病程在 1 个月内。

④梗死后心绞痛：指 AMI 发病 24 小时后至 1 个月内发生的心绞痛。

⑤变异型心绞痛：休息或一般活动时发生的心绞痛，发作时心电图显示 S－T 段暂时性抬高。

3. 与急性心肌梗死鉴别 疼痛部位与心绞痛相仿，但性质更剧烈，持续时间多超过 30 分钟，可长达数小时，可伴有心律失常、心力衰竭和/或休克，含用硝酸甘油多不能使之缓解。心电图中面向梗死部位的导联 S－T 段抬高，和/或同时有异常 Q 波（非 S－T 段抬高性心肌梗死则多表现为 S－T 段下移和/或 T 波改变）。实验室检查示白细胞计数增高、红细胞沉降率增快、心肌坏死标记物（肌红蛋白、肌钙蛋白、CK－MB 等）增高。

考点 2 ★★　西医治疗

药物治疗硝酸盐类为<u>最有效</u>的抗心绞痛药物。首选硝酸甘油。

考点 3 ★★★　中医辨证论治

辨证分型	治法	代表方剂
心血瘀阻证	活血化瘀，通脉止痛	血府逐瘀汤加减
痰浊闭阻证	通阳泄浊，豁痰开痹	瓜蒌薤白半夏汤合涤痰汤
阴寒凝滞证	辛温通阳，开痹散寒	枳实薤白桂枝汤合当归四逆汤加减
气虚血瘀证	益气活血，通脉止痛	补阳还五汤加减
气阴两虚证	益气养阴，活血通络	生脉散合炙甘草汤加减
心肾阴虚证	滋阴益肾，养心安神	左归丸加减
心肾阳虚证	益气壮阳，温络止痛	参附汤合右归丸加减

第七节　心肌梗死

考点 1 ★★　中医病因病机

基本病机为心脉痹阻不通，心失所养。病性本虚标实，本虚是气虚、阳虚、阴虚，以心气虚为主；标实为寒凝、气滞、血瘀、痰阻，以血瘀为主。

考点2★★★　实验室检查及其他检查

1. 心电图

（1）S－T段抬高性AMI心电图特点　①S－T段抬高呈弓背向上型，在面向坏死区周围心肌损伤区的导联上出现。②宽而深的Q波（病理性Q波），在面向透壁心肌坏死区的导联上出现。③T波倒置，在面向损伤区周围心肌缺血区的导联上出现。

（2）定位和定范围

部位	特征性心电图改变导联
前间壁	$V_1 \sim V_3$
前壁	$V_3 \sim V_5$
广泛前壁	$V_1 \sim V_6$
下壁	Ⅱ、Ⅲ、aVF
高侧壁	Ⅰ、aVL
正后壁	$V_7 \sim V_8$
右心室	$V_3R \sim V_5R$

2. 血清心肌坏死标志物　肌红蛋白测定有助于早期诊断。肌钙蛋白I（CTnI）或T（CTnT）是诊断心肌坏死最特异和敏感的首选标志物。肌酸激酶同工酶（CK－MB）增高的程度能较准确地反映梗死的范围，其高峰出现时间是否提前有助于判断溶栓治疗是否成功。

考点3★★ 诊断与鉴别诊断

1. 诊断 具备下列 3 条标准中 2 条：①缺血性胸痛的临床病史。②心电图的动态演变。③血清心肌坏死标记物浓度的动态改变。

2. 与心绞痛鉴别诊断 发作持续时间一般在 15 分钟以内，不伴恶心、呕吐、休克、心衰和严重心律失常不伴血清酶增高，心电图无变化或有 S－T 段暂时性压低或抬高。

考点4★★★ 中医辨证论治

辨证分型	治法	代表方剂
气滞血瘀证	活血化瘀，通络止痛	血府逐瘀汤加减
寒凝心脉证	散寒宣痹，芳香温通	当归四逆汤合苏合香丸加减
痰瘀互结证	豁痰活血，理气止痛	瓜蒌薤白半夏汤合桃红四物汤加减
气虚血瘀证	益气活血，祛瘀止痛	补阳还五汤加减
气阴两虚证	益气滋阴，通脉止痛	生脉散合左归饮加减
阳虚水泛证	温阳利水，通脉止痛	真武汤合葶苈大枣泻肺汤加减
心阳欲脱证	回阳救逆，益气固脱	参附龙牡汤加减

第八节　心脏瓣膜病

考点1★　中医病因病机

本病病位在心，多累及心肝两脏，发病尚涉及肾、脾、肺。基本病机为正虚邪入、瘀阻心脉。

考点2★★★　并发症

①心力衰竭：是风心病最常见的并发症和致死原因，约发生于70%的患者。②心律失常：以心房颤动最常见。③栓塞：最常见于二尖瓣狭窄伴房颤病人。④感染性心内膜炎。⑤肺部感染。

考点3★★★　诊断

1. 二尖瓣狭窄　根据劳力性呼吸困难、咳嗽（咯血）、声音嘶哑等症状，以及二尖瓣面容，心尖区隆隆样杂音，拍击性 S_1、P_2 亢进，二尖瓣开瓣音等可支持临床诊断；超声心动图检查结果是可靠的 DM 诊断依据。

2. 二尖瓣关闭不全　心尖区出现粗糙的吹风样收缩期杂音，伴左心房室增大，诊断可以成立，确诊有赖超声心动图。

3. 主动脉瓣狭窄　主动脉瓣区递增－递减型

收缩期杂音，向颈部传导。典型主动脉瓣狭窄杂音时，较易诊断。如合并关闭不全和二尖瓣损害，多为风心病。

4. 主动脉瓣关闭不全 主动脉瓣第二听诊区叹气样递减型舒张期杂音。伴周围血管征，可诊断为主动脉瓣关闭不全。急性重度反流者早期出现左心室衰竭，X 线心影正常而肺淤血明显。慢性如合并主动脉瓣或二尖瓣狭窄，支持风心病诊断。超声心动图可助确诊。

考点 4★★ 中医辨证论治

辨证分型	治法	代表方剂
气阴两虚证	益气养阴，宁心复脉	炙甘草汤加味
气虚血瘀证	益气养心，活血通脉	独参汤合桃仁红花煎加减
心肾阳虚证	温补心肾，化气行水	参附汤合五苓散加减
阳虚水泛证	温肾助阳，泻肺行水	真武汤合葶苈大枣泻肺汤加减
心阳虚脱证	补虚固脱	参附汤加减

第九节 病毒性心肌炎

考点 1★★ 临床表现

1. 症状 多数患者发病前 1~3 周内有呼吸

道或消化道感染的病史。表现发热、咽痛、咳嗽、全身不适、乏力等"感冒"样症状，或恶心、呕吐、腹泻等胃肠道症状。

2. 体征

（1）**心率增快**　心率增快与发热不平衡，休息及睡眠时亦快；或心率异常缓慢，均为心肌炎的可疑征象。

（2）**心脏扩大**　轻者可无扩大，一般为暂时性扩大。

（3）**心音改变**　听诊心尖区可有第一心音减弱，和/或闻及病理性第三心音，或呈钟摆联律或胎心律。

（4）**心脏杂音和心包摩擦音**　心室扩大引起相对性二尖瓣关闭不全，在心尖区可闻及收缩期杂音；心包受累时可闻及心包摩擦音。

考点2★★★　中医辨证论治

辨证分型	治法	代表方剂
热毒侵心证	清热解毒，宁心安神	银翘散加减
湿毒犯心证	解毒化湿，宁心安神	葛根芩连汤合甘露消毒丹加减
心阴虚损证	滋阴清热，养心安神	天王补心丹加减
气阴两虚证	益气养阴，宁心安神	炙甘草汤合生脉散加减
阴阳两虚证	益气温阳，滋阴通脉	参附养荣汤加味

第三单元 消化系统疾病

第一节 急性胃炎

考点1★ 中医病因病机

本病病位在胃，与肝、脾关系密切。病机是胃失和降，胃络受损。病理性质多属实证。

考点2★★ 实验室检查及其他检查

内镜检查可见胃黏膜弥漫性充血、水肿、渗出、出血和糜烂（腐蚀性胃炎急性期禁行内镜检查）。

考点3★★★ 诊断与鉴别诊断

1. 诊断 确诊有赖于内镜检查（内镜检查宜在出血发生后 24～48 小时内进行）。有近期服用 NSAID 史、严重疾病状态或大量饮酒患者，如发生呕血或黑便，应考虑急性糜烂出血性胃炎的可能。

2. 鉴别诊断

（1）胆囊炎 突发右上腹阵发性绞痛，常在饱餐、进油腻食物后或夜间发作，右上腹压痛、反跳痛及肌紧张、Murphy 征阳性，轻度白细胞升高，血清转氨酶、胆红素等升高。

（2）胰腺炎　剧烈而持续的上腹痛、恶心、呕吐，腹部压痛，肌紧张，肠鸣音减弱或消失，血清淀粉酶活性增高。

考点 4★★　中医辨证论治

辨证分型	治法	代表方剂
寒邪客胃证	温中散寒，和胃止痛	香苏散合良附丸加减
脾胃湿热证	清化湿热，理气止痛	清中汤加减
食积气滞证	消食导滞，调理气机	保和丸加减
肝气犯胃证	疏肝和胃，理气止痛	柴胡疏肝散加减
胃络瘀阻证	活血通络，理气止痛	失笑散合丹参饮加减
脾胃虚寒证	温补脾胃，散寒止痛	黄芪建中汤
胃阴不足证	养阴益胃，和中止痛	一贯煎合芍药甘草汤加减

第二节　慢性胃炎

考点 1★★★　胃镜检查

胃镜及组织学检查是慢性胃炎诊断的最可靠方法。

浅表性胃炎（非萎缩性胃炎）胃镜下可见黏

膜充血、色泽较红、边缘模糊，多为局限性，水肿与充血区共存，形成红白相间征象，黏膜粗糙不平，有出血点，可有小的糜烂。萎缩性胃炎则见黏膜失去正常颜色，呈淡红、灰色，呈弥散性，黏膜变薄，皱襞变细平坦，黏膜血管暴露，有上皮细胞增生或明显的肠化生。

考点2★★★ 中医辨证论治

辨证分型	治法	代表方剂
肝胃不和证	疏肝理气，和胃止痛	柴胡疏肝散加减
脾胃虚弱证	健脾益气，温中和胃	四君子汤加减
脾胃湿热证	清利湿热，醒脾化浊	三仁汤加减
胃阴不足证	养阴益胃，和中止痛	益胃汤加减
胃络瘀阻证	化瘀通络，和胃止痛	失笑散合丹参饮加减

第三节　消化性溃疡

考点1★ 中医病因病机

本病病位在胃，与肝、脾关系密切，基本病机为胃气阻滞，胃失和降，不通则痛。

考点2★★★ 临床表现及并发症

典型消化性溃疡的临床特点：慢性反复发作

过程、周期性发作和节律性发作。

1. 症状　周期性、节律性上腹痛为主要症状。

（1）性质　多为灼痛，或钝痛、胀痛、剧痛和/或饥饿样不适感。

（2）部位　多位于上腹，可偏左或偏右。

（3）典型节律性　十二指肠溃疡（DU）空腹痛和/或午夜痛，腹痛多于进食或服用抗酸药后缓解；胃溃疡（GU）患者也可发生规律性疼痛，但多为餐后痛，偶有夜间痛。

2. 体征　溃疡活动时上腹部可有局限性压痛，缓解期无明显体征。

3. 并发症　①出血：是消化性溃疡最常见的并发症。②穿孔。③幽门梗阻。④癌变：少数 GU 发生癌变（DU 一般不发生癌变）。

考点 3 ★★★　实验室检查及其他检查

1. 胃镜检查　内镜检查是消化性溃疡最直接的诊断方法。溃疡镜下所见通常呈圆形、椭圆形或线形，边缘光整，底部覆有灰黄色或灰白色渗出物，周围黏膜充血、水肿，可见皱襞向溃疡集中。

2. X 线钡餐检查　X 线发现龛影是消化性溃疡的直接征象，有确诊价值。

3. 幽门螺杆菌检测　快速尿素酶试验操作简

单，费用低，为首选方法。

考点4★★★　诊断

1. 长期反复发生的周期性、节律性、慢性上腹部疼痛，应用制酸药物可缓解。

2. 上腹部可有局限深压痛。

3. X线钡餐造影见溃疡龛影，有确诊价值。

4. 内镜检查可见到活动期溃疡，可确诊。

考点5★★　外科手术指征

①大出血经内科紧急处理无效。②急性穿孔。③器质性幽门梗阻。④GU癌变。⑤严格内科治疗无效的顽固性溃疡。

考点6★★★　中医辨证论治

辨证分型	治法	代表方剂
肝胃不和证	疏肝理气，健脾和胃	柴胡疏肝散合五磨饮子加减
脾胃虚寒证	温中散寒，健脾和胃	黄芪建中汤加减
胃阴不足证	健脾养阴，益胃止痛	一贯煎合芍药甘草汤加减
肝胃郁热证	清胃泄热，疏肝理气	化肝煎合左金丸加减
胃络瘀阻证	活血化瘀，通络和胃	活络效灵丹合丹参饮加减

第四节　胃癌

考点1★　转移途径

①直接蔓延。②淋巴结转移：是最早、最常见的转移方式。③血行转移。④腹腔内种植。

考点2★★　实验室检查及其他检查

1. X 线钡餐检查　局部胃壁僵硬、皱襞中断，蠕动波消失，凸入胃腔内的充盈缺损，恶性溃疡直径多大于 2.5cm，边缘不整齐，可示半月征、环堤征。

2. 内镜检查　胃镜结合黏膜活检是诊断胃癌最可靠的手段。

考点3★★　中医辨证论治

辨证分型	治法	代表方剂
痰气交阻证	理气化痰，消食散结	海藻玉壶汤加减
肝胃不和证	疏肝和胃，降逆止痛	柴胡疏肝散加减
脾胃虚寒证	温中散寒，健脾益气	理中汤合四君子汤加减
胃热伤阴证	清热和胃，养阴润燥	玉女煎加减
瘀毒内阻证	理气活血，软坚消积	膈下逐瘀汤加减
痰湿阻胃证	燥湿健脾，消痰和胃	开郁二陈汤加减
气血两虚证	益气养血，健脾和营	八珍汤加减

第五节 肝硬化

考点1★★ 中医病因病机

病变脏腑在肝，与脾、肾密切相关；初起在肝脾，久则及肾。基本病机为肝、脾、肾三脏功能失调，气滞、血瘀、水停腹中；病机特点为本虚标实。

考点2★★★ 诊断

1. 病毒性肝炎或长期大量饮酒等病史。

2. 肝功能减退、门脉高压表现。

3. 肝功能试验异常。

4. B超或CT提示肝硬化，内镜发现食管静脉曲张。

5. 肝穿刺活检见假小叶形成是诊断本病的金标准。

考点3★★ 中医辨证论治

辨证分型	治法	代表方剂
气滞湿阻证	疏肝理气，健脾利湿	柴胡疏肝散合胃苓汤加减
寒湿困脾证	温中散寒，行气利水	实脾饮加减

辨证分型	治法	代表方剂
湿热蕴脾证	清热利湿，攻下逐水	中满分消丸合茵陈蒿汤加减
肝脾血瘀证	活血化瘀，化气行水	调营饮加减
脾肾阳虚证	温肾补脾，化气利水	附子理中汤合五苓散加减
肝肾阴虚证	滋养肝肾，化气利水	一贯煎合膈下逐瘀汤加减

第六节　原发性肝癌

考点1★★　临床表现

1. 肝区疼痛　是肝癌最常见的症状，多呈持续性胀痛或钝痛。

2. 肝大　肝呈进行性增大，质地坚硬，表面凹凸不平，有大小不等的结节或巨块，边缘钝而不整齐，常有不同程度压痛。

3. 黄疸

4. 肝硬化征象　可有脾大、腹水、门静脉侧支循环形成等表现。

考点2★★　并发症

①肝性脑病：是最严重的并发症。②上消化道出血。③肝癌结节破裂出血。④继发性感染。

考点3★★★　诊断依据

1. 非侵入性诊断标准

（1）**影像学标准**　两种影像学检查均显示有 >2cm 的肝癌特征性占位病变。

（2）**影像学结合 AFP 标准**　一种影像学检查显示有 >2cm 的肝癌特征性占位病变，同时伴有 AFP≥400μg/L（排除活动性肝炎、妊娠、生殖系胚胎源性肿瘤及转移性肝癌）。

2. 组织学诊断标准　肝组织学检查证实原发性肝癌。对影像学尚不能确定诊断的 ≤2cm 的肝内结节应通过肝穿刺活检证实原发性肝癌的组织学特征。

考点4★　西医治疗

1. 手术治疗　手术切除仍是目前根治原发性肝癌的最好方法。

2. 放射治疗　原发性肝癌对放射治疗不太敏感。

3. 化学抗肿瘤药物治疗　肝动脉栓塞化疗已成为肝癌非手术疗法中的首选方法，对肝癌有很好的疗效，可明显提高患者的 3 年生存率。

考点 5 ★★　中医辨证论治

辨证分型	治法	代表方剂
气滞血瘀证	疏肝理气，活血化瘀	逍遥散合桃红四物汤加减
湿热瘀毒证	清利湿热，化瘀解毒	茵陈蒿汤合鳖甲煎丸加减
肝肾阴虚证	养阴柔肝，软坚散结	滋水清肝饮合鳖甲煎丸加减

第七节　溃疡性结肠炎

考点 1 ★★　诊断标准

符合以下 3 条，可诊断为溃疡性结肠炎：

1. 具有持续或反复发作腹泻和黏液血便、腹痛，伴有（或不伴）不同程度全身症状。

2. 排除细菌性痢疾、阿米巴痢疾、慢性血吸虫病、肠结核等感染性肠炎及克罗恩病、缺血性肠炎、放射性肠炎等。

3. 结肠镜检查特征　①黏膜血管纹理模糊、紊乱或消失，黏膜充血、水肿、易脆、出血和有脓性分泌物附着，亦常见黏膜粗糙，呈细颗粒状。②病变明显处可见弥漫性、多发性糜烂或溃疡。

③缓解期患者可见结肠袋囊变浅、变钝或消失以及假息肉和桥形黏膜等。

考点2★★　中医辨证论治

辨证分型	治法	代表方剂
湿热内蕴证	清热利湿	白头翁汤加味
脾胃虚弱证	健脾渗湿	参苓白术散加减
脾肾阳虚证	健脾温肾止泻	四神丸加味
肝郁脾虚证	疏肝健脾	痛泻要方加味
阴血亏虚证	滋阴养血，清热化湿	驻车丸
气滞血瘀证	化瘀通络	膈下逐瘀汤加减

第八节　上消化道出血

考点1★★★　出血严重程度的估计

　　成人每日消化道出血 >5mL 即可出现粪便隐血试验阳性；每日出血量 50 ~ 100mL 可出现黑便；胃内蓄积血量在 250 ~ 300mL 可引起呕血；一次出血量 <400mL 时，一般不出现全身症状；出血量超过 400 ~ 500mL，可出现乏力、心慌等全身症状；短时间内出血量超过 1000mL，可出现周围循环衰竭表现。

考点 2 ★ ★ ★　　中医辨证论治

辨证分型	治法	代表方剂
胃中积热证	清胃泻火，化瘀止血	泻心汤合十灰散加减
肝火犯胃证	泻肝清胃，降逆止血	龙胆泻肝汤加减
脾不统血证	益气健脾，养血止血	归脾汤加减
气随血脱证	益气摄血，回阳固脱	独参汤或四味回阳饮加减

第四单元　泌尿系统疾病

第一节　慢性肾小球肾炎

考点 1 ★ ★ ★　　诊断

　　有水肿、高血压、蛋白尿、血尿及管型尿等表现中的一种（如血尿或蛋白尿）或数种。临床表现多种多样，有时可伴有肾病综合征或重度高血压。

考点 2★★　中医辨证论治

辨证分型	治法	代表方剂
脾肾气虚证	补气健脾益肾	异功散加味
肺肾气虚证	补益肺肾	玉屏风散合金匮肾气丸加减
脾肾阳虚证	温补脾肾	附子理中丸或济生肾气丸加减
肝肾阴虚证	滋养肝肾	杞菊地黄丸加减
气阴两虚证	益气养阴	参芪地黄汤加减
水湿证	利水消肿	五苓散合五皮饮加减
湿热证	清热利湿	三仁汤加减
血瘀证	活血化瘀	血府逐瘀汤加减
湿浊证	健脾化湿泄浊	胃苓汤加减

第二节　肾病综合征

考点 1★★★　诊断

原发性肾病综合征（NS）的诊断主要依靠排除继发性 NS。诊断要点包括：①大量蛋白尿（> 3.5g/24h）。②低蛋白血症（血浆白蛋白≤30g/ L）。③明显水肿。④高脂血症。其中，"大量蛋白尿"和"低白蛋白血症"为诊断 NS 的必备条件。

考点2 ★★★　中医辨证论治

辨证分型	治法	代表方剂
风水相搏证	疏风解表，宣肺利水	越婢加术汤加减
湿毒浸淫证	宣肺解毒，利湿消肿	麻黄连翘赤小豆汤合五味消毒饮
水湿浸渍证	健脾化湿，通阳利水	五皮饮合胃苓汤
湿热内蕴证	清热利湿，利水消肿	疏凿饮子加减
脾虚湿困证	温运脾阳，利水消肿	实脾饮加减
肾阳衰微证	温肾助阳，化气行水	济生肾气丸合真武汤

第三节　尿路感染

考点1 ★★　感染途径

①上行感染：为尿路感染的主要途径。②血行感染。③直接感染。④淋巴道感染。

考点2 ★★　中医病因病机

本病病位在肾与膀胱，与肝脾密切相关。病机为湿热蕴结下焦，肾与膀胱气化不利。本病以肾虚为本，膀胱湿热为标。

考点3★★★　临床表现

1. 膀胱炎　占尿路感染的60%以上。主要表现为尿频、尿急、尿痛、排尿困难、下腹部疼痛等，部分患者迅速出现排尿困难。一般无全身症状，少数患者可有腰痛、发热，体温多在38℃以下。多见于中青年妇女。

2. 急性肾盂肾炎　本病可见于任何年龄，育龄期妇女最多见，起病急骤。

（1）**全身症状**　高热、寒战、头痛、周身酸痛、恶心、呕吐，体温多在38℃以上，热型多呈弛张热，亦可呈间歇热或稽留热。

（2）**泌尿系统症状**　尿频、尿急、尿痛、排尿困难、下腹疼痛、腰痛等，患者多有腰酸痛或钝痛，少数还有剧烈的腹部阵发性绞痛，沿输尿管向膀胱方向放射。

（3）**体格检查**　体检时在肋腰点（腰大肌外缘与第12肋交叉点）有压痛，肾区叩击痛。

3. 慢性肾盂肾炎　病程隐蔽，少数可间歇发生症状性肾盂肾炎，但更为常见的是间歇性无症状细菌尿和间歇性尿急、尿频等下尿路感染症状。

考点4 ★★★　　中医辨证论治

辨证分型	治法	代表方剂
膀胱湿热证	清热利湿通淋	八正散加减
肝胆郁热证	疏肝理气，清热通淋	丹栀逍遥散合石苇散加减
脾肾亏虚，湿热屡犯证	健脾补肾	无比山药丸加减
肾阴不足，湿热留恋证	滋阴益肾，清热通淋	知柏地黄丸加减

第四节　急性肾衰竭

考点★　　诊断

1. 常继发于各种严重疾病所致的周围循环衰竭或肾中毒后，但亦有个别病例可无明显的原发病。

2. 急骤地发生少尿（＜400mL/24h），在个别严重病例（肾皮质坏死）可无尿（＜100mL/24h），但在非少尿型者可无少尿表现。

3. 急骤发生和与日俱增的氮质血症，血肌酐每日上升 88.4～176.8μmol/L，尿素氮上升 3.6～10.7mmol/L。

4. 经数日至数周后，如处理恰当，会出现多尿期。

5. 尿常规检查：尿呈等张（比重 1.010 ~ 1.016），蛋白尿（常为 + ~ ++），尿沉渣常有颗粒管型、上皮细胞碎片、红细胞和白细胞。

第五节　慢性肾衰竭

考点1★★　中医病因病机

本病病位主要在肾，涉及肺、脾（胃）、肝等脏腑。其基本病机是<u>肾元虚衰，湿浊内蕴</u>，为本虚标实之证。本虚以肾元亏虚为主；标实见水气、湿浊、湿热、血瘀、肝风之证。

考点2★★　肾功能分期

1. **肾贮备功能下降期**　肾小球滤过率（GFR）减少至正常的 50% ~ 80%，血肌酐正常，患者无症状。

2. **氮质血症期**　是肾衰的早期，GFR 减少至正常的 20% ~ 50%，出现氮质血症，血肌酐高于正常，但小于 442μmol/L，可有轻度贫血、多尿和夜尿多。

3. **肾衰竭期**　血肌酐显著升高（451 ~ 707μmol/L），贫血较明显，夜尿增多以及水电解质失调，并可有轻度胃肠道、心血管和中枢神经系统症状。

4. 尿毒症期 是肾衰的晚期，GFR 减少至正常的 10% 以下，血肌酐大于 $707\,\mu mol/L$。

考点 3 ★★★ 诊断

诊断要点：慢性肾衰竭的诊断是内生肌酐清除率（Ccr）< 80mL/min，血肌酐（Scr）> $133\,\mu mol/L$，有慢性原发或继发性肾脏疾病病史。

考点 4 ★★ 尿毒症的替代治疗

当慢性肾衰患者 GFR 为 6 ~ 10mL/min（Scr > $707\,\mu mol/L$）并有明显尿毒症临床表现，经治疗不能缓解时，则应进行透析治疗。对糖尿病肾病，可适当提前（GFR 为 10 ~ 15mL/min）安排透析。患者通常应先做一个时期透析，待病情稳定并符合有关条件后，可考虑进行肾移植术。

考点 5 ★★ 中医辨证论治

1. 本虚证

辨证分型	治法	代表方剂
脾肾气虚证	补气健脾益肾	六君子汤加减
脾肾阳虚证	温补脾肾	济生肾气丸加减
气阴两虚证	益气养阴，健脾补肾	参芪地黄汤加减
肝肾阴虚证	滋肾平肝	杞菊地黄汤加减
阴阳两虚证	温扶元阳，补益真阴	金匮肾气丸或全鹿丸加减

2. 标实证

辨证分型	治法	代表方剂
湿浊证	和中降逆，化湿泄浊	小半夏加茯苓汤加减
湿热证	中焦湿热宜清化和中；下焦湿热宜清利湿热	中焦湿热者以黄连温胆汤加减；下焦湿热者以四妙丸加减
水气证	利水消肿	五皮饮或五苓散加减
血瘀证	活血化瘀	桃红四物汤加减
肝风证	镇肝息风	天麻钩藤饮加减

第五单元　血液及造血系统疾病

第一节　缺铁性贫血

考点1★★　诊断

1. 贫血为小细胞低色素性，男性 Hb < 120g/L，女性 Hb < 110g/L，孕妇 Hb < 100g/L；MCV < 80fl，MCH < 27pg，MCHC < 32%。

2. 有缺铁的依据，符合贮铁耗尽（ID）或缺铁性红细胞生成（IDE）的诊断。

ID：符合下列任一项即可诊断。①血清铁蛋白 $<121\mu g/L$。②骨髓铁染色显示骨髓小粒可染铁消失，铁粒幼红细胞 $<15\%$。

IDE：① 符合 ID 诊断标准。② 血清铁 $<8.95\mu mol/L$，总铁结合力升高 $>64.44\mu mol/L$，转铁蛋白饱和度 $<15\%$。③FEP/Hb $>4.5\mu g/gHb$。

3. 存在铁缺乏的病因，铁剂治疗有效。

考点 2★★★　铁剂治疗

口服铁剂是治疗 IDA 的首选。如琥珀酸亚铁 $0.1g$，每日 3 次。餐后服用胃肠道反应小且易耐受。应注意进食谷类、乳类和茶等会抑制铁剂的吸收；鱼、肉类、维生素 C 可加强铁剂的吸收。口服铁剂后，先是外周血网织红细胞增多，高峰在开始服药后 5～10 天，2 周后血红蛋白浓度上升，一般 2 个月左右恢复正常。铁剂治疗在血红蛋白恢复正常后至少持续 4～6 个月，待铁蛋白正常后停药。

考点 3★★★　中医辨证论治

辨证分型	治法	代表方剂
脾胃虚弱证	健脾和胃，益气养血	香砂六君子汤合当归补血汤加减

续表

辨证分型	治法	代表方剂
心脾两虚证	益气补血，养心安神	归脾汤或八珍汤加减
脾肾阳虚证	温补脾肾	八珍汤合无比山药丸加减
虫积证	杀虫消积，补益气血	化虫丸合八珍汤加减

第二节　再生障碍性贫血

考点1★★　中医病因病机

本病多为虚证，也可见虚中夹实。阴阳虚损为本病的基本病机，病变部位在骨髓，发病脏腑为心、肝、脾、肾，肾为根本，是由于精气内夺而引起。

考点2★★★　临床表现

再障主要表现为贫血、感染和出血。贫血多呈进行性；出血以皮肤黏膜多见，严重者有内脏出血；容易感染，引起发热。体检时均有贫血面容，眼结膜、甲床及黏膜苍白，皮肤可见出血点及紫癜。贫血重者，可有心率加快，心尖部收缩期吹风样杂音，一般无肝脾肿大。

考点3★★★　诊断

1. 全血细胞减少，网织红细胞百分数 <

0.01，淋巴细胞比例增高。

2. 一般无脾肿大。

3. 骨髓检查显示至少一部位增生减低或重度减低（如增生活跃，巨核细胞应明显减少），骨髓小粒成分中见非造血细胞增多。

考点4★★　中医辨证论治

辨证分型	治法	代表方剂
肾阴虚证	滋阴补肾，益气养血	左归丸合当归补血汤加减
肾阳虚证	补肾助阳，益气养血	右归丸合当归补血汤加减
肾阴阳虚证	滋阴助阳，益气补血	左归丸、右归丸合当归补血汤加减
肾虚血瘀证	补肾活血	六味地黄丸或金匮肾气丸合桃红四物汤加减
气血两虚证	补益气血	八珍汤加减
热毒壅盛证	清热凉血，解毒养阴	清瘟败毒饮加减

第三节　白细胞减少症与粒细胞缺乏症

考点1★★　诊断

外周血白细胞计数 $< 4.0 \times 10^9/L$ 为白细胞减少症，外周血中性粒细胞绝对值 $< 0.5 \times 10^9/L$ 为

粒细胞缺乏症。

考点2★★★ 白细胞减少症与粒细胞缺乏症的中医辨证论治

辨证分型	治法	代表方剂
气血两虚证	益气养血	归脾汤加减
脾肾亏虚证	温补脾肾	黄芪建中汤合右归丸加减
气阴两虚证	益气养阴	生脉散加减
肝肾阴虚证	滋补肝肾	六味地黄丸加减
外感温热证	清热解毒，滋阴凉血	犀角地黄汤合玉女煎加减

第四节　急性白血病

考点1★★★ 临床表现

1. 骨髓造血功能受抑制表现 ①贫血：是首发表现，呈进行性发展。②发热。③出血。

2. 白血病细胞增殖浸润表现 ①淋巴结和肝脾肿大。②骨骼和关节疼痛：常有胸骨下端局部压痛。③眼球突出、复视或失明。④口腔和皮肤：可使牙龈增生、肿胀；可出现蓝灰色斑丘疹或皮肤粒细胞肉瘤，局部皮肤隆起、变硬，呈紫蓝色皮肤结节。⑤中枢神经系统白血病（CNSL）：常发生在缓解期，以急淋白血病最常见。

考点 2★★　实验室检查

　　1. 血象　贫血程度轻重不等，但呈进行性加重，晚期一般有严重贫血，多为正常细胞性贫血。大多数患者白细胞增多，超过 $10 \times 10^9/L$ 以上者称为白细胞增多性白血病。低者可 $< 1.0 \times 10^9/L$，称为白细胞不增多性白血病。血涂片分类检查可见数量不等的原始和幼稚细胞，约 50% 的患者血小板低于 $60 \times 10^9/L$，晚期血小板往往极度减少。

　　2. 骨髓象　具有决定性诊断价值。WHO 分类将骨髓原始细胞 ≥20% 定为急性白血病（AL）的诊断标准。多数病例骨髓象有核细胞显著增生，以原始细胞为主，而较成熟中间阶段细胞缺如，并残留少量成熟粒细胞，形成所谓"裂孔"现象。Auer 小体仅见于急性髓细胞白血病（AML），有独立诊断意义。

考点 3★★　中医辨证论治

辨证分型	治法	代表方剂
热毒炽盛证	清热解毒，凉血止血	黄连解毒汤合清营汤加减
痰热瘀阻证	清热化痰，活血散结	温胆汤合桃红四物汤加减
阴虚火旺证	滋阴降火，凉血解毒	知柏地黄丸合二至丸加减
气阴两虚证	益气养阴，清热解毒	五阴煎加味
湿热内蕴证	清热解毒，利湿化浊	葛根芩连汤加味

第五节　慢性粒细胞性白血病

考点1★★★　诊断

凡有不明原因的持续性白细胞数增高，根据典型的血象、骨髓象改变，脾肿大，Ph 染色体阳性，BCR – ABL 融合基因阳性即可作出诊断。Ph 染色体尚可见于 2% AML、5% 儿童急性淋巴细胞白血病（ALL）及 25% 成人 ALL，应注意鉴别。

考点2★★★　中医辨证论治

辨证分型	治法	代表方剂
阴虚内热证	滋阴清热，解毒祛瘀	青蒿鳖甲汤加减
瘀血内阻证	活血化瘀	膈下逐瘀汤加减
气血两虚证	补益气血	八珍汤加减
热毒壅盛证	清热解毒为主，佐以扶正祛邪	清营汤合犀角地黄汤加减

第六节　特发性血小板减少性紫癜

考点1★★★　实验室检查及其他检查

1. 血小板　①急性型血小板多在 $20 \times 10^9 / L$

以下，慢性型常在 $50 \times 10^9/L$ 左右。②血小板平均体积偏大，易见大型血小板。③出血时间延长，血块收缩不良。④血小板功能一般正常。

2. 骨髓象 ①急性型骨髓巨核细胞数量轻度增加或正常，慢性型骨髓巨核细胞数量显著增加。②巨核细胞发育成熟障碍，急性型者尤甚，表现为巨核细胞体积变小，胞浆内颗粒减少，幼稚巨核细胞增加。③有血小板形成的巨核细胞显著减少（<30%）。④红系及粒、单核系正常。

考点 2★★★　诊断

①广泛出血累及皮肤、黏膜及内脏。②多次检查血小板计数减少。③脾不大。④骨髓巨核细胞增多或正常，有成熟障碍。⑤泼尼松或脾切除治疗有效。

考点 3★★　西医治疗

1. 糖皮质激素　是治疗本病的首选药物。

2. 脾切除适应证　①正规糖皮质激素治疗 3～6个月无效。②泼尼松维持量每日需人于 30mg。③有糖皮质激素使用禁忌证。④^{51}Cr 扫描脾区放射指数增高。以脾动脉栓塞替代脾切除，亦有良效。

3. 免疫抑制剂　治疗不宜首选。

考点4★★★　中医辨证论治

辨证分型	治法	代表方剂
血热妄行证	清热凉血	犀角地黄汤加减
阴虚火旺证	滋阴降火，清热止血	茜根散或玉女煎加减
气不摄血证	益气摄血，健脾养血	归脾汤加减
瘀血内阻证	活血化瘀止血	桃红四物汤加减

第六单元　内分泌与代谢疾病

第一节　甲状腺功能亢进症

考点1★　中医病因病机

　　本病基本病机为气滞痰凝，气郁化火，耗气伤阴。本病初起多属实，以气滞痰凝，肝火旺盛为主；病久阴损气耗，多以虚为主，表现为气阴两虚之证。

考点2★★　实验室检查及其他检查

　　1. 血清甲状腺激素的测定　血清游离甲状腺

素（FT$_4$）和游离三碘甲状腺原氨酸（FT$_3$）：直接且准确地反映甲状腺功能状态，敏感性和特异性明显优于 TT$_3$、TT$_4$。

2. 血清 TSH 测定 较 T$_3$、T$_4$ 灵敏度高，是反映甲状腺功能最有价值的指标，对亚临床型甲亢和亚临床型甲减的诊断及治疗监测均有重要意义。

考点3★★　诊断

临床表现为怕热、多汗、易激动、易饥多食、消瘦、手颤、腹泻、心动过速及眼征、甲状腺肿大等，在甲状腺部位听到血管杂音和触到震颤具有诊断意义。对一些轻症或临床表现不典型的病例，常需借助实验室检查，才能明确诊断。在确诊甲亢的基础上，排除其他原因所致的甲亢，结合患者眼征、弥漫性甲状腺肿、TSAb 阳性，即可诊断为甲状腺功能亢进（GD）。

考点4★★　中医辨证论治

辨证分型	治法	代表方剂
气滞痰凝证	疏肝理气，化痰散结	逍遥散合二陈汤加减
肝火旺盛证	清肝泻火，消瘿散结	龙胆泻肝汤加减
阴虚火旺证	滋阴降火，消瘿散结	天王补心丹加减
气阴两虚证	益气养阴，消瘿散结	生脉散加味

第二节 亚急性甲状腺炎

考点1★★★ 诊断

甲状腺肿大、结节、疼痛、压痛，伴有全身症状，甲状腺摄^{131}I率和血清T_3、T_4呈分离现象，诊断即可成立。

考点2★ 西医治疗

1. 轻症患者，可予非甾体抗炎药，如阿司匹林或吲哚美辛，疗程2周左右。

2. 症状较重者，给予泼尼松10～15mg，每日3～4次，症状及血沉改善后可逐渐减量，维持4～6周。停药后如有复发，再予泼尼松治疗仍有效。

3. 若伴一过性甲状腺毒症，可给予普萘洛尔。

考点3★★★ 中医辨证论治

辨证分型	治法	代表方剂
肝胆郁热证	清肝泻胆，消肿止痛	龙胆泻肝汤加减
阴虚火旺证	滋阴清热，软坚散结	清骨散加减
痰瘀互结证	理气活血，化痰消瘿	海藻玉壶汤加减
脾阳不振证	温阳健脾，化气行水	实脾饮加减

第三节 糖尿病

考点1★★★ 中医病因病机

消渴病的主要病位在肺、胃、肾，而以肾为关键。本病基本病机为阴津亏损、燥热偏胜；以阴虚为本，燥热为标，两者互为因果。

考点2★★★ 糖尿病并发症

1. 急性并发症 ①糖尿病酮症酸中毒（DKA）。②高渗性非酮症糖尿病昏迷。

2. 感染性并发症 ①皮肤化脓性感染。②真菌感染。③肺结核。④泌尿道感染。

3. 慢性并发症

（1）大血管病变 ①糖尿病性心脏病。②糖尿病性脑血管病：其中脑出血少见，脑梗死居多。③糖尿病下肢动脉硬化闭塞症。

（2）微血管病变 ①糖尿病肾病。②糖尿病性视网膜病变。

4. 糖尿病心肌病

5. 神经系统并发症 ①周围神经病变。②自主神经病变。③中枢神经系统并发症。

6. 糖尿病足 又称糖尿病性肢端坏疽。

考点 3 ★★　诊断

1. 糖化血红蛋白　HbA1c≥6.5%。试验应该用美国糖化血红蛋白标准化计划组织（NGSP）认证的方法进行。

2. 空腹血糖（FPG）　＞7.0mmol/L。空腹的定义是至少 8 小时未摄入热量。

3. OGTF 2 小时血糖　≥11.1mmol/L。试验应按照世界卫生组织（WHO）的标准进行，用 75g 无水葡萄糖溶于水作为糖负荷。

4. 有高血糖的典型症状或高血糖危象　随机血糖≥11.1mmol/L。

考点 4 ★　胰岛素治疗适应证

①T1DM 替代治疗。②DKA、高渗性昏迷和乳酸性酸中毒伴高血糖。③T2DM 口服降糖药物治疗无效。④GDM。⑤糖尿病合并严重并发症。⑥全胰腺切除引起的继发性糖尿病。⑦因伴发病需要外科手术的围手术期。

考点5★★★　　中医辨证论治

辨证分型		治法	代表方剂
阴虚燥热证	上消（肺热伤津证）	清热润肺，生津止渴	消渴方加减
	中消（胃热炽盛证）	清胃泻火，养阴增液	玉女煎加减
	下消（肾阴亏虚证）	滋阴固肾	六味地黄丸加减
气阴两虚证		益气健脾，生津止渴	七味白术散加减
阴阳两虚证		滋阴温阳，补肾固涩	金匮肾气丸加减
痰瘀互结证		活血化瘀祛痰	平胃散合桃红四物汤加减
脉络瘀阻证		活血通络	血府逐瘀汤加减
并发症	疮痈	清热解毒	五味消毒饮合黄芪六一散加减
	白内障、雀目、耳聋	滋补肝肾，益精养血	杞菊地黄丸、羊肝丸、磁朱丸加减

第四节　痛风

考点1★★★　　临床表现

1. 无症状期　仅有持续性或波动性高尿酸血症而无临床症状。

2. 急性关节炎期　典型发作起病急骤，凌晨关节疼痛惊醒、进行性加重、剧痛如刀割样或咬噬样。姆趾及第一跖趾关节最易受累。首次发作多为单关节炎。局部红、肿、热、痛，功能受限，触痛明显。可伴有发热、头痛、恶心、心悸、寒战、不适及白细胞升高、血沉增快等全身表现。

3. 痛风石及慢性关节炎期　痛风石（tophi）是痛风的特征性临床表现，常见于耳轮、跖趾、指间和掌指关节，常为多关节受累，且多见于关节远端，表现为关节肿胀、僵硬、畸形及周围组织的纤维化和变性。

4. 肾脏病变　①痛风性肾病。②尿酸性尿路结石。

考点2★★　实验室检查及其他检查

1. 血尿酸测定　血液中血尿酸 $\geqslant 416\mu mol/L$（7.0mg/dL）为高尿酸血症。

2. 滑囊液检查　急性关节炎期，行关节穿刺抽取滑液，在偏振光显微镜下，滑液中或白细胞内有负性双折光针状尿酸盐结晶，阳性率约为90%。穿刺或活检痛风石内容物，可发现同样形态的尿酸盐结晶。本项检查具有确诊意义，为痛风诊断的"金标准"。

考点3★★★　诊断

男性和绝经后女性血尿酸 $> 420\mu mol/L$

（7.0mg/dL）、绝经前女性＞350μmol/L（5.8mg/dL）可诊断为高尿酸血症。中老年男性如出现特征性关节炎表现、尿路结石或肾绞痛发作，伴有高尿酸血症应考虑痛风。关节液穿刺或痛风石活检证实为尿酸盐结晶可作出诊断。X线检查、CT或MRI扫描对明确诊断具有一定的价值。急性关节炎期诊断有困难者，秋水仙碱试验性治疗有诊断意义。

考点4★★　西医治疗

秋水仙碱为治疗痛风急性发作的特效药。

考点5★★★　中医辨证论治

辨证分型	治法	代表方剂
风寒湿阻证	祛风散寒，除湿通络	蠲痹汤加减
风湿热郁证	清热除湿，祛风通络	白虎加桂枝汤加减
痰瘀痹阻证	化痰祛瘀，通络止痛	桃红饮加减
肝肾亏虚证	补益肝肾，祛风通络	独活寄生汤加减

第七单元　风湿性疾病

第一节　类风湿关节炎

考点1★　西医病理

类风湿关节炎的基本病理改变为滑膜炎。

考点2★★　诊断

典型病例按美国风湿病学会 1987 年修订的分类标准，共 7 项：①晨僵持续至少 1 小时（≥6 周）。②3 个或 3 个以上关节肿胀（≥6 周）。③腕关节或掌指关节或近端指间关节肿胀（≥6 周）。④对称性关节肿胀（≥6 周）。⑤类风湿皮下结节。⑥手和腕关节的 X 线片有关节端骨质疏松和关节间隙狭窄。⑦类风湿因子阳性（该滴度在正常的阳性率 <5%）。

上述 7 项中，符合 4 项即可诊断为类风湿关节炎。

考点 3 ★★★　中医辨证论治

1. 活动期

辨证分型	治法	代表方剂
湿热痹阻证	清热利湿，祛风通络	四妙丸加减
阴虚内热证	养阴清热，祛风通络	丁氏清络饮加减
寒热错杂证	祛风散寒，清热化湿	桂枝芍药知母汤加减

2. 缓解期

辨证分型	治法	代表方剂
痰瘀互结，经脉痹阻证	活血化瘀，祛痰通络	身痛逐瘀汤合指迷茯苓丸加减
肝肾亏损，邪痹筋骨证	益肝肾，补气血，祛风湿，通经络	独活寄生汤加减

第二节　系统性红斑狼疮

考点 1 ★　诊断

普遍采用美国风湿病学会 1997 年推荐的 SLE 分类标准。①颧部红斑。②盘状红斑。③光过敏。④口腔溃疡。⑤关节炎。⑥浆膜炎。⑦肾脏病变。⑧神经系统病变，癫痫发作或精神症状。⑨血液系统异常：溶血性贫血或血白细胞减少或淋巴细胞绝对值减少或血小板减少。⑩免疫学异常：狼疮细胞阳性或抗 dsDNA 或抗 Sm 抗体阳性或梅毒血清试验假阳性。⑪抗核抗体阳性。

考点2★★　中医辨证论治

辨证分型	治法	代表方剂
气营热盛证	清热解毒，凉血化斑	清瘟败毒饮加减
阴虚内热证	养阴清热	玉女煎合增液汤加减
热郁积饮证	清热蠲饮	葶苈大枣泻肺汤合泻白散加减
瘀热痹阻证	清热凉血，活血散瘀	犀角地黄汤加减
脾肾两虚证	滋肾填精，健脾利水	济生肾气丸加减
气血两亏证	益气养血	八珍汤加减
脑虚瘀热证	清心开窍	清宫汤送服或鼻饲安宫牛黄丸或至宝丹
瘀热伤肝证	疏肝清热，凉血活血	茵陈蒿汤合柴胡疏肝散加减

第八单元　神经系统疾病

第一节　癫痫

考点1★★　中医病因病机

痫之发病与五脏均有关联，但主要责之于心肝，顽痰闭阻心窍、肝经风火内动是痫病的主要病机特点。

考点2★★★　临床表现

1. 全面性强直－阵挛发作（GTCS）　即大发作，为最常见的发作类型之一，以意识丧失和全身对称性抽搐为特征。

2. 典型失神发作　通常称小发作，见于5～14岁的儿童。表现为意识短暂丧失，失去对周围的知觉，但无惊厥。病人突然终止原来的活动或中断谈话，面色变白，双目凝视，手中所持物件可能失握跌落，有时眼睑、口角或上肢出现不易觉察的颤动，无先兆和局部症状；一般持续3～15秒，事后对发作全无记忆。发作终止立即清醒。

3. 癫痫持续状态 是指 1 次癫痫发作持续 30 分钟以上，或连续多次发作，发作期间意识或神经功能未恢复至正常水平，病人始终处于昏迷状态，随反复发作而间歇期越来越短，体温升高，昏迷加深。

考点 3 ★★ 诊断

1. 癫痫的临床诊断 主要根据癫痫患者的发作病史，特别是可靠目击者所提供的详细的发作过程和表现，辅以脑电图痫性放电即可诊断。

2. 脑电图 是诊断癫痫最常用的一种辅助检查方法，40% ~50% 癫痫病人在发作间歇期的首次 EEG 检查可见棘波、尖波或棘 - 慢波、尖 - 慢波等痫性放电波形。

3. 神经影像学检查 可确定脑结构性异常或损害，脑磁图、SPECT、PET 等可帮助确定癫痫灶的定位。

考点 4 ★★ 抗癫痫药物的选择

1. GTCS 首选药物为丙戊酸钠，次选苯妥英钠、卡马西平。

2. 典型失神发作及肌阵挛发作首选丙戊酸钠，次选乙琥胺、氯硝西泮；非典型失神发作首选乙琥胺或丙戊酸钠，次选氯硝西泮。

3. 部分性发作和继发全面性发作首选卡马西

平，其次为苯妥英钠、丙戊酸钠或苯巴比妥。

4. 强直性发作首选卡马西平，其次为苯妥英钠、丙戊酸钠。

5. 阵挛性发作首选丙戊酸钠，其次为苯妥英钠、卡马西平或苯巴比妥。

6. 癫痫持续状态的处理 ①地西泮：为首选药物。②苯妥英钠：为长作用抗痫药，用于地西泮控制发作后防止复发。③丙戊酸（德巴金）：可迅速终止某些癫痫持续状态。

考点5★★★　中医辨证论治

辨证分型	治法	代表方剂
风痰闭阻证	涤痰息风，开窍定痫	定痫丸加减
痰火扰神证	清热泻火，化痰开窍	龙胆泻肝汤合涤痰汤加减
瘀阻脑络证	活血化瘀，息风通络	通窍活血汤加减
心脾两虚证	补益气血，健脾宁心	六君子汤合归脾汤加减
心肾亏虚证	补益心肾，潜阳安神	左归丸合天王补心丹加减

第二节　脑血管疾病

考点1★　中医对脑血管病的认识

本病的病位在脑，与心、肾、肝、脾密切相关。其病机归纳起来不外虚（阴虚、气虚）、火

（肝火、心火）、风（肝风、外风）、痰（风痰、湿痰）、气（气逆）、血（血瘀）六端，其中以肝肾阴虚、气血衰少为致病之本，风、火、痰、气、瘀为发病之标，且两者常互为因果而临证兼见。本病基本病机为阴阳失调，气血逆乱，上犯于脑。

考点2★★★　辨证要点

1. 辨中经络与中脏腑　中经络仅见半身不遂、口眼㖞斜、语言不利，但无神志障碍；中脏腑则指突然昏不知人，或神志昏糊、迷蒙，伴见肢体不遂、口眼㖞斜等。

2. 辨闭证与脱证　中脏腑应辨闭、脱。闭证是邪气内闭清窍，症见神志不清，牙关紧闭，口噤不开，肢体强痉，两手握固，大小便闭，属实证；脱证是五脏真阳散脱，阴阳即将离决之候，症见神志昏愦无知，目合口开，四肢软瘫，手撒肢冷汗多，二便自遗，鼻息低微，属虚证。

3. 辨阴闭与阳闭　根据有无热象，闭证又有阳闭与阴闭之分。

阳闭为瘀热痰火闭郁清窍，可见身热面赤，气粗鼻鼾，痰声如拽锯，便秘溲黄，舌苔黄腻，舌绛干，甚则舌体卷缩，脉弦滑而数。

阴闭为寒湿痰浊内闭清窍，可见面白唇紫，痰涎壅盛，四肢不温，舌苔腻，脉沉滑等。

第三节 短暂性脑缺血发作

考点1★★★ 诊断

绝大多数短暂性脑缺血发作（TIA）病人就诊时症状已消失，其诊断主要依靠病史。有典型临床表现而又能排除其他疾病时，诊断即可确立。其诊断要点包括：①多数在 50 岁以上发病。②有高血压、高脂血症、糖尿病、脑动脉粥样硬化症、较严重的心脏病病史及吸烟等不良嗜好者。③突然局灶性神经功能缺失发作，持续数分钟，或可达数小时，但在 24 小时内完全恢复。④不同病人的局灶性神经功能缺失症状常按一定的血管支配区刻板地反复出现。⑤发作间歇期无神经系统定位体征。诊断确立后需要进一步明确病因。

考点2★★ 中医辨证论治

辨证分型	治法	代表方剂
肝肾阴虚，风阳上扰证	平肝息风，育阴潜阳	镇肝息风汤加减
气虚血瘀，脉络瘀阻证	补气养血，活血通络	补阳还五汤加减
痰瘀互结，阻滞脉络证	豁痰化瘀，通经活络	黄连温胆汤合桃红四物汤加减

第四节　脑血栓形成

考点1★★★　临床表现

1. 颈内动脉闭塞　可出现病灶侧单眼一过性黑蒙，偶可为永久性视力障碍（因眼动脉缺血），或病灶侧 Horner 征这一特征性病变；常见症状有对侧偏瘫、偏身感觉障碍和偏盲等（大脑中动脉或大脑中、前动脉缺血）；主侧半球受累可有失语症。

2. 大脑中动脉闭塞　是血栓性梗死的主要血管，发病率最高，占脑血栓性梗死的 70% ~ 80%。其中主干闭塞最多见，以"三偏征"为特征，即病灶对侧中枢性面舌瘫及偏瘫，偏身感觉障碍和同向偏盲或象限盲。

考点2★★★　诊断

1. 起病较急，多于安静状态下发病。

2. 多见于有动脉硬化、高血压病、糖尿病及心脏病病史的中老年人。

3. 有颈内动脉系统和/或椎 – 基底动脉系统体征和症状，如偏瘫、偏身感觉障碍、失语、共济失调等，部分可有头痛、呕吐、昏迷等全脑症状，并在发病后数小时至几天内逐渐加重。

4. 头颅 CT、MRI 发现梗死灶，或排除脑出血、脑卒中和炎症性疾病等。

考点3★★★　中医辨证论治

辨证分型	治法	代表方剂
肝阳暴亢，风火上扰证	平肝潜阳，活血通络	天麻钩藤饮加减
风痰瘀血，痹阻脉络证	祛风化痰通络	真方白丸子加减
痰热腑实，风痰上扰证	通腑泄热，化痰理气	星蒌承气汤加减
气虚血瘀证	益气养血，化瘀通络	补阳还五汤加减
阴虚风动证	滋阴潜阳，镇肝息风	镇肝息风汤加减
脉络空虚，风邪入中证	祛风通络，养血和营	大秦艽汤加减
痰热内闭清窍证	清热化痰，醒神开窍	首先灌服（或鼻饲）至宝丹或安宫牛黄丸以辛凉开窍，继以羚羊角汤加减
痰湿壅闭心神证	辛温开窍，豁痰息风	急用苏合香丸灌服，继用涤痰汤加减
元气败脱，心神涣散证	益气回阳，救阴固脱	立即用大剂参附汤合生脉散加减

第五节　脑栓塞

考点★★★　诊断

1. 无前驱症状，突然发病，病情进展迅速且多在几分钟内达高峰。

2. 局灶性脑缺血症状明显，伴有周围皮肤、黏膜和/或内脏和肢体栓塞症状。

3. 明显的原发疾病和栓子来源。

4. 脑 CT 和 MRI 能明确脑栓塞的部位、范围、数目及性质（出血性与缺血性）。

第六节　腔隙性梗死

考点1★★　实验室检查及其他检查

1. CT　可见深穿支供血区单个或多个直径 2~15mm病灶，呈圆形、卵圆形、长方形或楔形腔隙性阴影，边界清晰，无占位效应，增强时可见轻度斑片状强化，阳性率为60%~96%。

2. MRI　可清晰显示脑干病灶、对病灶进行准确定位，并能区分陈旧性腔隙系由于腔隙性梗死抑或颅内小出血所致，是最有效的检查手段。

考点 2★★★　诊断

目前国内外尚无统一的诊断标准，以下标准可资参考：①中年以后发病，有长期高血压病史。②临床表现符合腔隙综合征之一。③CT 或 MRI 影像学检查可证实存在与神经功能缺失一致的病灶。④EEG、腰椎穿刺或 DSA 等均无肯定的阳性发现。⑤预后良好，多数患者可在短期内恢复。

第七节　脑出血

考点 1★★★　临床表现

1. 病史　发病年龄常在 50～70 岁，多数有高血压史。起病常突然而无预兆。多在活动或情绪激动时发病，症状常在数小时内发展至高峰。

2. 症状体征　急性期常见的主要表现有头痛、头晕、呕吐、意识障碍、肢体瘫痪、失语、大小便失禁等。发病时常有显著的血压升高，一般在 180/110mmHg 以上，体温升高，尤其是脑桥出血常引起高热。

基底节区（内囊区）出血：占全部脑出血的 70%，其中以壳核出血最为常见，约占全部的 50%～60%。壳核出血：表现为突发病灶对侧偏瘫、偏身感觉障碍和同向偏盲，双眼球向病灶对侧同向凝视不能，主侧半球可有失语、失用。

考点 2 ★★　实验室检查及其他检查

1. CT 检查　是诊断脑出血安全有效的方法，为临床上脑出血疑诊病例的首选检查；可显示血肿的部位、大小，是否有占位效应，是否破入脑室、蛛网膜下腔，周围脑组织受损情况，及有无梗阻性脑积水等，故对脑出血确诊和指导治疗均有肯定意义。

2. MRI 检查　急性期对幕上及小脑出血的诊断价值不如 CT，但对脑干出血优于 CT。

考点 3 ★★★　诊断

1. 50 岁以上，多有高血压病史，在体力活动或情绪激动时突然起病，发病迅速。

2. 早期有意识障碍及头痛、呕吐等颅内压增高症状，并有脑膜刺激征及偏瘫、失语等局灶症状。

3. 头颅 CT 示高密度阴影。

第八节　蛛网膜下腔出血

考点 1 ★★★　临床表现

1. 病史与发病　脑血管畸形破裂多发生在青

少年，先天性颅内动脉瘤破裂则多发于青年以后，老年以动脉硬化而致出血者为多。绝大多数病例为突然起病，可有用力、情绪激动等诱因。

2. 症状体征 起病时最常见的症状是突然剧烈头痛、恶心、呕吐。可有局限性或全身性抽搐、短暂意识不清甚至昏迷。体征方面最主要的是脑膜刺激征，颅神经中以一侧动眼神经麻痹最常见。少数患者早期有某一肢体轻瘫或感觉障碍等局灶性神经体征。

考点2★★　常见并发症

①再出血。②脑血管痉挛。③急性非交通性脑积水。④正常颅压脑积水。

考点3★★　实验室检查及其他检查

1. 颅脑 CT 是确诊蛛网膜下腔出血（SAH）的首选诊断方法。根据 CT 结果可以初步判断或提示颅内动脉瘤的位置：如位于颈内动脉段常是鞍上池不对称积血；大脑中动脉段多见外侧裂积血；前交通动脉段则是前间裂基底部积血；而出血在脚间池和环池，一般无动脉瘤。

2. 腰脊穿刺 脑脊液检查是诊断 SAH 的重要依据。腰脊穿刺有诱发重症病例形成脑疝的危险，只有在无条件做 CT 检查而病情允许的情况下，或 CT 检查无阳性发现而临床又高度怀疑 SAH 时才考虑进行。

考点4★★★　诊断

　　诊断依据：突然剧烈头痛、呕吐、脑膜刺激征阳性即高度提示本病，如眼底检查发现玻璃体膜下出血，脑脊液检查呈均匀血性，压力增高，则可临床确诊。

　　CT检查证实临床诊断，进一步明确 SAH 的原因。

第九节　血管性痴呆

考点1★★　中医病因病机

　　痴呆病位在脑，与心、肝、脾、肾功能失调有关，与肾关系尤为密切。其基本病机为髓减脑消，神机失调，以肾精亏虚为本，痰浊瘀血内阻为标，虚实夹杂。

考点2★★★　临床表现

　　1. 起病　多数起病突然，亲属一般能说出病人患病具体时间，病情加重常常与反复患脑血管病有关。

　　2. 认知功能下降　多为局限性皮质性认知功

能障碍，如失语、失用、失认和空间定位障碍，记忆力、计算力减退。

3. 性格改变和情感障碍 患者主动性减少，可有表情淡漠、焦虑、穿错衣裤等。常呈阶段性进展。

4. 行为障碍 生活懒散，不讲个人卫生等。

5. 具有神经功能缺损症状和体征 如偏瘫、偏盲、偏身感觉障碍，肌张力增高，锥体束征。

6. 病史 患者多有缺血性脑血管病史，多发梗死性痴呆患者多有两次或两次以上的脑卒中病史。

考点3 ★★★ 诊断

诊断分很可能为血管性痴呆（VD）和可能为VD两种，确诊有赖于病理组织学检查。

1. 临床很可能为 VD

（1）痴呆符合 DSM–I–R 的诊断标准，主要表现为认识功能明显下降以及 2 个以下认识功能障碍，其严重程度已干扰日常生活，并经神经心理学测试证实。

（2）临床检查有局灶性神经系统症状和体征，符合 CT、MRI 相应病灶，可有或无卒中史。

（3）痴呆与脑血管病密切相关，痴呆发生于卒中后 3 个月，并持续 6 个月以上；或认识功能障碍突然加重，或波动，或呈阶梯样逐渐发展。

2. 支持 VD 诊断 ①认知功能损害不均匀性。②人格相对完善。③病程波动，多次脑卒中史。④可呈现步态障碍、假性球麻痹等体征。⑤存在脑血管病的危险因素。

考点4★★★　中医辨证论治

辨证分型	治法	代表方剂
髓海不足证	补精填髓养神	七福饮加减
脾肾两虚证	温补脾肾	还少丹加减
肝肾阴虚证	补益肝肾	知柏地黄丸加减
痰浊阻窍证	健脾益气，豁痰开窍	洗心汤加减
瘀血内阻证	活血化瘀，开窍醒神	通窍活血汤加减

第十节　Alzheimer 病

考点★★★　诊断与鉴别诊断

1. 诊断　①临床检查确认痴呆，神经心理测试支持。②有 2 个或 2 个以上认识功能障碍。③进行性加重的记忆和其他智能障碍。④无意识障碍，可伴有精神和行为改变。⑤发病多在 60 岁以上。⑥排除其他导致进行性记忆和认识功能障碍的疾病。

2. 与血管性痴呆的鉴别诊断　两者均存在认知功能障碍，以下几方面有助于鉴别：

（1）AD 呈持续性、进行性智能减退，VD 则呈阶梯性加重。

（2）AD 以神经心理障碍为主，神经功能缺失轻，VD 有明显的神经功能缺失症状和体征。

（3）影像学检查 AD 有脑萎缩，无局灶性病变，VD 有局灶性病变。

（4）Hachinski 评分 AD < 4 分，VD > 7 分。

第十一节　帕金森病

考点1★★★　诊断

1. 中老年发病，缓慢进行性病程。

2. 四项主征（静止性震颤、肌强直、运动迟缓、姿势步态异常）中至少具备两项，前两项至少具备其中之一；症状不对称。

3. 左旋多巴治疗有效。

4. 患者无眼外肌麻痹、小脑体征、直立性低血压、锥体系损害和肌萎缩等。

帕金森病（PD）临床诊断与死后病理证实符合率为 75% ~ 80%。

考点2★★★　中医辨证论治

辨证分型	治法	代表方剂
气血两虚证	益气养血，息风通络	八珍汤合天麻钩藤饮加减
肝肾阴虚证	补肾养阴，柔肝息风	大定风珠加减
风痰阻络证	行气化痰，息风通络	导痰汤加减
血瘀动风证	活血化瘀，息风通络	补阳还五汤加减
阴阳两虚证	阴阳双补，兼以息风	地黄饮子加减

第九单元　理化因素所致疾病

第一节　急性中毒总论

考点★　西医治疗原则

　　①立即停止毒物接触。②清除体内尚未吸收的毒物。③促进已吸收毒物的排出。④特殊解毒药物的应用。⑤对症处理。

第二节 急性一氧化碳中毒

考点1★★ 发病机制

CO 中毒主要引起组织缺氧。CO 经呼吸道吸入后，由肺泡迅速弥散入血，进入血液的 CO 约 85% 与血液中红细胞的血红蛋白结合，形成稳定的碳氧血红蛋白（COHb）。吸入较低浓度 CO 即可产生大量 COHb；COHb 不能携带氧，且不易解离；COHb 存在还能使血红蛋白氧解离曲线左移，血氧不易释放给组织而造成细胞缺氧。

考点2★★★ 诊断

1. 病史：有 CO 接触史。

2. 皮肤黏膜呈樱桃红色为其特征性体征，但仅见于20%的患者。

3. 血中 COHb 测定有确定诊断价值，停止接触 CO 超过 8 小时多已降至正常。

4. 除外其他引起昏迷的疾病。

5. 迟发脑病：根据急性 CO 中毒病史、意识障碍恢复后假愈期和临床表现，迟发脑病诊断一般不难。

第三节 有机磷杀虫药中毒

考点1★★ 临床表现

1. 毒蕈碱样症状 又称 M 样症状。主要由于堆积的乙酰胆碱使副交感神经末梢过度兴奋，引起平滑肌舒缩失常和腺体分泌亢进等。临床表现可有：

（1）腺体分泌增加表现 大汗、多泪和流涎。

（2）平滑肌痉挛表现 瞳孔缩小，胸闷、气短、呼吸困难，恶心、呕吐、腹痛、腹泻。

（3）括约肌松弛表现 大小便失禁。

（4）气道分泌物明显增多表现 咳嗽、气促，双肺有干性或湿性啰音，严重者发生肺水肿。

2. 烟碱样症状 又称 N 样症状。

（1）由于乙酰胆碱堆积在横纹肌神经 - 肌肉接头处，出现肌纤维颤动，全身紧缩或压迫感，甚至全身骨骼肌强直性痉挛；骨骼肌过度兴奋后就会出现抑制，发生肌力减退甚至呼吸肌麻痹引起呼吸停止。

（2）乙酰胆碱还可刺激交感神经节和肾上腺髓质，出现血压升高和心律失常。

考点2★★ 实验室检查及其他检查

ChE 活力是诊断有机磷杀虫药（OPI）中毒

的特异性实验指标，对判断中毒程度、疗效和预后极为重要，但并不成完全平行关系。以正常人血胆碱酯酶（ChE）活力均值作为100%，急性OPI中毒时，ChE活力值在70%～50%为轻度中毒，50%～30%为中度中毒，30%以下为重度中毒。对长期OPI接触者，血ChE活力值测定可作为生化监测指标。

考点3★★★　诊断

根据患者OPI接触史、呼出气体或呕吐物或皮肤等部位有特异性的大蒜味，有胆碱能兴奋或危象的临床表现，特别是流涎、多汗、瞳孔缩小、肌纤维颤动和意识障碍等，结合及时测定的实验室检查结果，一般不难诊断。毒物接触史不明确的，实验室检查对诊断就更加重要。

考点4★★★　西医治疗

1. 胆碱受体阻断药　阿托品为代表药物。

2. 胆碱酯酶复能药　氯解磷定是目前临床上首选的ChE复能药。

第四节　急性镇静催眠药中毒

考点★★　西医治疗

1. 清除毒物

2. 特效解毒药　镇静催眠药物中毒普遍无特效解毒药。氟马西尼是苯二氮䓬类拮抗药，能通过竞争抑制苯二氮䓬受体而阻断苯二氮䓬类药物的中枢神经系统作用。

第十单元　内科常见危重症

第一节　休克

考点1★★　休克分类

休克可根据血流动力学状态改变的特点分为4种，即低血容量性休克、心源性休克、分布性休克和梗阻性休克。

考点 2 ★ ★ ★ 诊断

①有诱发休克的病因。②意识异常。③脉搏细速，超过 100 次/分或者不能触及。④四肢湿冷，胸骨部位皮肤指压痕阳性（指压后再充盈时间 >2 秒），皮肤花纹、黏膜苍白或发绀，尿量 <30mL/h 或无尿。⑤收缩压 <80mmHg。⑥脉压 <20mmHg。⑦原有高血压者收缩压较原收缩压下降30% 以上。

符合 1、2、3、4 中的 2 项，或者 5、6、7 中 1 项者，可以诊断为休克。

考点 3 ★ ★ ★　休克的中医辨证论治

辨证分型	治法	代表方剂
气阴耗伤证	益气固脱，敛阴生脉	生脉散
真阴衰竭证	育阴潜阳，复脉救逆	三甲复脉汤加减
阳气暴脱证	回阳救逆	四逆汤加味
热毒炽盛证	清里泄热解毒	黄连解毒汤
气滞血瘀证	理气开闭，活血通脉	四逆散合血府逐瘀汤加减
心气不足证	补养心气	炙甘草汤加减

第二节 中暑

考点1★★★ 临床表现

1. 热射病 典型临床表现为高热，体温常＞41℃、无汗和意识障碍。

2. 热痉挛 常发生在高温环境中强体力劳动后，患者常先有大量出汗，随后四肢肌肉、腹壁肌肉甚至胃肠道平滑肌发生阵发性痉挛和疼痛。实验室检查多有血钠和血氯降低，尿肌酸增高。

3. 热衰竭 先有头痛、头晕、恶心，继之口渴、胸闷、面色苍白、冷汗淋漓、脉搏细弱或缓慢、血压偏低。可有晕厥、手足抽搐。

考点2★★ 诊断

据《职业性中暑诊断标准》，将中暑分为以下3级。

1. 先兆中暑 患者在高温环境中劳动一定时间后，出现头晕、头痛、口渴、多汗、全身疲乏、心悸、注意力不集中、动作不协调等症状，体温正常或略有升高。

2. 轻症中暑 除有先兆中暑症状外，出现面色潮红、大量出汗、脉搏快速等表现，体温升高至38.5℃以上。

3. 重症中暑　包括热射病、热痉挛和热衰竭 3 种类型。

第十一单元　肺系病证

第一节　感冒

考点1★★　感冒的病因病机

感冒是因六淫、时行之邪，侵袭肺卫，以致卫表不和，肺失宣肃而为病。

考点2★★　普通感冒与时行感冒鉴别

普通感冒病情较轻，全身症状不重，少有传变。在气候变化时发病率可以升高，但无明显流行特点。若感冒 1 周以上不愈，发热不退或反见加重，应考虑感冒继发他病，传变入里。时行感冒病情较重，发病急，全身症状显著，可以发生传变，化热入里，继发或合并他病，具有广泛的传染性、流行性。

考点3★★★　　中医辨证论治

辨证分型	治法	代表方剂
风寒束表证	辛温解表	荆防达表汤或荆防败毒散加减
风热犯表证	辛凉解表	银翘散或葱豉桔梗汤加减
暑湿伤表证	清暑祛湿解表	新加香薷饮加减
气虚感冒	益气解表	参苏饮加减
阴虚感冒	滋阴解表	加减葳蕤汤加减

第二节　喘证

考点★★★　　中医辨证论治

辨证分型	治法	代表方剂
风寒壅肺证	宣肺散寒	麻黄汤合华盖散加减
表寒肺热证	解表清里，化痰平喘	麻杏石甘汤加减
痰热郁肺证	清热化痰，宣肺平喘	桑白皮汤加减
痰浊阻肺证	祛痰降逆，宣肺平喘	二陈汤合三子养亲汤加减
肺气郁痹证	开郁降气平喘	五磨饮子加减
肺气虚耗证	补肺益气养阴	生脉散合补肺汤加减
肾虚不纳证	补肾纳气	金匮肾气丸合参蛤散加减
正虚喘脱证	扶阳固脱，镇摄肾气	参附汤送服黑锡丹

第十二单元　心系病证

第一节　不寐

考点1★★　不寐的病因病机

不寐的病因虽多，但其病理变化总属**阳盛阴衰，阴阳失交**。一为阴虚不能纳阳，一为阳盛不得入于阴。其病位主要在心，与肝、脾、肾密切相关。

考点2★★★　中医辨证论治

辨证分型	治法	代表方剂
肝火扰心证	疏肝泻火，镇心安神	龙胆泻肝汤加减
痰热扰心证	清化痰热，和中安神	黄连温胆汤加减
心脾两虚证	补益心脾，养血安神	归脾汤加减
心肾不交证	滋阴降火，交通心肾	六味地黄丸合交泰丸加减
心胆气虚证	益气镇惊，安神定志	安神定志丸合酸枣仁汤加减

第二节 厥证

考点1★ 厥证的概念

厥证是以突然昏倒，不省人事，四肢逆冷为主要临床表现的一种病证。病情轻者，一般在短时间内苏醒，但病情重者，则昏厥时间较长，严重者甚至一厥不复而导致死亡。

考点2★★ 厥证的病因病机

厥证的病机主要是气机突然逆乱，升降乖戾，气血阴阳不相顺接。病变所属脏腑主要在于心、肝而涉及脾、肾。

考点3★★ 中医辨证论治

辨证分型	治法	代表方剂
气厥（实证）	开窍，顺气，解郁	通关散合五磨饮子加减
气厥（虚证）	补气，回阳，醒神	四味回阳饮加减
血厥（实证）	平肝潜阳，理气通瘀	羚角钩藤汤或通瘀煎加减
血厥（虚证）	补养气血	急用独参汤灌服，继服人参养荣汤
痰厥	行气豁痰	导痰汤加减

第十三单元　脾系病证

第一节　痞满

考点1★　痞满的概念

痞满是指以自觉心下痞塞，胸膈胀满，触之无形，按之柔软，压之无痛为主要症状的病证。按部位痞满可分为胸痞、心下痞等。

考点2★★　痞满的病因病机

痞满的基本病位在胃，与肝、脾的关系密切。中焦气机不利，脾胃升降失职为导致本病发生的病机关键。

考点3★★　中医辨证论治

辨证分型	治法	代表方剂
饮食内停证	消食和胃，行气消痞	保和丸加减
痰湿中阻证	除湿化痰，理气和中	二陈平胃汤加减
湿热阻胃证	清热化湿，和胃消痞	泻心汤合连朴饮加减

续表

辨证分型	治法	代表方剂
肝胃不和证	疏肝解郁，和胃消痞	越鞠丸合枳术丸加减
脾胃虚弱证	补气健脾，升清降浊	补中益气汤加减
胃阴不足证	养阴益胃，调中消痞	益胃汤加减

第二节　腹痛

考点★★★　中医辨证论治

辨证分型	治法	代表方剂
寒邪内阻证	散寒温里，理气止痛	良附丸合正气天香散加减
湿热壅滞证	泄热通腑，行气导滞	大承气汤加减
饮食积滞证	消食导滞，理气止痛	枳实导滞丸加减
肝郁气滞证	疏肝解郁，理气止痛	柴胡疏肝散加减
瘀血内停证	活血化瘀，和络止痛	少腹逐瘀汤加减
中虚脏寒证	温中补虚，缓急止痛	小建中汤加减

第三节　泄泻

考点1★★★　泄泻的病因病机

泄泻基本病机为脾病与湿盛，致肠道功能失司而发生泄泻。病位在肠，主病之脏属脾，同时与肝、肾密切相关。

考点2★★　泄泻与痢疾的鉴别

两者均为大便次数增多、粪质稀薄的病证。泄泻以大便次数增加，粪质稀溏，甚则如水样，或完谷不化为主症，大便不带脓血，也无里急后重，或无腹痛。而痢疾以腹痛、里急后重、便下赤白脓血为特征。

考点3★★★　中医辨证论治

辨证分型	治法	代表方剂
寒湿内盛证	芳香化湿，解表散寒	藿香正气散加减
湿热伤中证	清热燥湿，分利止泻	葛根芩连汤加减
食滞肠胃证	消食导滞，和中止泻	保和丸加减
脾胃虚弱证	健脾益气，化湿止泻	参苓白术散加减
肾阳虚衰证	温肾健脾，固涩止泻	四神丸加减
肝气乘脾证	抑肝扶脾	痛泻要方加减

第四节 便秘

考点★★★ 中医辨证论治

1. 实秘

辨证分型	治法	代表方剂
热秘	泻热导滞，润肠通便	麻子仁丸加减
气秘	顺气导滞	六磨汤加减
冷秘	温里散寒，通便止痛	温脾汤合半硫丸加减

2. 虚秘

辨证分型	治法	代表方剂
气虚秘	益气润肠	黄芪汤加减
血虚秘	养血润燥	润肠丸加减
阴虚秘	滋阴通便	增液汤加减
阳虚秘	温阳通便	济川煎加减

第十四单元　肝系病证

第一节　胁痛

考点1★　胁痛的病因病机

胁痛病位在肝胆，肝胆郁滞，疏泄失调，枢机不利，脉络痹阻或失养是胁痛病机关键，任何原因引发的胁痛均如此。

考点2★★★　中医辨证论治

辨证分型	治法	代表方剂
肝郁气滞证	疏肝理气	柴胡疏肝散加减
肝胆湿热证	清热利湿	龙胆泻肝汤加减
瘀血阻络证	祛瘀通络	血府逐瘀汤或复元活血汤加减
肝络失养证	养阴柔肝	一贯煎加减

第二节　积聚

考点1★　积聚的病因病机

积聚的病机关键总不离气滞血瘀，其病变脏腑亦多属肝脾胃肠，积聚的形成每与正气亏虚密切相关。

考点2★★　积与聚的主症特点与病机异同

1. **积证**　主症特点为望之有形，但触之必见结块，且固定不移，痛有定处；病多在血分，多属于脏，病机以痰凝血结为主。

2. **聚证**　主症特点为望之有形，但按之无块，聚散无常，痛无定处；病多在气分，多属于腑，病机以气机逆乱为主。

考点3★★　中医辨证论治

1. **聚证**

辨证分型	治法	代表方剂
肝气郁结证	疏肝解郁，行气散结	逍遥散、木香顺气散加减
湿滞痰阻证	理气化痰，导滞散结	六磨汤加减

2. 积证

辨证分型	治法	代表方剂
气滞血阻证	理气消积，活血散瘀	柴胡疏肝散合失笑散加减
瘀血内结证	祛瘀软坚，佐以扶正健脾	膈下逐瘀汤合六君子汤加减
正虚瘀结证	补益气血，活血化瘀	八珍汤合化积丸加减

第三节　鼓胀

考点1★★　鼓胀的概念

鼓胀是指腹部胀大如鼓的一类病证，临床以腹大胀满，绷急如鼓，皮色苍黄，脉络显露为特征，故名鼓胀。

考点2★★　鼓胀的病因病机

鼓胀形成，肝、脾、肾功能失调是关键。肝气郁结，气滞血瘀，是形成鼓胀的基本条件。

考点3★★　中医辨证论治

辨证分型	治法	代表方剂
气滞湿阻证	疏肝理气，运脾利湿	柴胡疏肝散合胃苓汤加减
水湿困脾证	温中健脾，行气利水	实脾饮加减

续表

辨证分型	治法	代表方剂
水热蕴结证	清热利湿，攻下逐水	中满分消丸合茵陈蒿汤加减
瘀结水留证	活血化瘀，行气利水	调营饮加减
阳虚水盛证	温补脾肾，化气利水	附子理苓汤或济生肾气丸加减
阴虚水停证	滋肾柔肝，养阴利水	六味地黄丸合一贯煎加减

第四节　眩晕

考点★★★　中医辨证论治

辨证分型	治法	代表方剂
肝阳上亢证	平肝潜阳，清火息风	天麻钩藤饮加减
气血亏虚证	补益气血，调养心脾	归脾汤加减
肾精不足证	滋养肝肾，益精填髓	左归丸加减
痰湿中阻证	化痰祛湿，健脾和胃	半夏白术天麻汤加减
瘀血阻窍证	祛瘀生新，活血通窍	通窍活血汤加减

第十五单元　肾系病证

考点1★　水肿的病因病机

水肿发病的机理主要在于肺失通调，脾失转输，肾失开合，三焦气化不利。其病位在肺、脾、肾，而关键在肾。

考点2★★★　辨阴水阳水

水肿的辨证以阴阳为纲，首辨阳水、阴水，区分其病理属性。阳水多因风邪、疮毒、水湿所致。发病较急，每成于数日之间，肿多由面目开始，自上而下，继及全身，肿处皮肤绷急光亮，按之凹陷即起，兼有发热恶寒等表证，或烦热口渴、小便赤涩、大便秘结、皮肤疮疡等毒热证。属表证、实证，一般病程较短。

阴水病因多为饮食劳倦、先天或后天因素所致脾肾亏损，发病缓慢，或反复发作，或由阳水转化而来。肿多由足踝开始，自下而上，继及全身，肿处皮肤松弛，按之凹陷不易恢复，甚则按之如泥，兼见神疲乏力、纳呆便溏、腰酸冷痛、恶寒肢冷等脾肾两虚之证。属里、属虚或虚实夹杂，病程较长。

考点3★★　水肿的治疗原则

水肿的治疗，《素问·汤液醪醴论》提出"开鬼门""洁净府""去宛陈莝"三条基本原则。

考点4★★★　中医辨证论治

辨证分型	治法	代表方剂
风水泛溢证	散风清热，宣肺行水	越婢加术汤加减
湿毒浸淫证	宣肺解毒，利湿消肿	麻黄连翘赤小豆汤合五味消毒饮加减
水湿浸渍证	健脾化湿，通阳利水	五皮饮合胃苓汤加减
湿热壅盛证	分利湿热	疏凿饮子加减
脾阳虚衰证	温运脾阳，以利水湿	实脾饮加减
肾阳衰微证	温肾助阳，化气行水	济生肾气丸合真武汤加减
瘀水互结证	活血祛瘀，化气行水	桃红四物汤合五苓散加减

第十六单元　气血津液病证

第一节　郁证

考点★★　中医辨证论治

辨证分型	治法	代表方剂
肝气郁结证	疏肝解郁，理气畅中	柴胡疏肝散加减
气郁化火证	疏肝解郁，清肝泻火	丹栀逍遥散加减
痰气郁结证(梅核气)	行气开郁，化痰散结	半夏厚朴汤加减
心神失养证（脏躁）	甘润缓急，养心安神	甘麦大枣汤加减
心脾两虚证	健脾养心，补益气血	归脾汤加减
心肾阴虚证	滋养心肾	天王补心丹合六味地黄丸加减

第二节 血证

考点★★★ 中医辨证论治

1. 鼻衄

辨证分型	治法	代表方剂
热邪犯肺证	清泄肺热，凉血止血	桑菊饮加减
胃热炽盛证	清胃泻火，凉血止血	玉女煎加减
肝火上炎证	清肝泻火，凉血止血	龙胆泻肝汤加减
气血亏虚证	补气摄血	归脾汤加减

2. 齿衄

辨证分型	治法	代表方剂
胃火炽盛证	清胃泻火，凉血止血	加味清胃散合泻心汤加减
阴虚火旺证	滋阴降火，凉血止血	六味地黄丸合茜根散加减

3. 咯血

辨证分型	治法	代表方剂
燥热伤肺证	清热润肺，宁络止血	桑杏汤加减
肝火犯肺证	清肝泻火，凉血止血	泻白散合黛蛤散加减
阴虚肺热证	滋阴润肺，宁络止血	百合固金汤加减

4. 吐血

辨证分型	治法	代表方剂
胃热壅盛证	清胃泻火，化瘀止血	泻心汤合十灰散加减

辨证分型	治法	代表方剂
肝火犯胃证	泻肝清胃，凉血止血	龙胆泻肝汤加减
气虚血溢证	健脾益气摄血	归脾汤加减

5. 便血

辨证分型	治法	代表方剂
肠道湿热证	清化湿热，凉血止血	地榆散合槐角丸加减
气虚不摄证	益气摄血	归脾汤加减
脾胃虚寒证	健脾温中，养血止血	黄土汤加减

6. 尿血

辨证分型	治法	代表方剂
下焦湿热证	清热利湿，凉血止血	小蓟饮子加减
肾虚火旺证	滋阴降火，凉血止血	知柏地黄丸加减
脾不统血证	补中健脾，益气摄血	归脾汤加减
肾气不固证	补益肾气，固摄止血	无比山药丸加减

7. 紫斑

辨证分型	治法	代表方剂
血热妄行证	清热解毒，凉血止血	十灰散加减
阴虚火旺证	滋阴降火，宁络止血	茜根散加减
气不摄血证	补气摄血	归脾汤加减

中西医结合内科学

第三节　痰饮

考点 1★　痰饮的概念

痰饮是指体内水液输布、运化失常，停积于某些部位的一类病证。痰，古通"淡"，是指水一类的可以"淡荡流动"的物质。饮也是指水液，作为致病因素，则是指病理性质的液体。为此，古代所称的"淡饮""流饮"，实均指痰饮而言。

考点 2★　痰饮的分类

痰饮包括痰饮、悬饮、溢饮、支饮四类。饮停胃肠之证，为痰饮；饮水后水流在胁下，咳唾引痛，谓之悬饮；水饮流行，归于四肢，当汗出而不汗出，身体疼痛，谓之溢饮；咳逆倚息，短气不得卧，其形如肿，谓之支饮。

考点 3★★　痰饮的诊断

1. **痰饮**　心下满闷，呕吐清水痰涎，胃肠沥沥有声，形体昔肥今瘦，属饮停胃肠。

2. **悬饮**　胸胁饱满，咳唾引痛，喘促不能平卧，属饮流胁下。

3. **溢饮**　身体疼痛而沉重，甚则肢体浮肿，当汗出而不汗出，属饮溢肢体。

4. **支饮** 咳逆倚息，短气不得平卧，其形如肿，属饮邪支撑胸肺。

考点4★★ 中医辨证论治

辨证分型		治法	代表方剂
痰饮	脾阳虚弱证	温脾化饮	苓桂术甘汤合小半夏加茯苓汤加减
	饮留胃肠证	攻下逐饮	甘遂半夏汤或己椒苈黄丸加减
悬饮	邪犯胸肺证	和解宣利	柴枳半夏汤加减
	饮停胸胁证	泻肺祛饮	椒目瓜蒌汤合十枣汤加减
	络气不和证	理气和络	香附旋覆花汤加减
	阴虚内热证	滋阴清热	沙参麦冬汤合泻白散加减
溢饮		发表化饮	小青龙汤加减
支饮	寒饮伏肺证	宣肺化饮	小青龙汤加减
	脾肾阳虚证	温脾补肾，以化水饮	金匮肾气丸合苓桂术甘汤加减

第四节　自汗、盗汗

考点★★★　中医辨证论治

辨证分型	治法	代表方剂
肺卫不固证	益气固表	桂枝加黄芪汤或玉屏风散加减
心血不足证	养血补心	归脾汤加减
阴虚火旺证	滋阴降火	当归六黄汤加减
邪热郁蒸证	清肝泄热，化湿和营	龙胆泻肝汤加减

第五节　内伤发热

考点1★　病因病机

引起内伤发热的病机，大体可归纳为虚、实两类。由气郁化火、瘀血阻滞及痰湿停聚所致者属实，其基本病机为气、血、痰、湿等郁结，壅遏化热而引起发热。

考点2★★★　中医辨证论治

辨证分型	治法	代表方剂
阴虚发热	滋阴清热	清骨散加减

续表

辨证分型	治法	代表方剂
血虚发热	益气养血	归脾汤加减
气虚发热	益气健脾，甘温除热	补中益气汤加减
阳虚发热	温补阳气，引火归原	金匮肾气丸加减
气郁发热	疏肝理气，解郁泄热	丹栀逍遥散加减
痰湿郁热	燥湿化痰，清热和中	黄连温胆汤合中和汤加减
血瘀发热	活血化瘀	血府逐瘀汤加减

第六节 虚劳

考点★ 病因病机

虚劳的病理性质，主要为气、血、阴、阳的亏虚，病损主要在五脏，尤以脾、肾两脏更为重要。

第十七单元 肢体经络病证

第一节 痿证

考点1★★ 历代医家论痿证治则

治疗上，《素问·痿论》所言"治痿者独取

阳明"，是指补脾胃、清胃火、祛湿热。另一方面朱丹溪用"泻南方、补北方"，是从清内热、滋肾阴方面，达到金水相生、滋润五脏的另一种方法。总的治法正如《医学心悟·痿》所云："不外补中祛湿、养阴清热而已。"

考点 2★★ 中医辨证论治

辨证分型	治法	代表方剂
热毒炽盛，气血两燔证	清热解毒，凉血活血	清瘟败毒饮加减
肺热津伤，筋失濡润证	清热润燥，养肺生津	清燥救肺汤加减
湿热浸淫，气血不运证	清热利湿，通利筋脉	加味二妙散加减
脾胃亏虚，精微不运证	补脾益气，健运升清	参苓白术散加减
肝肾亏损，髓枯筋痿证	补益肝肾，滋阴清热	大补阴煎加减

第二节 腰痛

考点★★★ 中医辨证论治

辨证分型	治法	代表方剂
寒湿腰痛证	散寒行湿，温经通络	甘姜苓术汤加味
湿热腰痛证	清热利湿，舒筋止痛	四妙丸加减
瘀血腰痛证	活血化瘀，理气止痛	身痛逐瘀汤加减
肾虚腰痛证	温补肾阳或滋补肾阴	阳虚者，右归丸；偏阴虚者，左归丸

中西医结合外科学

中西医结合外科学复习攻略

第一单元　中医外科证治概要

考点1★　外科疾病的命名原则

两种命名方法同时应用者，如乳岩、肾岩翻花等，既含有部位，又具有疾病的特征。

考点2★　外科疾病的发病机理

阴阳失调是根本原因。总的病机：局部气血凝滞，经络阻塞，营气不从，脏腑失和。

考点3★★★　阴阳辨证

阴阳辨证既是八纲辨证的总纲，又是外科疾病辨证的总纲。辨别诊治外科疾病应首先辨清阴阳属性。

	阳证	阴证
发病缓急	急性发作	慢性发作
皮肤颜色	红赤	苍白或紫暗或皮色不变
皮肤温度	灼热	凉或不热
肿胀形势	高肿突起	半塌下陷
肿胀范围	根盘收束	根盘散漫

续表

	阳证	阴证
肿块硬度	软硬适度	坚硬如石或柔软如绵
疼痛感觉	疼痛剧烈、拒按	疼痛和缓、隐痛、不痛或酸麻
病位深浅	皮肤、肌肉	血脉、筋骨
脓液质量	脓质稠厚	脓质稀薄
溃疡形色	肉芽红活润泽	肉芽苍白或紫暗
病程长短	病程比较短	病程比较长
全身症状	初期常伴形寒发热、口渴、纳呆、大便秘结、小便短赤，溃后渐消	初起无明显症状，或伴虚寒症状，酿脓时有、虚热症状，溃后虚象更甚
舌苔脉象	舌红、苔黄、脉有余	舌淡苔少脉不足
预后顺逆	易消、易溃、易敛，多顺	难消、难溃、难敛，多逆

考点4★★ 辨肿

1. 热肿 肿而色红，皮薄光泽，焮热疼痛，肿势急剧。

2. 寒肿 肿而不硬，皮色不泽，苍白或紫暗，皮肤清冷，常伴有酸痛，得暖则舒。

3. 风肿 发病急骤，漫肿宣浮，或游走无定，不红微热，或轻微疼痛。

4. 湿肿 皮肉重垂胀急，深按凹陷，如烂棉不起，浅则光亮如水疱，破流黄水，浸淫皮肤。

5. 痰肿 肿势软如棉，或硬如馒，大小不一，形态各异，无处不生，不红不热，皮色不变。

6. 气肿 皮紧内软，按之凹陷，复手即起，似皮下藏气，富有弹性，不红不热，或随喜怒消长。

7. 瘀血肿 肿而胀急，病程较快，色初暗褐，后转青紫，逐渐变黄至消退。也有血肿染毒、化脓而肿。

8. 郁结 肿势坚硬，表面不平或有棱角，状如岩突，不红不热。

9. 实肿 肿势高突，根盘收束，常见于正盛邪实之疮疡。

10. 虚肿 肿势平坦，根盘散漫，常见于正虚不能托毒之疮疡。

考点5★★★ 辨痛

1. 热痛 皮色焮红，灼热疼痛，遇冷则痛减。

2. 寒痛 皮色不红，不热，酸痛，得温则痛缓。

3. 风痛 痛无定处，忽彼忽此，走注甚速，遇风则剧。

4. 气痛 攻痛无常，时感抽掣，喜缓怒甚。

5. 湿痛 痛而酸胀，肢体沉重，按之出现可凹性水肿或见糜烂流滋。

6. 痰痛 疼痛轻微，或隐隐作痛，皮色不变，压之酸痛。

7. 化脓痛 痛势急胀，痛无止时，如同鸡啄，按之中软应指。

8. 瘀血痛 初起隐痛，胀痛，皮色不变或皮色暗褐，或见皮色青紫瘀斑。

考点6★★★　辨痒

1. 风胜 走窜无定，遍体作痒，抓破血溢，随破随收，不致化腐，多为干性。

2. 湿胜 浸淫四窜，黄水淋漓，最易沿表皮蚀烂，越腐越痒，多为湿性。

3. 热胜 皮肤瘾疹，焮红灼热作痒，或只发于裸露部位，或遍布全身。甚则糜烂滋水淋漓，结痂成片，常不传染。

4. 虫淫 浸淫蔓延，黄水频流，状如虫行皮中，其痒尤甚，最易传染。

5. 血虚 皮肤变厚、干燥、脱屑，很少糜烂流滋水。

考点7★★★　辨脓

1. 辨脓的有无

（1）**有脓** 按之灼热痛甚，以指端重按一处其痛最甚，肿块已软，指起即复（即应指），脉来数者，为脓已成。

（2）**无脓**　按之微热，痛势不甚，肿块仍硬，指起不复（不应指），脉不数者，为脓未成。

2. 辨脓操作方法　有接触法、透光法、穿刺法、点压法、B 超等。

考点8★★　外科内治法总则

1. 消法　是一切肿疡初起的治法总则。

2. 托法　托法适用于外疡中期即成脓期。

3. 补法　此法则适用于溃疡后期。

考点9★★★　外治药物疗法

1. 膏药

（1）**适应证**　一切外科疾病初起、成脓、溃后各个阶段，均可应用。

（2）**用法**　如太乙膏、千捶膏均可用于红肿热痛明显之阳证疮疡，为肿疡、溃疡的通用方。阳和解凝膏用于疮形不红不热，漫肿无头之阴证疮疡未溃者；咬头膏具有腐蚀性，功能蚀破疮头，适用于肿疡脓成，不能自破，以及患者不愿接受手术切开排脓者。

2. 油膏

（1）**适应证**　适用于肿疡、溃疡、皮肤病糜烂结痂渗液不多者，以及肛门病等。

（2）**用法**　肿疡期用金黄膏、玉露膏清热解毒、消肿止痛、散瘀化痰，适用于疮疡阳证。冲和膏有活血止痛，疏风祛寒，消肿软坚的作用，适用于半阴半阳证。回阳玉龙膏有温经散寒，活血化瘀的作用，适用于阴证。

生肌玉红膏功能活血去腐、解毒止痛、润肤生肌收口，适用于一切溃疡，腐肉未脱，新肉未生之时，或日久不能收口者；生肌白玉膏功能润肤生肌收敛，适用于溃疡腐肉已净，疮口不敛者，以及乳头皲裂、肛裂等病；红油膏功能防腐生肌，适用于一切溃疡。

考点 10 ★★　外科手术疗法

1. 切开法　适用于一切外疡，不论阴证、阳证，确已成脓者。

2. 火针烙法　是指将针具烧红后烫烙病变部位，以达到消散、排脓、止血、去除赘生物等目的一种治疗方法。

3. 砭镰法　适用于急性阳证疮疡，如下肢丹毒、红丝疗、疖疮痈肿初起、外伤瘀血肿痛、痔疮肿痛等。

4. 挂线法　用普通丝线或药制丝线或纸裹药线或橡皮筋线等来挂断漏管或窦道的治疗方法。适用于疮疡溃后，脓水不净，虽经内服、外敷等治疗无效而形成漏管或窦道者；或疮口过深，或生于血络丛处，而不宜采用切开手术者。

考点 11★★　外科其他疗法

1. 引流法　是在脓肿切开或自行溃破后，运用药线、导管或扩创等使脓液畅流，腐脱新生，防止毒邪扩散，促使溃疡早日愈合的一种治法。包括药线引流、导管引流和扩创引流。

（1）**药线引流**　是指用药线进行引流。适用于溃疡疮口过小、脓水不易排出者，或已成漏管、窦道者。

（2）**导管引流**　是指用导管进行引流。适用于附骨疽及流痰、流注等脓腔较深、脓液不易畅流者。

（3）**扩创引流**　是应用手术的方法来进行引流。大多用于脓肿溃破后有袋脓现象，经其他引流、垫棉法等无效的情况。适用于痈、有头疽溃后有袋脓或脂瘤染毒化脓等。

2. 垫棉法　是用棉花或纱布折叠成块以衬垫疮部的一种辅助疗法。适用于溃疡脓出不畅有袋脓者，或疮孔窦道形成脓水不易排尽者，或溃疡脓腐已尽、新肉已生、但皮肉一时不能黏合者。

3. 药筒拔法　适用于有头疽坚硬散漫不收、脓毒不得外出，或脓肿已溃、疮口狭小、脓稠难出、有袋脓者，或毒蛇咬伤，肿势迅速蔓延、毒水不出者；或反复发作的流火等。

中西医结合外科学

第二单元 无菌术

考点 1★ 灭菌和消毒的概念

灭菌系指杀灭一切活的微生物，而消毒系指杀灭病原微生物和其他有害微生物，并不要求清除或杀灭所有微生物（如芽孢等）。

考点 2★★ 手术区皮肤消毒

消毒范围应包括手术切口周围 15cm 的区域。消毒步骤应该自上而下，自切口中心向外周，涂擦时应稍用力，方向应一致，不可遗漏空白或自外周返回中心部位。对感染伤口或肛门等处手术，则应自手术区外周逐渐涂向感染伤口或会阴肛门处。对婴儿、口腔、肛门、外生殖器、面部皮肤等处，不能使用碘酊消毒者，可选用 0.1% 新洁尔灭、0.1% 洗必泰、0.1% 硫柳汞酊、0.75% PVP–I 等，涂擦 2～3 遍，以免刺激皮肤或黏膜。

考点 3★★ 穿无菌手术衣和戴手套的方法

如用干手套，应先穿手术衣后戴手套；如用湿手套，则应先戴手套后穿手术衣。

1. 穿无菌手术衣　穿手术衣过程中，注意勿将衣服的外面对向自己或触碰到其他物品及地面，未戴手套的手不得碰触衣服的外面。

2. 戴无菌手套　尚未戴无菌手套的手，只允许接触手套套口向外翻折的部分，不可碰到手套的外面；已戴一只手套的手，不可接触另一手套的内面和未戴手套的手。

第三单元　麻醉

考点1★　麻醉前用药目的

解除精神紧张和恐惧心理，达到术前安睡或嗜睡状态。

控制不良反应，降低基础代谢，减少氧耗量，减少呼吸道腺体分泌，利于麻醉顺利诱导。

提高痛阈，增强麻醉效果，减少麻醉药用量，利于麻醉维持。

对抗麻醉药的不良反应，降低麻醉药的毒性。

考点2★★　常用局麻药

常用酯类局麻药有普鲁卡因、丁卡因等，酰胺类局麻药有利多卡因、布比卡因、罗哌卡因等。

临床上常依据局麻药的作用时间长短分为短效、中效和长效局麻药。短效者有普鲁卡因等，中效者有利多卡因等，长效者有丁卡因、罗哌卡因和布比卡因等。

考点3★★ 蛛网膜下腔麻醉适应证、禁忌证和并发症

1. 适应证

（1）中位蛛网膜下腔麻醉 麻醉最高平面为胸6～8，可行子宫及其附件手术，膀胱、前列腺手术，疝修补术，低位肠道手术等。

（2）低位蛛网膜下腔麻醉 麻醉最高平面在胸10，可行剖宫产、前列腺电切术、下肢手术等。

（3）鞍区阻滞 可行肛门会阴部手术、尿道手术等。

2. 禁忌证

（1）中枢神经系统进行性疾病，如多发性脊髓硬化症、脑膜炎、进行性脊髓前角灰白质炎、脊髓转移癌等。

（2）全身严重性感染或穿刺部位有炎症感染，为防止将炎症导入蛛网膜下腔引起急性脑脊髓膜炎而应禁用。

（3）老年人，小儿不合作者，体格较弱、严重贫血者因循环功能显著减弱。

（4）有严重心脏代偿功能不全或严重高血压动脉硬化的病人。

（5）低血容量休克，在血容量未补足的情况下。

（6）妊娠、腹部巨大肿瘤、严重腹水等。

（7）脊柱畸形或严重腰背痛者。

3. 并发症　①术后头痛。②腰背痛。③尿潴留。④下肢瘫痪。

考点 4 ★★　硬膜外麻醉适应证、禁忌证及并发症

1. 适应证　适用于颈、胸壁、上肢、下肢、腹部和肛门会阴区各部位的手术，亦适用于颈椎病、腰背痛及腿痛等急、慢性疼痛的治疗。

2. 禁忌证

（1）严重休克或出血未能纠正者。

（2）穿刺部位有感染或全身严重感染者。

（3）中枢神经系统疾病。

（4）凝血机制障碍性疾病。

（5）低血压或严重高血压。

（6）慢性腰背痛或术前有头痛史。

（7）脊柱畸形或脊柱类风湿关节炎。

（8）精神病而不能合作者。

3. 并发症

（1）术中并发症　全脊髓麻醉、局麻药的毒

性反应、血压下降、呼吸抑制、恶心呕吐等。

（2）术后并发症 神经损伤、硬膜外血肿、硬膜外脓肿、脊髓前动脉综合征等。

第四单元 体液与营养代谢

考点1★★★ 水和钠的代谢紊乱

正常人的血清钠浓度约为 136～145mmol/L。

1. 等渗性缺水 又称急性缺水或混合性缺水，指血钠浓度正常而细胞外液容量减少的一种缺水。

2. 高渗性缺水 又称原发性缺水，是指细胞外液减少并呈现高钠血症的一种缺水。

3. 低渗性缺水 又称慢性缺水或继发性缺水，是指细胞外液减少并呈现低钠血症的一种缺水。

考点2★★★ 钾的异常

1. 低钾血症 血清钾 < 3.5mmol/L 为低钾血症。

（1）心电图 早期 T 波低平、双相倒置，继之 S－T 段下降、Q－T 间期延长和 U 波出现，或

T、U 波融合。

（2）**补钾原则与方法** 尿多补钾，尿量 < 40mL/h，或 24 小时尿量少于 500mL，暂不补钾；尽量口服。

2. 高钾血症 血清钾浓度 > 5.5mmol/L 称高钾血症。

心电图检查，早期改变为 T 波高尖，基底变窄；当血清钾 > 8.0mmol/L 时，P 波消失，QRS 波增宽，Q-T 间期延长。严重时出现房室传导阻滞，心室颤动。

考点 3 ★ ★ 代谢性酸中毒的诊断

1. 有严重腹泻、肠漏等病史。

2. 呼吸深而快，呼吸频率有时可达 40~50 次/分，呼出气带有酮味。

3. 血气分析：pH 值、HCO_3^- 明显下降、PCO_2 在正常范围或有所降低，AB、SB、BB 均降低，BE 负值增大。

4. 酸中毒程度的估计：可比照 CO_2CP：轻度酸中毒 CO_2CP 为 15~22mmol/L；中度酸中毒 CO_2CP 为 8~15mmol/L；重度酸中毒 CO_2CP < 8mmol/L。

考点 4 ★ ★ 代谢性碱中毒的诊断

1. 有胃液丢失过多、缺钾、碱性物质摄入过多的病史。

2. 某些利尿剂的作用，如速尿和利尿酸。

3. 某些疾病，如甲状腺机能减退、原发性醛固酮增多症、肾素瘤等。

4. 有呼吸浅慢，口周、手足麻木，面部及四肢肌肉小抽动，出现嗜睡、烦躁、精神错乱和谵妄等精神症状。

5. 血气分析及 pH 值：HCO_3^- 明显增高；PCO_2 正常；SB、BB 增大，BE 值增大，CO_2 CP 增高。

6. 血 Na^+ 增高，K^+、Cl^- 减少；尿 Cl^- 减少，呈碱性，但低钾性碱中毒时可出现反常酸性尿。

考点5★★ 呼吸性酸中毒的诊断

1. 有呼吸功能受损的病史。

2. 有呼吸困难、躁动不安、发绀等临床表现。

3. 动脉血气分析：急性呼吸性酸中毒 pH 值明显降低，可低于 7.0，PCO_2 增高，大于 6.0kPa。血浆：HCO_3^- 正常。慢性呼吸性酸中毒 pH 值下降不明显，PCO_2 增高，常大于 6.0kPa。血浆 HCO_3^- 有所增加，AB＞SB。

第五单元 输血

考点1★★★　外科输血的适应证

1. 急性出血　一次失血量在 500mL（全身血容量的 10%）以内者，可以不输血；失血量在 500～800mL 时，输血与否结合血压、血色素及红细胞压积情况决定，先予晶体液或代血浆扩容，若不能恢复者再考虑输血；若失血量在 1000mL（全身血容量 20%）以上时，则必须及时输血（压积红细胞）；超过 1500mL（30%），除上述措施外，可部分给予全血。

2. 贫血或低蛋白血症　Hb 大于 100g/L，不输血；Hb 小于 100g/L，大于 70g/L，看情况（是否缺氧）确定是否输血；Hb 小于 70g/L，输血。慢性贫血 Hb 小于 60g/L 伴有明显贫血症状者需输血。

3. 凝血机制异常和出血性疾病　可输血小板、冷沉淀、新鲜冰冻血浆。

4. 重症感染　可输丙种球蛋白或浓缩粒细胞。

5. 器官移植

考点 2 ★★★　输血不良反应及并发症

1. 发热反应　多发生于输血开始后 15 分钟～2 小时内。其发生率约为 2%～10%。一般表现为畏寒或寒战，高热、体温可达 39℃～41℃，出汗。可伴有恶心、呕吐、皮肤潮红、心悸、心动过速、头痛。反应持续 30 分钟至 2 小时后逐渐缓解。

2. 过敏反应　多发生在输血数分钟后，也可在输血中或输血后发生。症状轻者仅有皮肤局限性或全身性瘙痒、皮肤红斑、荨麻疹。严重者，只输入几毫升血制品即可出现支气管痉挛、血管神经性水肿、会厌水肿，表现为：咳嗽、喘鸣、呼吸困难以及腹痛、腹泻，喉头水肿甚至窒息，过敏性休克甚至昏迷、死亡。

3. 溶血反应　输入的红细胞（少数情况下为受血者的红细胞）在受血者体内发生异常破坏，所引起的不良反应称溶血性输血反应，是最严重输血并发症。

急性溶血反应的症状常在输血十余毫升后即可发生。病人突然感到头痛、腰痛背痛、心前区紧迫感、呼吸急促、小便颜色酱油样（血红蛋白尿），严重时伴寒战、高热、黄疸、黏膜及皮下出血、少尿或无尿、休克等。麻醉中的病人早期征象是不明原因的低血压或心动过速、手术区渗血突然增加等。

在输血过程中发现可疑症状时，应立即停止输血并抽静脉血化验，若离心后血浆为粉红色即可确诊为溶血，尿潜血阳性及血红蛋白尿也有诊断意义。

4. 循环超负荷

5. 细菌污染反应

6. 枸橼酸盐中毒

7. 疾病传播

考点 3★　成分输血的优点

①提高疗效。②减少不良反应。③使用合理。④经济。

第六单元　围手术期处理

考点 1★★　术前特殊准备

1. 高血压　使病人血压维持在 160/100mmHg（21.3/13.3kPa）以下。

2. 糖尿病　施行大手术者要求血糖稳定在 9mmol/L 左右，尿糖（＋～＋＋）。

考点 2★★　切口分类和愈合级别

1. 切口可分为三类　①一类切口：为无菌切

口，以"Ⅰ"表示，如甲状腺、疝修补术。②二类切口：为可能污染切口，以"Ⅱ"表示，如胃肠道手术、胆道手术。③三类切口：为感染切口，以"Ⅲ"表示，如消化道穿孔、阑尾穿孔等。

2. 切口愈合的级别也分三种　①甲级愈合：指愈合良好，没有不良反应的愈合，用"甲"表示。②乙级愈合：是指愈合欠佳，局部有炎症反应，如红肿、硬结、积液等，但未化脓，用"乙"表示。③丙级愈合：是指切口化脓，需切开引流者，用"丙"表示。

切口愈合的记录方法：如甲状腺术后，切口愈合良好，记为"Ⅰ/甲"；如胃穿孔修补术后，切口愈合欠佳，记为"Ⅲ/乙"；作胃癌根治术后，切口愈合良好，但切口局部发生血肿，记为"Ⅱ/乙"。

第七单元　疼痛与治疗

考点1★★　程度积分法

1987 年世界卫生组织曾介绍疼痛程度积分法：

1 分：轻痛，不影响睡眠及食欲。

2.5 分：困扰痛，疼痛反复发作，有痛苦表情，痛时中断工作，并影响食欲、睡眠。

5 分：疲惫痛，持续疼痛，表情痛苦。

7.5 分：难忍痛，疼痛明显，勉强坚持，有显著的痛苦表情。

10 分：剧烈痛，剧痛难忍，伴情绪、体位的变化，呻吟或喊叫，脉搏或呼吸加快，面色苍白，多汗，血压下降。

考点2★★　手术后的镇痛药物

术后镇痛最常用的药物是阿片类药如吗啡、哌替啶和芬太尼等。解热抗炎镇痛药因对锐痛和内脏痛效果较差，在术后镇痛中应用较少。

第八单元　内镜与腔镜外科技术

考点1★★　纤维胃镜检查的并发症

①穿孔。②出血。③心血管意外。④药物反应和感染。

考点2★★　纤维胆道镜检查的并发症

①出血。②胰腺炎。③胆管炎。④十二指肠穿孔。

考点3★★　腹腔镜手术适应证

①胃肠道手术。②肝胆系手术。③脾切除。④泌尿系手术。

考点4★★　腹腔镜手术并发症

①CO_2气腹相关的并发症与不良反应。②血管损伤。③内脏损伤。④腹壁并发症。

第九单元　外科感染

第一节　局部化脓性感染

考点1★★　疖的临床表现

1. 局部症状　初起毛囊处有红、肿、热、痛的小结节，逐渐肿大并隆起，数天后中央部组织坏死，出现脓栓。

2. 全身症状　一般无全身症状；可出现全身不适、畏寒、发热、头痛、厌食等。面部"危险三角区"的疖，沿眼内眦静脉和眼静脉感染到颅内，出现眼部周围的红肿、硬块、疼痛，并有全身寒战高热、头痛、昏迷，甚至死亡。

考点2★★　疖的辨证论治

证型	治法	方药
暑疖	清热利湿解毒	清暑汤加减
蝼蛄疖	补益气血，托毒生肌	托里消毒散加减
疖病	祛风清热利湿	防风通圣散加减

考点 3 ★　痈的定义

痈是多个相邻毛囊及其皮脂腺或汗腺的急性化脓性感染。好发于皮肤韧厚的项部和背部。致病菌多为金黄色葡萄球菌。糖尿病患者易患痈。中医学称为"有头疽"。

考点 4 ★★　痈的临床表现

1. 局部症状　早期在局部呈片状稍隆起的紫红色浸润区，质地坚韧，界限不清。随后中央形成多个脓栓，破溃后呈蜂窝眼状。常有局部淋巴结肿大、疼痛。

2. 全身症状　大多数病人有畏寒发热、食欲不振、白细胞计数增高等全身表现。

考点 5 ★★★　痈的辨证论治

证型	治法	方药
热毒蕴结证	和营托毒，清热利湿	仙方活命饮加减
阴虚火盛证	滋阴生津，清热托毒	竹叶黄芪汤加减
气血两虚证	调补气血	十全大补汤加减

考点 6 ★　急性蜂窝组织炎的定义

急性蜂窝组织炎是发生于皮下、筋膜下、肌间隙或深部蜂窝组织的急性弥漫性化脓性感染。致病菌主要是溶血性链球菌。其特点是**感染不易**

局限，扩散迅速，与正常组织无明显界限。中医学称之为"发"。但"锁喉痈""臀痈"虽命名为痈，其实属"发"的范畴。

考点 7 ★ ★　　急性蜂窝组织炎的临床表现

由溶血性链球菌引起的急性蜂窝组织炎因链激酶和透明质酸酶的作用，病变扩展迅速，不易局限，有时引起脓毒血症；由金黄色葡萄球菌感染引起的急性蜂窝组织炎则易局限形成脓肿；由厌氧菌感染引起的急性蜂窝组织炎可出现捻发音。

发生部位浅者红、肿、热、痛等局部症状明显，范围扩大迅速，进而中心坏死、化脓，出现波动感。部位深者局部红肿不明显，但局部水肿、压痛明显，并伴有全身症状。发生于口底、颌下、颈部的急性蜂窝组织炎可因炎症水肿扩展引起喉头水肿，出现呼吸困难，有发生窒息的危险。

考点 8 ★ ★　　急性蜂窝组织炎的辨证论治

证型	治法	方药
锁喉痈	散风清热，化痰解毒	普济消毒饮加减
腓发	清热解毒，和营利湿	五神汤合萆薢渗湿汤加减
手发背	清热解毒和营	仙方活命饮加减
足发背	清热解毒，和营利湿	仙方活命饮合萆薢渗湿汤加减

考点 9★　丹毒的定义

丹毒是皮肤和黏膜网状淋巴管的急性炎症。致病菌为 β 溶血性链球菌。其特点是蔓延很快，很少发生组织坏死和化脓，全身反应剧烈和容易复发。中医学亦称丹毒。

考点 10★★　丹毒的临床表现

好发部位为下肢和头面部。起病急，病人常有头痛、畏寒、发热等全身症状。局部表现呈片状红疹，颜色鲜红，中间较淡，边缘清楚，略为隆起。手指轻压可使红色消退，松压后很快又恢复鲜红色。红肿向四周扩展时，中央红色逐渐消退、脱屑，转为棕黄色。红肿区有时有水疱形成，局部有烧灼样疼痛。常伴有附近淋巴结肿大、疼痛。

考点 11★★　丹毒的辨证论治

证型	治法	方药
风热化火证	散风清火解毒	普济消毒饮
肝胆湿热证	清肝泄热利湿	龙胆泻肝汤或柴胡清肝汤加减
湿热化火证	利湿清热解毒	五神汤合萆薢渗湿汤加减
胎火胎毒证	凉营清热解毒	犀角地黄汤加减
毒邪内攻证	凉营泻火解毒	清瘟败毒饮合犀角地黄汤加减

考点 12 ★　急性淋巴管炎的定义

急性淋巴管炎是致病菌从破损的皮肤或黏膜侵入，或从其他感染灶蔓延到邻近淋巴管，引起淋巴管及周围组织的炎症。致病菌常为金黄色葡萄球菌和溶血性链球菌。中医学称为"红丝疔"。

考点 13 ★　急性淋巴管炎与淋巴结炎的辨证论治

证型	治法	方药
红丝疔	清热解毒	五味消毒饮合黄连解毒汤加减
颈痈	散风清热，化痰消肿	牛蒡解肌汤加减
腋痈	清肝解郁，消肿化毒	柴胡清肝汤加减
胯腹痈	清热利湿解毒	五神汤合草薢渗湿汤加减
委中毒	和营祛瘀，清热利湿	活血散瘀汤加减

考点 14 ★　脓肿的临床表现和西医治疗

1. 临床表现　浅表脓肿可见局部隆起，红肿热痛明显，压之剧痛，有波动感。深部脓肿则红肿和波动感不明显，但局部疼痛、水肿、有压痛，患处可发生功能障碍。

2. 西医治疗　有全身症状者应用敏感抗生素治疗并对症处理。脓肿已经形成，一经诊断即应切开引流。

中西医结合外科学

考点15★★　脓肿的辨证论治

证型	治法	方药
余毒流注证	清热解毒，凉血通络	黄连解毒汤合犀角地黄汤加减
火毒结聚证	清火解毒透脓	五味消毒饮合透脓散加减
瘀血流注证	和营祛瘀通滞，清热化湿	活血散瘀汤加减
暑湿流注证	清热解毒化湿	清暑汤加减
正虚邪恋证	益气补血，清热托毒	托里透毒散加减

第二节　全身性感染

考点1★★　全身性感染的诊断

　　根据在原发感染灶的基础上出现寒战、发热、脉搏细速、低血压、腹胀、黏膜皮肤瘀斑或神志改变等临床表现，一般不难作出脓毒症的初步诊断。中医称为走黄和内陷。疔疮引起的称为走黄，属实。疔疮以外引起的称为内陷，属虚。

考点2★★★　全身性感染的中医辨证论治

证型	治法	方药
疔疮走黄证	凉血清热解毒	五味消毒饮合黄连解毒汤加减

证型	治法	方药
火陷证	凉血解毒，泄热养阴，清心开窍	清营汤加减
干陷证	补养气血，托毒透邪，佐以清心安神	托里消毒散加减
虚陷证	温补脾肾	附子理中汤加减

第三节　特异性感染

考点1★★　气性坏疽的定义

气性坏疽是厌氧菌感染的一种，即梭状芽孢杆菌所致的肌坏死或肌炎。此类感染发展急剧，预后严重。中医学称为"烂疔"。

考点2★★★　气性坏疽的临床表现

1. 全身表现　临床特点是病情突然恶化，烦躁不安，杂有恐惧或欣快感。

2. 局部表现　当移除敷料时有时可见气泡从伤口中冒出。皮下如有积气，由于气、水混杂，可触及捻发音。

考点3★★★　气性坏疽的西医治疗

应用抗生素：对这类感染，首选青霉素。

考点4★★　气性坏疽的中医辨证论治

证型	治法	方药
湿热火盛，燔灼营血证	清火利湿，凉血解毒	黄连解毒汤、犀角地黄汤合三妙丸
气血不足，心脾两虚证	益气补血，养心健脾	八珍汤合归脾汤

第十单元　损伤

考点1★★★　按损伤部位的皮肤黏膜是否完整分类

1. 闭合性损伤　①挫伤。②扭伤。③挤压伤。④冲击伤。

2. 开放性损伤　①擦伤。②刺伤。③切伤或称割伤。④裂伤。⑤撕脱伤。⑥火器伤。

考点2★★★　脑震荡的临床表现

1. 一过性昏迷，伤后立即出现短暂的昏迷，常为数分钟，一般不超过半小时。

2. 近事遗忘症。

3. 较重者在昏迷期间可有皮肤苍白、出汗、血压下降、心动徐缓、呼吸浅慢等表现，但随着意识的恢复很快趋于正常。清醒后可有头痛、头晕、恶心、呕吐等症状。

4. 神经系统检查无阳性体征。

考点3★★　脑挫裂伤的临床表现

1. 昏迷

2. 局灶症状和体征　随脑受损的部位、范围和程度不同而异，对诊断和判定脑伤的部位很有意义。若大脑功能区受损可立即呈现相应的神经功能障碍或体征，如运动区损伤出现锥体束征、肢体抽搐或偏瘫；语言中枢损伤出现失语等。

3. 颅内压增高与脑疝　为继发脑水肿或颅内血肿所致，使昏迷或瘫痪程度加重，或意识好转，清醒后又变为模糊，同时有血压升高、心率减慢、呼吸加深、瞳孔不等大及锥体束征等表现。

考点4★★　颅内血肿的临床表现

1. 意识障碍的变化　意识障碍有嗜睡、朦胧、浅昏迷、深昏迷几个级别。

2. 瞳孔改变　瞳孔改变多发生在患侧，可先缩小，对光反应迟钝，继之瞳孔进行性扩大，对光反应消失，提示已发生小脑幕切迹疝。

3. 锥体束征　早期出现的一侧肢体肌力减退，如无进行性加重表现，可能是脑挫裂伤的局灶体征；如果是稍晚出现或早期出现而有进行性加重，则应考虑为血肿引起脑疝或血肿压迫运动区所致；去大脑强直为脑疝晚期表现。

4. 生命体征 常为进行性的血压升高、心率减慢和呼吸深慢（"两慢一高"）。

考点5★★★ 气胸的分类和西医治疗

1. 分类 分为闭合性、开放性和张力性气胸三类。

2. 西医治疗

（1）闭合性气胸 小量气胸自行吸收。大量气胸需进行胸膜腔穿刺或行胸膜腔引流术，同时应用抗生素预防感染。

（2）开放性气胸 先将开放变成闭合，再按照闭合处理。疑有胸腔内脏器损伤或活动性出血者则需剖胸探查。术后应用抗生素预防感染。

闭式胸膜腔引流的穿刺部位：液体一般选在腋中线和腋后线之间的第6~8肋间插管引流。气体常选锁骨中线第2肋。

（3）张力性气胸 急救处理是立即排气，降低胸腔内压力。

考点6★ 肝破裂的临床表现

主要表现为腹腔内出血和腹膜刺激征，常引起出血性休克，右肩部放射性疼痛。有腹膜刺激征，出现移动性浊音；指检在直肠膀胱陷凹内有饱满隆起的感觉。胆囊及胆总管损伤者可出现陶土样便、黄疸、胆红素尿、皮肤发痒。胆管创伤后胆汁外溢，可造成胆漏及胆汁性腹膜炎。

考点7★ 胰腺损伤临床表现

轻症临床症状常不典型。较重的胰腺损伤表现为上腹部剧烈疼痛及弥漫性腹膜炎征象；刺激膈肌而出现肩背部疼痛，伴恶心、呕吐、腹胀；可因疼痛与大量体液丢失而出现休克。脐周皮肤可呈青紫色。

考点8★★ 肾损伤临床表现

1. 主要症状

（1）休克　呈创伤出血性休克表现，多见于粉碎肾或肾蒂伤病人。

（2）血尿　可出现血尿，轻者为镜下血尿，重者出现肉眼血尿，可伴有条状血凝块和肾绞痛，血尿与损伤程度不一定成比例。

（3）疼痛

（4）发热　血肿和尿外渗可继发感染，甚至出现全身中毒症状。

2. 主要体征　腰腹部肿块和触痛。肾周围血肿和尿外渗使局部形成肿块，腰部可有压痛和叩击痛，严重时腰肌紧张和强直。合并腹腔脏器损伤时可出现腹膜刺激征。

考点 9 ★　膀胱损伤临床表现

轻微挫伤仅有下腹部的疼痛和少量终末血尿或镜下血尿。膀胱破裂可产生休克、腹痛、排尿困难和血尿等。

考点 10 ★ ★ ★　烧伤面积的估计

1. 中国新九分法　按体表面积划分为 11 个 9% 的等份，另加 1%，构成 100% 的体表面积，即头颈部：$1 \times 9\%$；躯干：$3 \times 9\%$；两上肢：$2 \times 9\%$；双下肢：$5 \times 9\% + 1\%$，共为 $11 \times 9\% + 1\%$。

儿童烧伤面积计算：12 岁以下儿童年龄越小则头越大而下肢越小，可按下法计算：头颈部面积：［9 +（12 - 年龄）］%；双下肢面积：［46 -（12 - 年龄）］%。

2. 手掌法　病人并指的掌面约占体表面积的 1%。

考点 11 ★ ★ ★　烧伤深度的鉴别（三度四分法）

1. Ⅰ度烧伤　仅伤及表皮浅层。表面呈红斑状，干燥无渗出，有烧灼感，3 ~ 7 天痊愈，短期内可有色素沉着。

2. 浅Ⅱ度烧伤　伤及表皮的生发层、真皮乳头层。局部红肿明显，有薄壁大水疱形成，内含淡黄色澄清液体，水疱皮如被剥脱，创面红润、潮湿，疼痛明显。如不发生感染，1~2周内愈合，一般不留瘢痕，多数有色素沉着。

3. 深Ⅱ度烧伤　伤及皮肤的真皮层，介于浅Ⅱ度和Ⅲ度之间，也可有水疱，但去疱皮后创面微湿，红白相间，痛觉较迟钝。

4. Ⅲ度烧伤　为全层皮肤烧伤，甚至达到皮下、肌肉或骨骼。创面无水疱，呈蜡白或焦黄色，甚至炭化，痛觉消失，局部温度低，皮层凝固性坏死后形成焦痂，触之如皮革，痂下可见树枝状栓塞的血管。

考点 12★★　烧伤严重程度的判断

1. 轻度烧伤　Ⅱ度烧伤面积在9%以下。

2. 中度烧伤　Ⅱ度烧伤面积在10%~29%，或Ⅲ度烧伤面积不足10%。

3. 重度烧伤　烧伤总面积在30%~49%；或Ⅲ度烧伤面积在10%~19%；或Ⅱ度、Ⅲ度烧伤面积虽不到上述百分比，但已发生休克等并发症、呼吸道烧伤或有较重的复合伤。

4. 特重烧伤　烧伤总面积在50%以上；或Ⅲ度烧伤面积在20%以上；或已有严重并发症。

考点 13★　毒蛇咬伤局部症状

被毒蛇咬伤后，患部一般都有较粗大而深的毒牙痕，而无毒蛇咬伤的牙痕则小而排列整齐。

①神经毒毒蛇咬伤后局部症状不显著，疼痛较轻或没有疼痛，仅感局部麻木或蚁行感，伤口出血很少或不出血，周围不红肿。②血液毒毒蛇咬伤后局部疼痛剧烈，肿胀明显，且迅速向肢体近心端发展，伤口有血性液体渗出，或出血不止，伤口周围皮肤青紫、瘀斑或血疱，有的伤口组织坏死形成溃疡，所属淋巴结、淋巴管红肿疼痛。③混合毒毒蛇咬伤后伤口疼痛逐渐加重，并有麻木感，伤口周围皮肤迅速红肿，并有水疱、血疱，重者伤口坏死溃烂，区域淋巴结肿大压痛。

第十一单元　肿瘤

考点1★　恶性肿瘤的扩散方式

①直接蔓延。②淋巴道转移。③血循转移。④接种转移。

考点2★　良性和恶性肿瘤临床表现的区别

	良性肿瘤	恶性肿瘤
生长速度	慢	快
生长方式	膨胀性生长	浸润性生长

	良性肿瘤	恶性肿瘤
与周围组织之关系	有包膜，不侵犯周围组织，界限清楚，活动度大	多无包膜，破坏周围组织，界限不清，活动受限
转移	不转移	易转移
全身影响	一般不影响全身情况，如体积巨大或发生于重要器官，亦可威胁生命	晚期严重影响全身，可出现恶病质，常导致死亡
治疗后	不易复发	容易复发

考点3★★★　常见体表肿物

1. 脂肪瘤　单发或多发。好发于肩、背、臀部。大小不等，呈圆形、扁圆形或分叶状，边界清楚，基部较广泛，质软，有假性波动感，与周围组织无粘连，基底部可移动，但活动度不大。

2. 纤维瘤　质硬，实质性，光滑，边界清楚，与周围组织无粘连，活动度大，无压痛

3. 神经纤维瘤　①呈多发性，数目不定，几个甚至上千个不等。肿物大小不一，米粒至拳头大小，多凸出于皮肤表面，质地或软或硬。②肿瘤沿神经干走向生长，多呈念珠状，或呈蚯蚓结节状。③皮肤出现咖啡斑，大小不定，可为雀斑小点状，或为大片状，其分布与神经瘤分布

中西医结合外科学

无关。

4. 皮脂腺囊肿 囊肿可单发或多发。多呈圆形，直径多在 1~3cm，略隆起。质软，界清，表面与皮肤粘连，稍可移动，肿物中央皮肤表面可见一小孔，有时可见有一黑色粉样小栓。一般无自觉症状，合并感染时，局部可出现红肿、疼痛、触痛、化脓甚至破溃。

5. 血管瘤 ①病变随处可发，海绵状血管瘤常发生在四肢、躯干及面颈部，蔓状血管瘤好发于头皮、面颈部及四肢。②瘤体质地柔软而有弹性，境界分明，压之可稍退色，放松后恢复红色。

考点 4★★★　结肠癌临床表现

1. 右半结肠癌主要表现为贫血，腹部肿块，腹痛。

2. 左半结肠癌主要表现为便血，黏液便，肠梗阻。

考点 5★★★　直肠癌临床表现与检查

①排便习惯改变，是常见早期症状。②出血。③脓血便。④大便变细或变形。⑤检查：直肠指诊、直肠镜检查。

第十二单元　急腹症

考点1★★★　急性阑尾炎的诊断

1. 诊断要点　转移性右下腹疼痛的病史和右下腹局限性压痛。

2. 阑尾炎的定性、定位诊断方法

（1）结肠充气试验（Rovsing 征）　可提示阑尾炎的存在。

（2）腰大肌试验（Psoas 征）　可提示炎性阑尾贴近腰大肌，多见于盲肠后位阑尾炎。

（3）闭孔内肌试验（Obturator 征）　可提示炎性阑尾位置较低，贴近闭孔内肌，为盆腔位阑尾炎。

（4）直肠指诊　直肠右侧前上方有触痛，提示炎性阑尾位置较低。如有波动感，提示有盆腔脓肿。

考点2★★★　急性阑尾炎的辨证论治

证型	治法	方药
瘀滞证	行气活血，通腑泄热	大黄牡丹汤合红藤煎剂加减

续表

证型	治法	方药
湿热证	通腑泄热，利湿解毒	大黄牡丹汤合红藤煎剂加败酱草、白花蛇舌草、蒲公英
热毒证	通腑排毒，养阴清热	大黄牡丹汤合透脓散加减

考点 3 ★★★　肠梗阻的诊断

典型的肠梗阻具有**腹痛**、**呕吐**、**腹胀**、**停止排便排气**四大症状，腹部可见肠型及肠蠕动波、肠鸣音亢进、全身脱水等体征，结合腹部 X 线检查（肠管的气液平面是肠梗阻特有的 X 线检查表现），明确诊断并不困难。

考点 4 ★★　机械性与动力性肠梗阻的鉴别

机械性肠梗阻早期腹胀不明显。麻痹性肠梗阻则腹胀显著，多无阵发性腹部绞痛，肠鸣音减弱或消失，X 线检查可显示大、小肠全部均匀胀气。

考点 5 ★★　单纯性与绞窄性肠梗阻的鉴别

1. 腹痛发作急骤、剧烈，呈持续性并有阵发性加重。

2. 呕吐出现早而频繁，呕吐物为血性或肛门排出血性液体，或腹穿抽出血性液体。

3. 早期出现脉率加快，体温升高，白细胞增高，甚至出现休克。

4. 腹膜刺激征明显且固定，肠鸣音由亢进变为减弱，甚至消失。

5. 腹胀不对称，有局部隆起或可触及孤立胀大的肠祥。

6. X线检查可见孤立肿大的肠祥，位置固定不随时间而改变，或肠间隙增宽，提示有腹腔积液。

7. 积极非手术治疗，症状体征无明显改善。

考点6★★ 肠梗阻手术治疗适应证

1. 绞窄性肠梗阻。

2. 有腹膜刺激征或弥漫性腹膜炎征象的各型肠梗阻。

3. 应用非手术疗法，经 6～8 小时观察，病情不见好转，或腹痛、腹胀加重，肠鸣音减弱或消失，脉搏加快，血压下降或出现腹膜刺激征者。

4. 肿瘤及先天性肠道畸形等不可逆转的器质性病变引起的肠梗阻。

考点7★★★ 肠梗阻的辨证论治

证型	治法	方药
气滞血瘀证	行气活血，通腑攻下	桃仁承气汤加减
肠腑热结证	活血清热，通里攻下	复方大承气汤加减

续表

证型	治法	方药
肠腑寒凝证	温中散寒，通里攻下	温脾汤加减
水结湿阻证	理气通下，攻逐水饮	甘遂通结汤加减
虫积阻滞证	消导积滞，驱蛔杀虫	驱蛔承气汤加减

考点8★★　急性胆道感染临床表现与检查

1. 急性胆囊炎　突发右上腹阵发性绞痛，常在饱餐、进油腻食物后或在夜间发作。疼痛常放射至右肩部、肩胛部和背部。伴恶心呕吐、厌食等。右上腹可有不同程度、不同范围的压痛、反跳痛及肌紧张，Murphy 征阳性。

2. 急性梗阻性化脓性胆管炎　发病急骤，病情进展快，除具有一般胆道感染的 Charcot 三联征（腹痛、寒战高热、黄疸）外，还可出现休克、中枢神经系统受抑制表现，即 Reynolds 五联征。

考点9★★　胆石症临床表现与检查

1. 胆囊结石　阵发性绞痛，可向右肩胛部放射，常伴有恶心呕吐。高脂肪餐、暴饮暴食、过度疲劳可诱发胆绞痛。右上腹部有程度不同的压痛。

2. 肝外胆管结石　发作期间可表现 Charcot 三联征，即腹痛、寒战高热和黄疸。

3. 肝内胆管结石　急性发作时肝区疼痛，寒战发热，可有轻度黄疸，肝脏可有不对称增大，肝区有叩击痛。在不发作期间症状不典型，上腹隐痛、恶心、嗳气反酸、食欲不振，也可无任何症状。

考点 10 ★★★　急性胆道感染的辨证论治

证型	治法	方药
蕴热证（肝胆蕴热）	疏肝清热，通下利胆	金铃子散合大柴胡汤加减
湿热证（肝胆湿热）	清胆利湿，通气通腑	茵陈蒿汤合大柴胡汤加减
热毒证（肝胆脓毒）	泻火解毒，通腑救逆	黄连解毒汤合茵陈蒿汤加减

考点 11 ★★★　急性胰腺炎诊断

突发上腹剧痛、恶心、呕吐、腹胀并伴有腹膜刺激征，并具备下列 4 项中 2 项者即可诊断为重症急性胰腺炎：①血、尿淀粉酶增高，或突然下降到正常，但病情恶化。②血性腹水，其淀粉酶增高。③难治性休克。④B 超或 CT 检查示胰腺肿大，质不均，胰外有浸润。

考点 12 ★★　急性胰腺炎的辨证论治

证型	治法	方药
肝郁气滞证	疏肝理气，兼以清热燥湿通便	柴胡清肝饮、大柴胡汤、清胰汤Ⅰ号

续表

证型	治法	方药
脾胃实热证	清热泻火，通里逐积，活血化瘀	大陷胸汤、大柴胡汤、清胰合剂
脾胃湿热证	清热利湿，行气通下	龙胆泻肝汤、清胰汤Ⅰ号
蛔虫上扰证	清热通里，制蛔驱虫	清胰汤Ⅱ号、乌梅汤等

第十三单元　甲状腺疾病

考点1★★★　单纯性甲状腺肿诊断

1. 多见于女性，尤其在青春期、妊娠期、哺乳期和绝经期；或居住在高原、山区缺碘地带者；或家属中有类似病情者。

2. 甲状腺弥漫性肿大，质软，病期长者有结节。

3. 排除甲亢、甲状腺癌等其他甲状腺疾病。

4. 甲状腺摄^{131}I率呈碘饥饿曲线。

考点2★　单纯性甲状腺肿的西医治疗

1. **药物治疗**　常用制剂有干甲状腺制剂、左旋甲状腺素。

2. **手术治疗适应证**　①巨大甲状腺肿影响生活和工作者。②甲状腺肿大引起压迫症状者。③胸骨后甲状腺肿。④结节性甲状腺肿继发功能亢进者。⑤结节性甲状腺肿疑有恶变者。为防止术后残留甲状腺组织再形成腺肿及甲状腺功能低下，宜长期服用甲状腺激素制剂。

考点 3 ★ ★ ★　单纯性甲状腺肿的辨证论治

证型	治法	方药
肝郁脾虚证	疏肝解郁，健脾益气	四海舒郁丸加减
肝郁肾虚证	疏肝补肾，调摄冲任	四海舒郁丸合右归丸加减

考点 4 ★ ★ ★　慢性淋巴性甲状腺炎诊断

甲状腺肿大、基础代谢率低，甲状腺摄^{131}I量减少，结合血清中多种抗甲状腺抗体可帮助诊断。抗甲状腺抗体测定对本病的诊断有特殊价值。疑难时，可行穿刺活检以确诊。

考点 5 ★ ★ ★　慢性淋巴性甲状腺炎的辨证论治

证型	治法	方药
气滞痰凝证	疏肝理气，化痰散结	海藻玉壶汤加减
肝郁胃热证	清肝泄胃，解毒消肿	普济消毒饮与丹栀逍遥散加减
火毒炽盛	清热解毒，消肿排脓	透脓散与仙方活命饮合方加减

考点 6 ★　甲亢手术治疗指征

1. 中度以上的原发性甲亢。

2. 继发性甲亢，或高功能甲状腺腺瘤。

3. 胸骨后甲状腺肿并发甲亢；腺体较大伴有压迫症状的甲亢。

4. 抗甲状腺药物或^{131}I 治疗后复发，或不适宜药物及^{131}I 治疗的甲亢。

5. 妊娠早、中期的甲亢患者又符合上述适应证者。

考点7★★　　甲亢的辨证论治

证型	治法	方药
肝郁痰结证	疏肝理气，软坚散结	柴胡疏肝散合海藻玉壶汤加减
肝火旺盛证	清肝泻火，解郁散结	龙胆泻肝汤合藻药散加减
胃火炽盛证	清胃泻火，生津止渴	白虎加人参汤合养血泻火汤加减
阴虚火旺证	滋阴清热，化痰软坚	知柏地黄汤合当归六黄汤加减
气阴两虚证	益气养阴，泻火化痰	生脉散合补中益气汤加减

考点8★★★　　甲状腺腺瘤临床表现

多以颈前无痛性肿块为首发症状，常偶然发现。颈部出现圆形或椭圆形结节，质韧有弹性，表面光滑，边界清楚，无压痛，多为单发，随吞咽上下移动。有时可压迫气管移位，但很少造成呼吸困难，罕见喉返神经受压表现。可引起甲亢及发生恶性变。

考点 9 ★ ★ 甲状腺腺瘤的辨证论治

证型	治法	方药
肝郁气滞证	疏肝解郁，软坚化痰	逍遥散合海藻玉壶汤加减
痰凝血瘀证	活血化瘀，软坚化痰	海藻玉壶汤合神效瓜蒌散加减
肝肾亏虚证	养阴清火，软坚散结	知柏地黄丸合海藻玉壶汤加减

考点 10 ★ ★ ★ 甲状腺癌临床表现和实验室检查

1. 甲状腺肿块 通常表现为甲状腺结节，多为单发，亦有多发或累及双侧者。结节质硬，不规则，表面不光滑，边界欠清，活动度较差。

2. 压迫症状 晚期可压迫喉返神经、气管、食管，出现声音嘶哑，呼吸、吞咽困难；颈交感神经节受压引起霍纳（Horner）综合征（表现为患侧上眼睑下垂，睑裂狭窄，瞳孔缩小，眼球凹陷及面无汗等）。侵犯颈丛出现耳、枕、肩等处疼痛。颈静脉受压或受侵的可出现患侧面部浮肿、颈静脉怒张等。

3. 实验室检查

（1）放射免疫测定 血浆降钙素，对髓样癌有诊断价值。

（2）放射性同位素检查 大约 70% 的甲状腺癌表现为冷或凉结节。

（3）X 线检查 甲状腺恶性肿瘤钙化率高，

细小的砂粒状钙化是恶性肿瘤的特点。

考点 11 ★ ★　甲状腺癌的辨证论治

证型	治法	方药
气郁痰凝证	理气开郁，化痰消坚	海藻玉壶汤合逍遥散加减
气血瘀滞证	理气化痰，活血散结	桃红四物汤合海藻玉壶汤加减
瘀热伤阴证	养阴和营，化痰散结	通窍活血汤合养阴清肺汤加减

第十四单元　乳腺疾病

考点 1 ★ ★ ★　急性乳腺炎临床表现和辅助检查

1. **症状**　乳房肿胀、疼痛、发热，初起时可出现骨节酸痛、胸闷、呕吐、恶心等症状。化脓时可有口渴、纳差、小便黄、大便干结等症状。

2. **体征**　初起时患部压痛，结块或有或无，皮色微红或不红。化脓时患部肿块逐渐增大，结块明显，皮肤红热水肿，触痛显著，拒按。脓已成时肿块变软，按之有波动感。已溃者创口流脓黄白而稠厚，患侧腋下常可扪及肿大的淋巴结，并有触痛。

3. 辅助检查

（1）**血常规检查**　白细胞总数及中性粒细胞比例明显增高。

（2）**穿刺抽脓**　病变部位较深者，必要时应在局麻下行穿刺抽脓，以确定脓肿的存在。

（3）**B 型超声波检查**　对脓肿部位较深者可明确脓肿的位置。

考点 2★★★　急性乳腺炎的辨证论治

证型	治法	方药
肝胃郁热证	疏肝清胃，通乳散结	瓜蒌牛蒡汤加减
热毒炽盛证	清热解毒，托里透脓	瓜蒌牛蒡汤合透脓散
正虚毒恋证	益气活血养营，清热托毒	托里消毒散加减

考点 3★★★　乳腺增生临床表现

1. 症状

（1）**乳房内肿块**　常为多发性，肿块在月经来潮后可能有所缩小、变软。

（2）**乳房胀痛**　程度不一，具有周期性，常发生或加重于月经前期，有时可向同侧腋下或肩背部放射。

（3）**乳头溢液**　多呈黄绿色、棕色或血性，偶为无色浆液。

2. 体征　乳房内可扪及多个形态不规则的肿块，多呈片块状、条索状或颗粒状结节，也可各种形态混合存在。各种形态的肿块边界都不甚清楚，与皮肤及深部组织无粘连，推之能活动，多有压痛。

考点4★★★　乳腺增生的辨证论治

证型	治法	方药
肝郁气滞证	疏肝理气，散结止痛	逍遥散加减
痰瘀凝结证	活血化瘀，软坚祛痰	失笑散合开郁散加减
气滞血瘀证	行气活血，散瘀止痛	桃红四物汤合失笑散加减
冲任失调证	调理冲任，温阳化痰，活血散结	二仙汤加减

考点5★★★　乳房纤维腺瘤临床表现

1. 症状　①乳房肿块。②乳房轻微疼痛。③其他症状：部分病人可有情志抑郁、心烦易怒、失眠多梦等症状。

2. 体征　乳房内可扪及单个或多个圆形或卵圆形肿块，质地坚韧，表面光滑，边缘清楚，无粘连，极易推动。患乳外观无异常，腋窝淋巴结不肿大。

考点6★★★　乳房纤维腺瘤的辨证论治

证型	治法	方药
肝气郁结证	疏肝解郁，化痰散结	逍遥散加减
血瘀痰凝证	疏肝活血，化痰散结	逍遥散合桃红四物汤加山慈姑、海藻

考点7★★★　乳腺癌临床表现

1. 乳房内包块　以无疼痛、单发包块、质地硬、表面不光滑、与周围组织粘连、界限不清、不易推动、无自觉症状为特点就诊。包块增长的速度比较快，其变化不受月经周期的影响。

2. 局部皮肤改变　出现明显的凹陷性酒窝征、橘皮样改变、皮肤血管怒张。

3. 乳头部的变化　乳头抬高或乳头内陷，乳头血性溢液。

4. 腋下可触及肿大淋巴结

考点8★★　乳房触诊的顺序

乳房的触诊一般应在月经期后进行，乳房触诊检查的顺序是内上、外上、外下、内下四个象限及乳晕区域。在触诊过程中一定要注意手法的轻重，并注意乳头是否有溢液，最后检查腋窝、锁骨上及锁骨下是否有淋巴结的肿大。

考点9★★　乳腺癌的辨证论治

证型	治法	方药
肝郁气滞证	疏肝解郁，理气化痰	逍遥散加减
冲任失调证	调摄冲任，理气散结	二仙汤加味
毒热蕴结证	清热解毒，活血化瘀	清瘟败毒饮合桃红四物汤加减
气血两虚证	调理肝脾，益气养血	人参养荣汤加减

第十五单元　胃、十二指肠溃疡的外科治疗

考点1★　溃疡病的手术适应证

1. 有多年溃疡病史，且发作频繁，症状逐渐加重，经内科治疗无效，影响工作和生活者。

2. 慢性穿透性溃疡症状明显者。

3. 溃疡伴反复消化道出血，经保守治疗出血不止者。

4. 溃疡伴急性穿孔，保守治疗无效者。

5. 溃疡伴机械性幽门梗阻者。

6. 临床上怀疑溃疡恶变者。

7. 其他特殊的溃疡，如应激性溃疡、胰源性溃疡、胃肠吻合口溃疡等。

考点2★★★　胃及十二指肠溃疡急性穿孔临床表现及检查

1. 症状

（1）剧烈腹痛　突然发生上腹部刀割样剧烈疼痛，迅速波及全腹。

（2）休克症状　早期常出现面色苍白、汗出肢冷、烦躁不安、脉搏细速、血压降低等疼痛性休克的症状。

（3）恶心呕吐

2. 体征

（1）腹部压痛及腹肌强直　全腹压痛、反跳痛和腹肌紧张，腹肌强直呈"板状"，以上腹或右上腹为甚。

（2）腹腔内积气积液　约60%～80%的病人肝浊音界缩小或消失。

3. X线检查　约80%的病人在立位腹部透视或摄片时，可见半月形的膈下游离气体影，对诊断有重要意义。

考点3★　胃及十二指肠溃疡急性穿孔非手术疗法适应证

1. 穿孔小或空腹穿孔，就诊比较早，腹腔积液少，无腹胀，一般情况好，感染中毒症状不明显，不伴有休克及重要脏器严重病变者。

2. 单纯性溃疡穿孔。

3. 年龄较轻、溃疡病史不长的非顽固性溃疡。

4. 就诊时腹腔炎症已有局限趋势者。

考点4★★　瘢痕性幽门梗阻的临床表现

1. 症状　梗阻早期可以是不完全性的，逐渐出现食欲减退、恶心、上腹部饱胀及沉重感。当出现完全性梗阻时，呕吐频繁，呕吐量大且多含积存的宿食，有酸臭味，呕吐物中不含胆汁，呕吐后上腹饱胀感减轻，腹痛消失，过一段时间又可出现类似呕吐，且全身情况逐渐恶化，消瘦及脱水明显。

2. 体征　由于患者长期不能进食，明显消瘦，伴有严重脱水，故有严重营养不良。

考点5★　瘢痕性幽门梗阻的辨证论治

证型	治法	方药
脾胃虚寒证	温中健脾，和胃降逆	丁香散加减
痰湿阻胃证	涤痰化浊，和胃降逆	导痰汤加减
胃中积热证	清泻胃热，和中降逆	大黄黄连泻心汤加减
气阴两虚证	益气生津，降逆止呕	麦门冬汤加减

第十六单元　门静脉高压症

考点★　门静脉高压症临床表现

主要表现为脾肿大、脾功能亢进、呕血或柏

油样黑便、腹水及非特异性全身症状（如乏力、嗜睡、厌食、腹胀等）。

第十七单元　腹外疝

考点1★　西医病因病理

1. 病因　腹外疝的发病原因有腹壁强度降低和腹内压增高两大因素。

2. 病理解剖　典型的腹外疝由疝环、疝囊、疝内容物和疝外被盖组成。

考点2★★★　临床类型

腹外疝有易复性、难复性、嵌顿性、绞窄性等类型。

1. 易复性疝　在平卧、休息或用手向腹腔推送时又可回纳腹腔内。

2. 难复性疝　内容物反复突出，致疝囊颈受摩擦而损伤，并产生粘连，使内容物不能完全回纳。

3. 滑动性疝　少数病程较长的疝因内容物不断进入疝囊时产生的下坠力量将疝囊颈上方的腹膜逐渐推向疝囊，尤其是髂窝区后腹膜与后腹壁结合得极为松弛，更易被推移，以致盲肠（包括阑尾)、乙状结肠或膀胱随之下移而形成疝囊壁的一部分,这种疝称为滑动性疝。因其内容物不能完全还纳,也属难复性疝。

4. 嵌顿性疝 疝环较小而腹内压突然增高时,疝内容物可强行扩张囊颈而进入疝囊,随后因囊颈的弹性收缩,又将内容物卡住,使其不能回纳,这种疝称为嵌顿性疝或箝闭性疝。

5. 绞窄性疝 嵌顿疝如不及时解除,肠管及其系膜受压情况不断加重可使动脉血流减少以至完全阻断。此时肠系膜动脉搏动消失,肠壁逐渐失去光泽、弹性和蠕动能力,最终变黑坏死。

考点3★★ 斜疝和直疝的鉴别

	斜 疝	直 疝
发病年龄	多见于儿童及青壮年	多见于老年体弱者
突出路径	经腹股沟突出由外上向右下前斜行进入阴囊	腹股沟三角直接由后向前突出,不进入阴囊
疝块外形	椭圆形梨形上部呈蒂柄状	半球状,基底部宽
疝块回纳后压住内环	疝块不再突出	疝块仍突出
精索与疝囊关系	精索在疝囊后方	精索在疝囊前方
疝囊颈与腹壁下动脉关系	疝囊颈在其外侧	疝囊颈在其内侧
嵌顿机会	较高	较低

考点4★★　股疝的临床表现

常在腹股沟韧带下方卵圆窝处出现一半球形肿块，一般约核桃大小，除部分病人在久站或咳嗽时感到患处胀痛外，无其他明显症状，尤其肥胖病人易被忽视。由于股环狭小，同时疝内容物进入股管呈垂直而下，突出卵圆窝后向前转折，构成锐角，因此极容易发生嵌顿和绞窄。

第十八单元　泌尿、男性生殖系统疾病

考点1★★　泌尿系结石的临床表现与检查

1. 上尿路结石　包括肾脏结石和输尿管结石。

（1）疼痛　①肾绞痛：多见于肾盂内小结石。②腰腹部钝痛：多见于肾盂、肾盏内较大结石，有时只要不伴感染，至患肾无功能时亦无明显症状。③放射痛：疼痛由腰腹部放射至同侧睾丸或阴唇和大腿内侧，提示肾盂输尿管连接处或上段输尿管结石；若伴有膀胱刺激症状和尿路与阴茎头部放射痛，提示结石位于输尿管膀胱壁段或开口处。

(2) 血尿 有镜下血尿和肉眼血尿，以镜下血尿最为多见。

(3) 梗阻

2. 下尿路结石 包括膀胱结石和尿道结石。

(1) 膀胱结石 典型症状为排尿突然中断，并感疼痛，可放射至阴茎头部和远端尿道，改变体位后可缓解症状。小儿可烦躁不安，并用手牵拉阴茎。

(2) 尿道结石 表现为突发性尿线变细、排尿费力、呈点滴状、尿流中断，甚至出现排尿障碍而发生急性尿潴留。有时伴排尿痛，并放射至阴茎头部。部分尿道结石可在体表扪及。

3. 实验室检查 静脉尿路造影（IVP）与腹部平片（KUB）结合检查是最好的方法，绝大部分尿路结石均可确诊。

考点 2 ★ ★　泌尿系结石的辨证论治

证型	治法	方药
湿热蕴结证	清热利湿，通淋排石	八正散加减
气滞血瘀证	行气活血，通淋排石	金铃子散合石韦散加减
肾气不足证	补肾益气，通淋排石	济生肾气丸加减

考点 3 ★★　睾丸炎与附睾炎的诊断

结合典型临床表现及实验室检查作出诊断。急性附睾炎全身症状以起病急、发热、寒战为主；局部症状以附睾肿大、疼痛、灼热，疼痛放射至下腹部及腹股沟为主。血常规检查示白细胞总数明显增高。慢性附睾炎一般症状较轻，需结合病史、体征作出诊断。睾丸炎的诊断应结合病史及临床表现，腮腺炎与附睾炎病史对诊断有参考价值。

考点 4 ★★　睾丸炎与附睾炎的辨证论治

证型	治法	方药
湿热下注证	清热利湿，解毒消肿	龙胆泻肝汤加减
火毒炽盛证	清火解毒，活血透脓	仙方活命饮加减
脓出毒泄证	益气养阴，清热除湿	滋阴除湿汤加减
寒湿凝滞证	温经散寒止痛	暖肝煎加减

考点 5 ★★★　前列腺炎的临床表现与检查

1. 急性前列腺炎　全身症状以起病急、发热、寒战为主；局部症状以会阴部胀痛不适、小腹隐痛、肛门坠胀、尿频、尿急、尿痛、前列腺压痛为主。

2. 慢性前列腺炎

（1）**疼痛**　多为胀痛、抽痛，主要在会阴及腹股沟部，可放射至阴茎、睾丸、耻骨上和腰骶部，有时射精后疼痛和不适是突出特征。

（2）**尿路症状** 轻度尿频、尿急、尿痛，夜尿多，排尿时尿道内有异常感觉，如发痒、灼热、排尿不净。

（3）**尿道口滴白**

（4）**性功能障碍**

（5）**神经衰弱症状**

（6）**前列腺触诊** 腺体大小多正常或稍大，两侧叶不对称，表面软硬不均，中央沟存在。严重时前列腺压痛阳性，腺体硬度增加或腺体缩小。

3．实验室及其他检查

（1）**尿三杯试验** 将一次排出的尿液分成3份，最初 10～15mL 尿为第一杯，中间为第二杯，最后 10mL 为第三杯。离心，取各自沉淀做显微镜检查。前列腺炎患者第一杯尿有碎屑和脓尿；第二杯较清晰；第三杯混浊，其中细菌和白细胞增多。

（2）**前列腺液检查** 直肠指检按摩前列腺取得前列腺液，于显微镜下检查，每高倍视野白细胞 10 个以上或少于 10 个，伴有成堆脓球，卵磷脂小体减少。

考点6★★　前列腺炎的抗生素治疗

急性细菌性前列腺炎患者对抗生素反应较好。首选复方新诺明（TMP－SMZ）。喹诺酮类抗生素治疗慢性前列腺炎效果较好。此类药物抗菌谱广，前列腺内浓度比血清高。

考点7★★★　前列腺炎的辨证论治

证型	治法	方药
湿热下注证	清热利湿	八正散或龙胆泻肝汤加减
气滞血瘀证	活血化瘀，行气止痛	前列腺汤加减
阴虚火旺证	滋阴降火	知柏地黄汤加减
肾阳虚衰证	温补肾阳	济生肾气丸加减

考点8★★★　前列腺增生病的临床表现

1. 尿频　患者早期表现为尿频，尤其夜尿次数明显增多（每夜2次以上）。

2. 排尿困难　进行性排尿困难是前列腺增生最重要的症状。

3. 血尿

4. 尿潴留　常由气候变化、饮酒或劳累等诱因使前列腺和膀胱颈部充血、水肿，导致排尿困难加重，尿液突然完全不能排出，发生急性尿潴留，表现为下腹部疼痛、膀胱区膨胀。

考点9★★★　前列腺增生病的辨证论治

证型	治法	方药
湿热下注证	清热利湿，通闭利尿	八正散加减

中西医结合外科学

续表

证型	治法	方药
气滞血瘀证	行气活血，通窍利尿	沉香散加减
脾肾气虚证	健脾温肾，益气利尿	补中益气汤加减
肾阳衰微证	温补肾阳，行气化水	济生肾气丸加减
肾阴亏虚证	滋补肾阴，清利小便	知柏地黄丸加减

第十九单元　肛门直肠疾病

考点1★★　肛门直肠疾病的发病部位

　　肛门直肠疾病所发生的部位有一定规律，一般取膀胱截石位，内痔好发于肛门齿线以上3、7、11点处，结缔组织外痔好发于6、12点处，血栓性外痔好发于肛缘3、9点，肛裂好发于6、12点处。肛漏漏管外口发生于3、9点前面的其管道多为直行，内口多在与外口相对应的肛隐窝内；发生于3、9点后面的其管道往往弯曲，内口多在6点处附近；环肛而生的马蹄形漏，其内口往往在6点处附近。

考点 2 ★★★   内痔分期

1. I 期内痔 无明显自觉症状，痔核小，便时粪便带血，或滴血，量少，无痔核脱出，镜检痔核小，质软，色红。

2. II 期内痔 周期性、无痛性便血，呈滴血或射血状，量较多，痔核较大，便时痔核能脱出肛外，便后能自行还纳。

3. III 期内痔 便血少或无便血，痔核大，呈灰白色，便时痔核经常脱出肛外，甚至行走、咳嗽、喷嚏、站立时也会脱出肛门，不能自行还纳，须用手托、平卧休息或热敷后方能复位。

4. IV 期内痔（嵌顿性内痔） 平时或腹压稍大时痔核即脱出肛外，手托亦常不能复位，痔核经常位于肛外，易感染，形成水肿、糜烂和坏死，疼痛剧烈。指诊肛门括约肌松弛，肛内可触及较大、质硬的痔核。镜检见痔核表面纤维组织增生变厚呈灰白色。长期便血者可引起贫血。

考点 3 ★★★   痔的辨证论治

证型	治法	方药
风伤肠络证	清热凉血祛风	凉血地黄汤或槐花散加减
湿热下注证	清热渗湿止血	脏连丸加减
气滞血瘀证	清热利湿，祛风活血	止痛如神汤加减
脾虚气陷证	补气升提	补中益气汤加减

考点4★　直肠肛管周围脓肿的辨证论治

证型	治法	方药
热毒蕴结证	清热解毒，消肿止痛	仙方活命饮或黄连解毒汤加减
火毒炽盛证	清热解毒透脓	透脓散加减
阴虚毒恋证	养阴清热，祛湿解毒	青蒿鳖甲汤合三妙丸加减

第二十单元　周围血管疾病

考点1★★　血栓闭塞性脉管炎的临床表现

1. 症状

（1）疼痛　疼痛是血栓闭塞性脉管炎（TAO）病人最突出的症状，早期患肢伴随发凉、麻木和足底弓疼痛，病人出现所谓"间歇性跛行"。

（2）发凉

（3）感觉异常

2. 体征

（1）皮肤颜色改变　初发病时患肢因缺血皮肤苍白，当抬高患肢时此苍白变得更为明显，进一步可呈紫绀色，接近坏疽或坏疽时呈紫暗色。

（2）游走性血栓性浅静脉炎

（3）动脉搏动减弱或消失

（4）雷诺现象（Raynaud 现象） 病人早期受情绪刺激或受寒冷呈现指（趾）由苍白、潮红继而紫绀的颜色变化。原因为末梢小动脉痉挛所致。

考点 2★★　血栓闭塞性脉管炎的辨证论治

证型	治法	方药
寒湿证	温阳通脉，祛寒化湿	阳和汤加减
血瘀证	活血化瘀，通络止痛	桃红四物汤加减
热毒证	清热解毒，化瘀止痛	四妙勇安汤加减
气血两虚证	补气养血，益气通络	十全大补丸加减
肾虚证	肾阳虚者温补肾阳，肾阴虚者滋补肾阴	肾阳虚附桂八味丸加减；肾阴虚六味地黄丸加减

考点 3★★　动脉硬化性闭塞症的临床表现

1. **症状**　早期的症状主要为肢体发凉、间歇性跛行，可有肢体麻木、沉重无力、酸痛、刺痛及烧灼感，继而出现静息痛。

2. **体征**

（1）**皮肤温度下降**　根据病变闭塞部位的不同，其皮肤温度由大腿股部至足部均可降低，但通常在远端足趾处其皮温明显下降。

（2）**皮肤颜色变化**　有闭塞的动脉血供不足时，根据其病程的长短，侧支循环情况，可有皮肤苍白、潮红、青紫、发绀等改变。初期一般呈苍白，如时间久者可出现潮红、青紫等。

（3）**动脉搏动减弱或消失** 根据闭塞部位，可扪及胫后动脉、足背动脉及腘动脉、股动脉搏动减弱或消失。

考点4★ 单纯性下肢静脉曲张的临床表现

1. 患肢浅静脉隆起、扩张、迂曲，状如蚯蚓，甚者呈大团块，站立时明显，少数人在卧位时由于静脉倒流不明显，曲张静脉空虚亦不明显；严重者可于静脉迂曲处触及"静脉结石"。

2. 患肢沉重感，酸胀感，时有疼痛。尤其当患者行走久时由于血液倒流而致静脉淤积加重，回流受影响而出现诸症状。

第二十一单元 皮肤及性传播疾病

考点1★★★ 带状疱疹诊断

春秋季节常见，以皮疹为簇集性、呈带状排列、单侧分布及神经痛为特点。病程2~3周，愈后极少复发。

考点 2 ★★　带状疱疹的辨证论治

证型	治法	方药
肝经郁热证	清泻肝火，解毒止痛	龙胆泻肝汤加减
脾虚湿蕴证	健脾利湿，清热解毒	除湿胃苓汤加减
气滞血瘀证	理气活血，通络止痛	柴胡疏肝散合桃红四物汤加减

考点 3 ★★★　癣的诊断

1. 黄癣　皮损为以毛发为中心的黄癣痂，伴鼠尿臭味，发展缓慢，毛发脱落，形成永久性脱发。直接镜检为发内菌丝孢子，滤过紫外线检查显示暗绿色荧光，培养为许兰毛癣菌。

2. 白癣　皮损为白色鳞屑斑，断发有白色菌鞘，愈后不留瘢痕，青春期可自愈。镜检发外密集小孢子，滤过紫外线检查显示亮绿色荧光，培养为大小孢子菌或铁锈色小孢子菌或羊毛状小孢子菌。

3. 黑点癣　皮损为小片白色鳞屑斑，低位断发，形如黑点，进展缓慢，有的至青春期可自愈，病久可形成瘢痕。镜检可见发内呈链状排列稍大的小孢子，培养为堇色毛菌和断发毛癣菌。

考点 4 ★　癣的辨证论治

证型	治法	方药
虫毒湿聚证	祛风除湿，杀虫止痒	苦参汤加减

考点 5 ★★　湿疹的诊断

1. 急性湿疹　本病起病较快。皮损呈多形性，对称分布，以头、面、四肢远端、阴囊等处多见，可泛发全身。自觉灼热、剧烈瘙痒。可发展成亚急性或慢性湿疹。

2. 亚急性湿疹　常由急性湿疹病程迁延所致。皮损渗出较少，以丘疹、丘疱疹、结痂、鳞屑为主。有轻度糜烂，颜色较暗红。自觉瘙痒剧烈。

3. 慢性湿疹　常由急性湿疹或亚急性湿疹长期不愈转化而来。皮损多局限于某一部位，境界清楚，有明显的肥厚浸润，表面粗糙，或呈苔藓样变，颜色褐红或褐色，常伴有丘疱疹、痂皮、抓痕。常反复发作，时轻时重，有阵发性瘙痒。

考点 6 ★★　湿疹的辨证论治

证型	治法	方药
湿热浸淫证	清热利湿	萆薢渗湿汤合三妙丸加减
脾虚湿蕴证	健脾利湿	除湿胃苓汤加减
血虚风燥证	养血润肤，祛风止痒	当归饮子加减

考点 7 ★ 皮肤瘙痒症的诊断

全身性或局限性皮肤瘙痒，仅有继发改变而无原发性皮肤损害。

考点 8 ★ 皮肤瘙痒症的辨证论治

证型	治法	方药
风热血热证	疏风清热，凉血止痒	消风散合四物汤加减
湿热蕴结证	清热利湿止痒	龙胆泻肝汤加减
血虚肝旺证	养血润燥，祛风止痒	当归饮子加减

考点 9 ★★ 银屑病的诊断

1. 寻常型银屑病 根据好发部位、层层银白色鳞屑、薄膜现象、点状出血等易诊断。

2. 脓疱型银屑病 主要是在寻常型银屑病基础上出现多数小脓疱，且反复发生。

3. 关节病型银屑病 与寻常型银屑病或脓疱型银屑病同时发生，大、小关节可以同时发病，特别是指关节易发病。关节症状的轻重随皮损的轻重而变化。具有上述临床症状且血清类风湿因子检查阴性，而在皮肤上伴有银屑病皮损为诊断本病的主要依据。

4. 红皮病型银屑病 皮肤弥漫性发红、干燥，覆以薄鳞屑，有正常皮岛，有银屑病史，易诊断。

中西医结合外科学

考点 10 ★★ 银屑病的辨证论治

证型	治法	方药
风热血燥证	清热凉血，祛风润燥	凉血地黄汤加减
血虚风燥证	养血和血，祛风润燥	当归饮子加减
瘀滞肌肤证	活血化瘀，祛风润燥	桃红四物汤加减
湿热蕴阻证	清热利湿，和营通络	萆薢渗湿汤加减
火毒炽盛证	凉血清热解毒	清营汤加减

考点 11 ★★★ 白癜风的诊断

根据脱色斑为后天性，呈乳白色，周边有色素沉着带，无自觉症状，可诊断本病。

考点 12 ★★ 白癜风的辨证论治

证型	治法	方药
气血不和证	调和气血，消风通络	柴胡疏肝散加减
肝肾不足证	滋补肝肾，养血祛风	六味地黄汤加减

考点 13 ★★ 淋病的诊断

1. 感染史 有与淋病患者性交或不洁性交或共同生活史，慢性期患者曾有淋病病史。

2. 典型症状 主要表现为尿道炎、阴道炎等，出现急性、慢性尿道炎症及局部红、肿、热、痛，有分泌物或呈脓性。

3. 实验室检查　以尿道、阴道等处分泌物及局部刮片、挤压液和抽取液涂片或培养，淋球菌呈阳性，血清学检查可作诊断参考。

考点 14 ★★　淋病的西医治疗

①青霉素类。②壮观霉素（淋必治）。③喹诺酮类。

考点 15 ★★　淋病的辨证论治

证型	治法	方药
湿热毒蕴证（急性淋病）	清热利湿，解毒化浊	龙胆泻肝汤酌加上茯苓、红藤、萆薢等，热毒入络者合清营汤加减
阴虚毒恋证（慢性淋病）	滋阴降火，利湿祛浊	知柏地黄丸酌加土茯苓、草薢等

考点 16 ★★★　梅毒的诊断

1. 病史

（1）多有冶游史或不洁性交史，或有与梅毒病人密切接触史，或有与梅毒病人共用物品史。

（2）或曾有性病史，或有硬下疳、二期或三期梅毒表现的病史。

2. 症状体征　皮肤、黏膜、阴部、肛门、口腔等处有梅毒性表现，感染期较长者有内脏受损的症状、体征。

3. 实验室检查　梅毒螺旋体检查和梅毒血清

试验阳性。

4. 治疗性诊断 驱梅疗法多有显效。

考点 17 ★★　梅毒的西医治疗

抗生素治疗首选青霉素。

考点 18 ★★　梅毒的辨证论治

证型	治法	方药
肝经湿热证	清热利湿，解毒驱梅	龙胆泻肝汤酌加土茯苓、虎杖
血热蕴毒证	凉血解毒，泄热散瘀	清营汤合桃红四物汤加减
毒结筋骨证	活血解毒，通络止痛	五虎汤加减
肝肾亏损证	滋补肝肾，填髓息风	地黄饮子加减
心肾亏虚证	养心补肾，祛瘀通阳	苓桂术甘汤加减

考点 19 ★★★　尖锐湿疣的诊断

1. 性接触史 患者多有不洁性接触史或夫妇同病。

2. 好发部位 男性好发于阴茎龟头、冠状沟、系带；同性恋者发生于肛门、直肠；女性好发于外阴、阴蒂、宫颈、阴道和肛门。

3. 皮损特点 初起为淡红色丘疹，逐渐增大，融合成乳头状、菜花状或鸡冠状增生突起，表面湿润，根部有蒂，易出血。

4. 醋酸白试验 用3%～5%的醋酸液涂擦或湿敷3～10分钟，阳性者局部变白，病灶稍隆起，在放大镜下观察更明显。

考点 20 ★★　尖锐湿疣的辨证论治

证型	治法	方药
湿毒下注证	利湿化浊，清热解毒	萆薢化毒汤加黄柏、土茯苓、大青叶
湿热毒蕴证	清热解毒，化浊利湿	黄连解毒汤加苦参、萆薢、土茯苓、大青叶、马齿苋等